白文俊教授团队

男科疾病 病例精解

（第二辑）

主编　白文俊　刘清尧

科学技术文献出版社

SCIENTIFIC AND TECHNICAL DOCUMENTATION PRESS

·北京·

图书在版编目（CIP）数据

白文俊教授团队男科疾病病例精解. 第二辑 / 白文俊，刘清尧主编. —北京：科学技术文献出版社，2020.10

ISBN 978-7-5189-7074-2

Ⅰ.①白…　Ⅱ.①白…②刘…　Ⅲ.①男性生殖器疾病—病例—分析　Ⅳ.①R697

中国版本图书馆 CIP 数据核字（2020）第 162300 号

白文俊教授团队男科疾病病例精解（第二辑）

策划编辑：袁婴婴　　责任编辑：帅莎莎　袁婴婴　　责任校对：张吲哚　　责任出版：张志平

出　版　者	科学技术文献出版社	
地　　　址	北京市复兴路15号　　邮编　100038	
编　务　部	（010）58882938，58882087（传真）	
发　行　部	（010）58882868，58882870（传真）	
邮　购　部	（010）58882873	
官 方 网 址	www.stdp.com.cn	
发　行　者	科学技术文献出版社发行　全国各地新华书店经销	
印　刷　者	北京虎彩文化传播有限公司	
版　　　次	2020 年 10 月第 1 版　2020 年 10 月第 1 次印刷	
开　　　本	787×1092　1/16	
字　　　数	232千	
印　　　张	20.5	
书　　　号	ISBN 978-7-5189-7074-2	
定　　　价	128.00元	

编著者单位

阿不来提·买买提明　新疆医科大学第一附属医院

傲日格乐　呼伦贝尔市人民医院

白文俊　北京大学人民医院

陈朝晖　北京中医药大学房山医院

陈润强　清远市人民医院

代晓微　吉林大学第二医院

方　祺　南开大学附属第一中心医院

耿　冲　北京市大兴区人民医院

关立军　天津美津宜和妇儿医院

韩　亮　北京中医药大学房山医院

胡海兵　中山大学附属东华医院

李　剑　山西大同同煤集团总医院

李建新　河北省唐山市中医医院

李晓东　新疆医科大学第一附属医院

李志超　齐齐哈尔医学院附属第三医院

林春桥　天津南开天孕医院

刘德忠　中国人民解放军火箭军特色医学中心

刘贵中　天津市津南医院

刘清尧　北京中医药大学房山医院

龙　伟　北京北亚骨科医院

马伟国　宁夏同心县人民医院

米禹豪　北京天伦医院

邵　涛　云南省曲靖市第一人民医院

施长春　天津南开天孕医院

仕治达　山东省妇幼保健院

隋广涛　大庆油田总医院

孙寿媛　青岛市崂山区明岐中医医院

陶国振　山东省妇幼保健院

王界宇　秦皇岛市海港医院

王晓利　宁夏盐池县人民医院

王宇刚　洛阳市妇幼保健院

吴　宁　河北省香河县人民医院

吴　畏　合肥市第二人民医院

吴绪印　北京国卫生殖健康专科医院

肖　飞　清华大学附属垂杨柳医院

辛　航　郑州大学第一附属医院生殖与遗传专科医院

杨　琳　天津医科大学总医院

杨慎敏　南京医科大学附属苏州医院

杨文博　北京大学人民医院

姚晓飞　洛阳市妇幼保健院

袁长巍　北京美中宜和北三环妇儿医院

张　靖　中山大学附属第六医院

周锦波　江西省萍乡市人民医院

周文亮　北京中医药大学房山医院

前　言

正值全球防疫之际，我们编写的《白文俊教授团队男科疾病病例精解（第二辑）》也已编辑整理完成，即将出版。《白文俊教授团队男科疾病病例精解（第一辑）》已经上市 2 年余，得到全国各地男科医生的热情支持和鼓励。我们为感谢读者的厚爱，又组织全国 16 个省市区、35 家医院的 48 位一线男科医生，经过 1 年多的努力，总结了一些男科疑难疾病和常见多发病病例，编写了男科疾病病例精解第二辑，希望对男科临床工作者有所帮助。

《白文俊教授团队男科疾病病例精解（第二辑）》共收集了 47 个病例，较第一辑总体增加了 4 个病例，在内容上新增 30 个病例，如部分型雄激素不敏感综合征、抑制素 B 正常的唯支持细胞综合征、合并梗阻性无精子症的 Kartagener 综合征、双侧输精管缺如伴右肾缺如、性高潮后病态综合征、儿童胡桃夹综合征合并左侧精索静脉曲张、慢性粒细胞性白血病导致阴茎异常勃起、反复发作型异常勃起和染色体臂内倒位和插入等，更进一步覆盖了男科疾病谱。我们对每个病例均查阅了大量国内外参考文献，并结合具体病例特点对其病因、发病机制、病理生理、临床表现和诊疗转归等进行了深入细致地分析和解读，并附上主编的精彩点评。

本书理论与实践相结合，尤其对男科疾病的临床经验进行了充分地总结，兼具深度与广度，可供男科和泌尿外科医生参考使用，希望对大家的临床工作有所帮助。医学是一门实践科学，认识无止境，我们的病例解析只是一家之言，不足之处热切欢迎读者们指正和交流。

目　录

第四篇　男性不育及相关疾病

附录

第一篇
男性性分化发育异常与男性性腺
功能减退症

001 性发育异常

病历摘要

患者，男性，27岁，因婚后5年不育就诊。未避孕，性生活正常，曾胎停育1次，多次检查精液常规为少弱精症（具体不详），女方检查无异常。无其他病史。

体格检查： 双侧睾丸 11 mL，质地中等，双侧输精管可触及，无精索静脉曲张。

辅助检查： 辅助检查结果如表 1-1 所示。

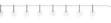
表 1-1 辅助检查结果

检查项目	结果
精液常规	精液量 2.5 mL，pH 7.5，60 分钟液化不良，密度：$0.34×10^6$/mL，被检精子数：5 个，A 级精子：20%，B 级精子：0，C 级精子：0，D 级精子：80%，精子活动率：20%
泌尿生殖彩超	双侧睾丸及附睾未见异常，右肾 1.1 cm×0.9 cm 囊肿，前列腺 0.9 cm×0.9 cm 囊肿
染色体核型	45，X0［11］/46，X，del（Y）（q12）［29］
Y 染色体微缺失	AZFa、AZFb、AZFc 均未检测到缺失，SRY（+）

诊断：①重度少弱精子症；② 45，X0/46，XY 性分化发育异常。

治疗：卵胞浆内单精子显微注射技术 (intracytoplasmic sperm injection，ICSI)+ 无创产前检测 (non-invasive prenatal testing，NIPT)+ 羊水穿刺。

病例分析

1. 染色体核型分析

患者染色体核型为嵌合体 45，X0［11］/46，X，del（Y）（q12）［29］，分析 40 个分裂中期细胞，11 个细胞系核型为 45，X0，数目异常，无 Y 染色体，29 个细胞系核型为 46，X，del（Y）（q12），数目正常，结构异常，Y 染色体长臂 1 区 2 带缺失。嵌合体形成的机制可能与 Y 染色体部分缺失导致 Y 染色体不稳定，从而在卵裂过程中部分细胞 Y 染色体丢失有关。而 Y 染色体部分缺失可能与父亲遗传或自身 Y 染色体新发突变有关，如果为父亲遗传，核型为 46，X，del（Y）（q12）或嵌合体，那么自然生育的概率就会很小，所以患者 del（Y）（q12）为新发突变可能性大。

2. 生精功能表现

人类 Y 染色体由长臂（Yq）和短臂（Yp）构成，Y 染色体对性发育及精子生成至关重要，Y 染色体上特殊基因的缺失、突变及重排都会影响男性的生精功能，尤其是 Yq11 存在的 AZFa、AZFb、AZFc，其为最重要的生精区域。

患者缺失的 Y 染色体为 q12 区域，是异染色质区，目前没有发现重要生精基因，而 Y 染色体保留了 AZF 区域的重要生精基因，所以可以有精子产生，但目前表现为重度少弱精子症，可能与生精细胞 45X0 嵌合比例、细胞周期检测、减数分裂中纺锤体检测机制相关。

3. 生育问题

由于患者生精细胞产生的配子染色体核型可能为 22，0、23，X、23，del（Y）（q12）三种类型，所以受精后胚胎染色体核型可能为 45，X0、46，XX、46，X，del（Y）（q12）、45，X/46，X，del（Y）（q12）四种类型，女方自然妊娠后胎停育 1 次，可能与胚胎染色体核型为 45，X0 或嵌合体中 45，X0 细胞比例过高有关。目前患者表现为重度少弱精子症，继续自然妊娠可能性极小，所以建议采取 ICSI 辅助生殖，但为预防 45，X0 或嵌合体中 45，X0 细胞比例过高应在妊娠 12 周时进行外周血非整倍体检测，24 周时行羊水穿刺。

白文俊教授点评

该患者主要是由于 Y 染色体长臂 1 区 2 带缺失，导致 Y 染色体不稳定，以致在卵裂过程中部分细胞系中丢失 Y 染色体，从而形成 45，X0/46，X，del（Y）的嵌合体。Yq 部分缺失的机制不明，可能与 AZF 缺失类似，也可能是生精细胞减数分裂异常或其他有害因素（如射线、药物或微生物等）导致的 Y 染色体畸变。生精细胞的嵌合比例及减数分裂过程中的表现，决定了患者目前重度少弱精的情况。患者妻子胎停育 1 次，可能与胚胎 45，X0 或 45，X0 细胞系比例过多有关，但缺乏流产组织遗传学检测证据。

参考文献

1. J P SIFFROI，C LE BOURHIS，C KRAUSZ，et al. Sex chromosome mosaicism in males carrying Y chromosome long arm deletions. Hum ReProd，2016，15（12）：2559-2562.

2. 王聪，吴庆华，史惠蓉. 45，X/46，XY 嵌合体性发育异常诊治进展. 国际生殖健康计划生育杂志，2016，35（2）：132-136.

3. M C MARTÍNEZ，M J BERNABÉ，E GÓMEZ，et al. Sceening for AZF deletion in a large series of severely impaired spermatogenesis patients. J Androl，2000，21（5）：651-655.

4. Omar F Khabour，Abdulfattah S Fararjeh，Almuthana A Alfaouri. Genetic screening for AZF Y chromosome microdeletions in Jordanian azoospermic infertile men. lnt J Mol Epidemiol Genet，2014，5（1）：47-50.

（周文亮）

002 性逆转综合征

病历摘要

　　患者，男性，26 岁，主因婚后未避孕未育 2 年余就诊。诉性欲正常，阴茎勃起功能正常，性生活频率 3 ～ 5 次 / 周，在阴道内可正常射精，但自觉精液如水样，半透明不黏稠，精液量正常，无腰酸腿软及疲劳乏力等不适。

既往史：无糖尿病及高血压等病史，有烟、酒嗜好。

体格检查：身高 175 cm（父亲 178 cm，母亲 157 cm），体重 67 kg，第二性征发育不良，P3G5，SPL 10 cm，尿道外口位置正常，双侧睾丸体积 10 mL，质地中等，附睾及输精管未触及结节，未触及精索静脉曲张。

辅助检查：①激素等检查结果如表 1-2 所示。②精液分析：精液量 1.5 mL，pH < 6.4，液化时间 30 分钟，黏稠度 < 1 cm，离心后高倍镜下未发现精子。③生殖彩超：前列腺 2.36 cm×3.62 cm×4.31 cm，精囊腺 3.23 cm×1.76 cm×0.85 cm，左侧睾丸 3.25 cm×2.26 cm×1.83 cm，右侧睾丸 3.32 cm×2.28 cm×1.85 cm。

诊断：①非梗阻性无精子症；② 46，XX 男性性逆转综合征。

表 1-2 激素等检查结果

检查项目	结果	参考值	单位
T	18.26	6.68 ～ 25.7	nmol/L
LH	18.23	1.7 ～ 8.60	IU/L
FSH	17.85	1.5 ～ 12.4	IU/L
PRL	11.28	4.04 ～ 15.2	μg/L
精浆果糖	1.4	> 13	μmol/ 一次射精量
精浆中性 α - 糖苷酶	5.3	20	mU/ 一次射精量
Y 染色体微缺失	SRY（+），AZFa、AZFb、AZFc 段均缺失	存在	
外周血染色体核型	46，X，del（X）（p22.1）	46，XY	

病例分析

性逆转综合征是指染色体性别与性腺性别不一致的性分化异常现象，又称为性反转综合征，包括 46，XX 男性和 46，XY 女性两型。46，XX 男性综合征：*SRY* 基因（＋），表型为男性，而染色体核型为正常女性，乳腺可发育，须毛缺如，阴茎小，睾丸小，精索静脉正常，不能或只能产生少量精子，因而绝大多数无生育能力；46，XY 女性综合征：*SRY* 基因突变，表型为女性，染色体核型为正常男性，无乳腺发育，喉结缺如，没有月经，没有卵巢功能，外生殖器正常，绝大多数无法怀孕。

胚胎时期性腺分化发育过程：原始生殖细胞不断分裂繁殖，发育为精原干细胞；胚胎第 4 周性腺嵴分化成为原始性腺，男女性腺相同，包括皮质和髓质；胚胎 7 ～ 8 周在 *SRY* 基因作用下，原始性腺髓质出现曲精小管、支持细胞及间质细胞，支持细胞构成睾丸索，启动睾丸分化，皮质萎缩；睾丸间质细胞第一个高峰在胚胎第 8 ～第 14 周分化成熟，数量增多，具备较强的合成和分泌雄激素的能力，在雄激素作用下生殖结节逐渐延长为阴茎，生殖褶融合、关闭，尿道口外移至阴茎顶端，生殖膨隆在中线融合为阴囊，睾丸下降至阴囊内；胚胎 12 周在睾酮作用下中肾管开始发育为精囊、输精管和附睾，支持细胞分泌抗苗勒管激素抑制苗勒管分化为输卵管、子宫及阴道；胚胎第 14 周外生殖器分化完成；第 15 ～第 40 周外生殖器早期发育完成。青春期发育第二个高峰期，间质细胞显示其功能与特性，具备良好的合成和分泌雄激素能力，睾丸、附睾、输精管、精囊腺、前列腺发育完成，阴囊及阴茎增大。

46，XX 男性性逆转综合征男性表型，患者胚胎时期及青春期睾丸发育不良，缺乏雄激素，出现男性第二性征不足，须稀少毛、喉结不显、小睾丸、小阴茎，甚至隐睾或尿道下裂，雌激素水平过高刺激乳腺发育。性反转综合征性畸形是指性分化异常导致不同程度的性别畸形。这种性分化异常由决定性别的控制基因的异常所引起，表现为表型性别不能确定的中间性状态，或表型性别与性腺性别或遗传性别相矛盾的现象。性畸形分两类，即真两性畸形和假两性畸形。

（1）真两性畸形极罕见，属性腺分化异常。患者有双重性腺性别，即体内同时有睾丸及卵巢，并可出现双重遗传性别或遗传性别和性腺性别相矛盾。其核型大部分为 46，XX，占 80%～90%，约 2/3 的患者被当作男性抚养；核型也可为 46，XY，但仅占 10%；极小部分为嵌合体。真两性畸形的发病率在黑人群体中较高。

（2）假两性畸形分女性假两性畸形和男性假两性畸形两种，以性反转综合征为常见。患者体内只有一种生殖腺。具有睾丸，但外生殖器似女性或两性化，染色体核型为 46，XY 者称为男性假两性畸形；具有卵巢，但外生殖器似男性或两性化，染色体核型为 46，XX 者称为女性假两性畸形。

46,XX 男性性反转发病率约为 1/20 000。本病的发生机制较复杂，通常不是由单一的原因所引起，常见的原因包括 Yp 易位至 Xp 或常染色体可能。*SRY* 基因的存在是 46，XX 男性综合征的主要遗传基础，多数 46，XX 男性性逆转综合征为散在性，但也有家族性病例的报道。

根据 SRY 及 AZF 缺失情况，46，XX 性逆转综合征存在如下情况：① SRY（+），AZF（-），多数具有正常的男性特征和外生殖器，但表现为无精子症；② SRY（+），AZF（+），可具有正常男性特征及外生殖器，理论上有正常生精功能可能；③ SRY、SOX9、WT-1 或 SF-1 决定胚胎原始生殖嵴向睾丸分化，SRY（-），SOX9

过度表达，可出现 46，XX 男性表型，具有模糊的外生殖器，伴有尿道下裂、隐睾或小阴茎，AZF（−），无精子症；④ SRY（−），AZF（+），生殖器发育不良或两性畸形，伴有少弱精症。

本病的诊断主要依据为核型分析 46，XX，X 染色质阳性，精液检查通常无精子。睾丸组织学检查见曲精小管发育不良。诊断 46，XX 男性综合征必须排除三种疾病，即 Klinefelter 综合征、肾上腺皮质增生引起的女性假两性畸形、核型为 46，XX 的真两性畸形。Klinefelter 综合征成人患者大都身材较高，比其正常兄弟平均高 6 cm 以上，很少伴有尿道下裂和隐睾。肾上腺皮质增生性女性假两性畸形早期出现阴毛及男性化体征，部分患者在新生儿期出现失盐症状。46，XX 真两性畸形患者的尿 17- 酮类固醇、尿孕三醇及 17- 羟孕酮值增高，患者可有子宫和阴道，在发育期可出现月经及其他女性第二性征。B 超检测胎儿外生殖器为男性特征而核型为 46，XX 者，可用 SRY 探针进行 FISH 分析或通过 DNA 检测 SRY 基因以进行产前诊断。

本例患者核型 46，XX，男性表型，小睾丸，无精子症，SRY（+），AZF 缺失。由于患者的染色体异常，Y 染色体 AZF 缺失，SRY 基因可能易位至 X 染色体或常染色体，睾丸发育不良，间质细胞及支持细胞减少，精曲小管发育不良。AZF 缺失使得胚胎时期原始生殖细胞无法分化为精原细胞，表现唯支持细胞综合征、无精子症。该患者因男性不育症就诊，最终病因是 46，XX 男性综合征。46，X，del（X）（p22.1），其一条性染色体（X）的短臂的 2 区 2 带 1 亚带远端缺失。由于缺乏 Y 染色体上其他生精有关的基因（AZFa、AZFb、AZFc 全区段缺失），睾丸只有支持细胞和间质细胞，精曲小管萎缩，所以睾丸体积小，但该患者睾丸相对较大，其间质细胞数量并不少，所合成及分泌的睾酮也不低。由于缺乏生精细胞，所以该患者并不具有生精功能，不应尝试生精药物治疗，也不建议显微取精手术。本病合并有第二性征发育不良，如小阴茎，建议在青春期补充雄激素，促进第二性征发育。有生育要求者建议行供精人工授精或者领养。

该患者身材高大，身高达 175 cm，不同于其他 46, XX 男性性逆转综合征，身高基因 *SHOX* 表达程度的不同决定了患者的身高差异，在 *SHOX* 缺乏症中，女性数量超过男性，事实上 *SHOX*（*X*）缺失比 *SHOX*（*Y*）缺失的报道更多，这可能表明 X 上的 *SHOX* 比在 Y 上的 *SHOX* 更容易被删除，*SHOX* 基因缺乏越多，身材通常越矮小，但本例患者身高正常，可能与该患者生长激素和性激素水平及其 *SHOX* 基因高表达有关。

📋 白文俊教授点评

该患者临床表现为非梗阻性无精子症，染色体核型 46, X, del（X）（p22.1），AZF 完全缺失，男性表型，最终诊断为 46, XX, DSD（46, XX 性分化异常，睾丸型）或男性性逆转综合征。睾丸分化由 *SRY* 等基因决定，该患者 SRY 阳性，考虑 Yp-Xp 可能性大，也不除外 SRY 或 Yp 片段易位至常染色体的可能，FISH 检测可准确定位 *SRY* 基因。至于 X 染色体片段缺失 [del（X）（p22.1）] 与表型如身高（Xp 末端有 *SHOX* 基因）及生精功能障碍的关系，尚不明确。46, XX, DSD 睾丸型患者的身高一般较矮，如果早期发现（青春期发育结束前），可考虑生长激素治疗。阴茎、阴囊和前列腺的分化发育由雄激素决定（该患者睾酮在正常范围，内外生殖器发育基本正常），由于 AZFa、AZFb、AZFc 全区段缺失，认为其睾丸组织病理学表现唯支持细胞综合征可能性很大，促生精治疗和显微取精不能奏效，建议供精人工授精。

参考文献

1. 郭应禄，胡礼泉. 男科学. 北京：人民卫生出版社，2005：133-134.
2. T OGATA，N MATSUO，G NISHIMURA. *SHOX* hapoinsufficiency and overdosage：impact of gonadal function status. Med Genet，2001，38（1）：1-6.
3. A DELACHAPELLE，H HORTLING，M NIEMI，et al. XX sex chromosomes in a human male，Frist case. Acta Med Swand，1964，175（suppl 412）：25-28.
4. 刘贵中，牛远杰，吴宝军，等. 46，XX 男性性逆转综合征五例报告. 中华泌尿外科杂志，2019，40（4）：304-305.

（陈润强）

003　苗勒管永存综合征

病历摘要

患者，男性，30 岁，主诉：婚后不育 2 年。

现病史：患者结婚 2 年，平素性生活正常，2 ～ 3 次 / 周，未避孕未育 2 年。

既往史：2 岁时行左侧腹股沟斜疝修补术。3 年前因"右侧阴囊空虚、右侧隐睾"在当地住院治疗，术前彩超结果：双侧精囊腺可及，右侧阴囊及腹股沟区内未见明显睾丸回声，左侧阴囊内可探及睾丸，大小正常，左侧腹股沟见睾丸样回声（未报大小）。术中选择左侧腹股沟区斜切口，暴露腹股沟管后见一无功能质软睾丸样组织（未描述），其旁附着 5 cm×3 cm×1 cm 软组织，将隐睾及其旁软组织一并切除，术后病理证实为睾丸和子宫组织。

专科检体： 体形发育正常，身高 174 cm，体重 78 kg，喉结存在，双乳无发育，外阴 P5G5，阴茎牵拉长度 11 cm，包皮不长，右侧阴囊空虚，左侧阴囊内可触及睾丸，约 10 mL，左侧附睾输精管触诊不满意。肛诊前列腺正常。

辅助检查： ①激素检查结果如表 1-3 所示。精浆生化检查结果如表 1-4 所示。②精液分析：精液量 4 mL，离心后镜检，未见精子。③染色体核型：46，XY；Y 染色体检查未见微缺失。④左侧睾丸穿刺活检：生精小管基底膜增厚，可见支持细胞、各级生精细胞及少量精子（大于 5 个 / 生精小管），Johnsen 评分：9 分。

表 1-3 激素检查结果

检验项目	检验结果	参考范围	单位
FSH	17.70	1.5 ～ 12.4	mIU/mL
LH	11.68	1.7 ～ 8.6	mIU/mL
T	4.07	1.93 ～ 8.36	ng/mL
E_2	6.53	25.8 ～ 60.7	pg/mL
P	0.66	0.05 ～ 0.149	ng/mL
PRL	15.40	4.04 ～ 15.2	ng/mL
AMH	0.03	1.43 ～ 11.60	ng/mL

表 1-4 精浆生化检查结果

检验项目	检验结果	参考值	单位
量	3.0		mL
pH	7.3	7.2 ～ 8.0	
果糖	33.87	13	μmol/ 一次射精
中性 α- 糖苷酶	24.6	20	mU/ 一次射精

诊断：①男性不育症；无精子症（混合型？梗阻性？）；②苗勒管永存综合征Ⅱ型；③左侧隐睾切除术后（右侧睾丸横过异位）。

治疗：患者左侧睾丸穿刺活检可见各级生精细胞及少量精子，符合苗勒管永存综合征特点，精液内无精子也不排除手术后生殖管道阻塞可能性。治疗方案：①建议患者行基因诊断＋遗传学咨询；②行试管婴儿＋胚胎植入辅助生殖。

病例分析

苗勒管永存综合征（continuous/persistent mullerian duct syndrome，PMDS），也称为苗勒管综合征/中肾旁管综合征/副中肾管存留综合征，是一种常染色体隐性遗传性疾病，属于男性性发育异常。由于AMH缺乏、结构改变或其2型受体突变，男性苗勒管得到发育而形成子宫和输卵管组织（无卵巢），往往合并单侧或双侧隐睾、睾丸横过异位等结构异常。

1. 发生机制

正常男性表型形成受睾丸分泌的两种激素，即雄激素和苗勒管抑制物（也称抗苗勒管激素）的影响。男性胚胎第7周在*SRY*基因介导下形成早期睾丸组织，于妊娠第7～第8周，支持细胞开始分泌AMH，使苗勒管细胞凋亡退化，而苗勒管是输卵管、子宫和阴道上1/3的原基，并且AMH可以在孕中期诱导睾丸通过腹股沟管，促进睾丸下降。妊娠第8周，睾丸间质细胞出现，并在母源性hCG的刺激下合成和分泌雄激素，促使中肾管向附睾、输精管、精囊分化，雄激素在外周组织经5α-还原酶转化为双氢睾酮，使泌尿生殖窦和生殖结节分化为男性外生殖器。

人类*AMH*基因包含五个外显子，位于19p13.3，编码含有560个氨基酸的糖蛋白。*AMHR2* 含有 11 个外显子，位于 12q13，它编码 573 个氨基酸的膜蛋白。*AMH* 的前体在体内蛋白酶的裂解下，暴露出受体结合位点，结合在 AMH Ⅱ型受体表面，进而激活与其结合的 Ⅰ型受体，最后通过下游的信号通路发挥作用。*AMH* 和 *AMHR Ⅱ* 突变分别为 40% 和 33%，而特发性 *PMDS* 仅为 10%。

缺乏抗苗勒管激素或其受体缺陷均可使男性体内子宫及输卵管发育形成永久性的苗勒管综合征。同时因抗苗勒管激素在睾丸下降中起到协同作用，可伴有隐睾、睾丸横过位和腹股沟斜疝，疝内容物常有子宫、输卵管组织。

2. 临床表现

本病以青春期前儿童多见，社会性别和性腺性别均为男性，核型 46，XY，SRY（＋）。以隐睾、腹股沟斜疝和永久性苗勒管组织为特征。多数患者有一侧或两侧隐睾、腹股沟疝，内生殖器常常有两套，性腺为睾丸，即可见睾丸、子宫和输卵管共存，外生殖器大多为正常男性。本病根据解剖特点可分为 3 型，具体如表 1-5 所示。

表 1-5 PMDS 的分型

PMDS 类型	临床表现	发生率
Ⅰ（男性型）	睾丸存在于阴囊或腹股沟管中，轻轻挤压可以进入阴囊。常合并腹股沟斜疝，疝内容物常有子宫、输卵管组织	60%～80%
Ⅱ（男性型）	睾丸横过异位，即一侧睾丸移动到另一侧阴囊，并且两个睾丸通过相同的腹股沟管	20%～30%
Ⅲ（女性型）	双侧隐睾，子宫位于盆腔内，双侧睾丸包埋于子宫阔韧带内，位置与女性卵巢相似。输精管与子宫侧壁紧密相连，并沿宫颈走行	10%～20%

笔记

3. 诊断

临床上具有腹股沟疝合并隐睾者均应考虑到本病可能性，需要结合盆腔影像学、抗苗勒管激素测定、染色体核型分析以进一步诊断。但最终确诊需要结合基因诊断及组织病理学。

4. 治疗

本病患者男性外生殖器通常发育良好，性别选择应为男性。治疗以外科手术为主。PMDS 中睾丸癌的发病率以前估计为 18%，一般不高于隐睾睾丸恶变的风险，但最新的研究发现 18 岁及以上的 PMDS 患者中有 33% 经历过某种形式的单侧或双侧睾丸恶变。隐睾牵引还纳到阴囊。不能手术牵引至阴囊的睾丸可考虑自体睾丸移植或睾丸切除，尤其是腹内型睾丸和睾丸发育不良者，切除性腺以防恶变。尽量彻底切除未退化的苗勒管组织。部分患者因伴有雄激素作用不足出现男性化不足，可以补充外源性睾酮促进发育及维持男性性征。

永存苗勒管综合征患者通常精液检查表现为严重少精、弱精子症或无精子症，几乎不能自然生育，需要借助辅助生殖技术。因为该疾病为常染色体隐性遗传疾病，生育前夫妻双方应进行基因诊断及遗传学咨询。

本例患者精液内未见精子，但睾丸穿刺活检可见到各级生精细胞和少量精子，可选择促生精治疗后复查精液，如精液内可采集到精子即可进行试管婴儿，亦可直接进行睾丸穿刺或显微镜下取精以进行试管婴儿生育后代。

白文俊教授点评

苗勒管永存综合征是一种罕见的常染色体隐性遗传性疾病，属

笔记

于46，XY男性性分化发育异常。由于 *AMH* 基因突变、缺失、结构改变或其受体异常，导致男性苗勒管不能完全退化，残留子宫和输卵管组织，并常合并腹股沟斜疝、单双侧隐睾、睾丸横过异位等结构异常，影响生育。苗勒管永存综合征通常伴有严重少弱精子症，部分患者有男性化不足现象，对于男性化不足和解剖异常通常需要补充睾酮和手术矫正，而生育问题主要依靠辅助生殖技术解决，同时建议做遗传学检测和咨询。

参考文献

1. ILPO HUHTANIEMI. Encyclopedia of Endocrine Diseases. 2nd ed. America：Academic Press，2019：506-517.

2. JEAN-YVES PICARD，RICHARD L CATE，CHRYSTÈLE RACINE，et al. The persistent mullerian duct syndrome：an update based upon a personal experience of 157 cases. Sex Dev，2017，11（3）：109-125.

3. SHAILESH SOLANKI，GOWRISHANKAR，VINAY JADHAV，et al. Female form of persistent mullerian duct syndrome：rare entity. Urol Ann，2015，7（1）：104-106.

4. MUHAMMAD SHAMIM. Persistent Mullerian duct syndrome with transverse testicular ectopia presenting in an irreducible recurrent inguinal hernia. J Pak Med Assoc，2007，57（8）：421-423.

（辛　航　傲日格乐）

004　先天性肾上腺皮质增生致性分化异常

病历摘要

患者，社会性别男性，14岁，因"发现尿道外口开口异常14年"入院。该患者出生时家长即发现患者阴茎短小伴有尿道外口开口异常，阴囊呈裂隙状，无尿急、尿频、排尿困难等症状，因家庭条件受限一直未诊治，直至青春期患者阴茎增长不明显，较同龄人明显短小，尿道外口开口异常及裂隙状阴囊均无好转，遂家长带患者就诊。

体格检查：身高140 cm，乳腺未见明显发育，腋毛与阴毛发育正常，阴茎外观短小，轻度下弯，阴茎牵拉长度6.0 cm，尿道外口开口于冠状沟处偏向龟头腹侧，阴囊呈裂隙状，双侧阴囊空虚，未触及睾丸及附睾组织，于阴囊裂隙处可见发育不良的小阴唇样皱褶，并可见直径约为0.6 cm发育不良阴道开口（图1-1）。

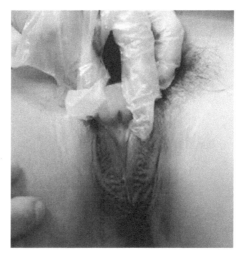

图1-1　外生殖器外观

辅助检查：①血液激素及 24 小时尿代谢产物检查结果如表 1-6 所示，因患者经济条件所限，部分内分泌检查未能完成，如促肾上腺皮质激素（adrenocorticotropic hormone，ACTH）、皮质醇、醛固酮和电解质等。②超声：双侧肾上腺体积增大，右侧 3.2 cm×2.2 cm、左侧 4.4 cm×2.8 cm，内部回声欠均匀，肝、胆、胰、脾、双肾未见异常，盆腔可探及类似子宫颈、子宫体声像，宫颈长 1.7 cm，宫体大小为 2.5 cm×1.4 cm×2.0 cm，因肠管积气干扰无法明确是否有卵巢，膀胱未见异常，未见前列腺，双侧阴囊与腹股沟区未见睾丸、附睾组织。左手骨龄 18 岁。③染色体分析：核型 46，XX，SRY（－）。

　　诊断：先天性肾上腺皮质增生症、21-羟化酶缺乏症、46，XX 性分化发育异常。

　　诊疗计划与转归：建议患者选择社会性别为女性，行生殖器整形术及糖皮质激素替代治疗，但患者家属因家庭经济困难，放弃治疗。

表 1-6 血液激素及 24 小时尿代谢产物检查结果

检查项目	标本来源	检查结果	参考范围	单位
T	血清	22.62	男性 8.4 ～ 25.4 女性 < 2.1	nmol/L
FSH	血清	< 0.1	1.27 ～ 12.96	IU/L
LH	血清	< 0.1	1.24 ～ 8.62	IU/L
E_2	血清	180.90	28 ～ 156	pmol/L
PRL	血清	12.70	4.04 ～ 15.2	ng/mL
17-羟基孕酮	血清	> 30	0.31 ～ 2.01	ng/mL
硫酸脱氢表雄酮	血清	1890.0	800 ～ 5600	ng/mL
17-酮皮质类固醇	24 小时尿	3.33	0.6 ～ 20	μg/L
17-羟皮质类固醇	24 小时尿	1.71	1 ～ 40	μg/L

　　注：T：睾酮；FSH：促卵泡刺激素；LH：促黄体生成素；E_2：雌二醇；PRL：催乳素。

病例分析

女性假两性畸形是指性腺性别为女性（性腺为卵巢）而外生殖器呈不同程度男性化表现者。主要原因有：①母亲孕期自身分泌雄激素过多或母亲孕期摄入雄激素过多；②芳香化酶缺乏；③胎儿自身分泌雄激素增加，最常见为 21- 羟化酶缺乏。

先天性肾上腺皮质增生症（congenital adrenal hyperplasia，CAH）是一组由肾上腺皮质类固醇合成通路各阶段各类催化酶的缺陷，引起以皮质类固醇合成障碍为主的常染色体隐性遗传性疾病。CAH 以 21- 羟化酶缺乏症（21-hydroxylase deficiency，21-OHD）最常见，本症有发生致命的肾上腺失盐危象风险，高雄激素血症致生长和性腺轴紊乱。CAH [在线人类孟德尔遗传数据库（on-line-mendelian inheritance in man，OMIM）201910] 于 1865 年由解剖学家 De Crecchio 首次发现，至 20 世纪 80 年代 P450 酶系的大多数甾体合成酶的基因被克隆。按已知缺陷酶的种类，将 CAH 大致分为 6 个类型，其中 21-OHD 是最常见的类型，占 90% ～ 95%，国际已有报道发病率为 1/10 000 ～ 1/20 000，杂合子发生率更可高达 1 ： 60，国内发病率为 1/12 200 ～ 1/16 466，在以上国际报道范围内。

1. 病因及发病机制

21-OHD 由 CYP21A2 基因突变引起，它编码 21- 羟化酶（P450 c21）。P450 c21 催化 17- 羟基孕酮（17-OH-progesterone，17-OHP）为 11- 脱氧皮质醇和催化孕酮为 11- 脱氧皮质酮，两者分别为皮质醇和醛固酮的前体。P450 c21 活性低下致皮质醇和醛固酮合成受损。皮质醇低下经反馈作用使 ACTH 分泌增加，刺激肾上腺皮质细胞增生，以期增加皮质醇合成，但酶缺陷使皮质醇依然低下。另外，因雄激素合成通路无缺陷，在高 ACTH 刺激下，堆积的 17-OHP 和孕酮向雄激素转化增多，产生了旁路代谢亢进的特征性后果——高雄激素血症。雄激素升高显著程度依次为雄烯二酮、睾酮和脱氢表雄酮（de hydro epiandrosterone，DHEA）。盐皮质激素合成通路阻滞使孕酮不能向醛固酮转化致醛固酮低下、水盐平衡失调，这可发生致命的失盐危象（未确诊者病死率可达 4% ～ 10%）。酶缺陷程度因基因型而异，在基本病理生理基础上形成了 21-OHD 基因型 - 生化病理和临床表现的宽阔谱带（图 1-2）。

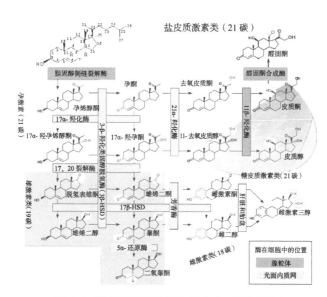

图 1-2　肾上腺皮质激素生物合成、转化通路

2. 临床分型及表现

（1）单纯男性化型：只有皮质醇合成途径的 CYP21 受累，醛固酮合成途径正常，女性患者外生殖器有不同程度的男性化，从阴蒂肥大到大阴唇融合，形成部分性阴茎尿道和阴囊。严重的病例一般有生殖窦存留（阴道和尿道只有一个开口）。因为患者无睾丸组织不能分泌抗苗勒管激素，导致子宫和输卵管存在，而过高的血液

雄激素水平抑制了垂体性腺轴使患者卵巢发育不良。雄激素水平升高使身体直线生长加速，早期身材比同龄儿童高，而骨龄提前导致患者提早停止生长，最终身高比较矮小。男性患者表现为非促性腺激素释放激素依赖型性早熟，第二性征提早出现（阴茎增大、阴毛生长），但是睾丸和促性腺激素仍为青春期前水平。

（2）失盐型：皮质醇和醛固酮合成途径的CYP21均受累。新生儿患者除了有男性化表型的临床表现外，还有低钠血症的表现，如拒乳、呕吐、脱水、休克。若得不到及时救治，死亡率极高。失盐型患儿大多数在出生后1～5周内发病，6周后发病者很少。

（3）非经典型：①无症状型CYP21缺乏症：在经典型CYP21缺乏症家系中，有些成员无男性化表现，但是血清CYP21催化反应步骤的前体类固醇17-OHP水平增高。②迟发型CYP21缺乏症：出生时外生殖器正常，没有男性化改变，而在青春期前提早出现非促性腺激素释放激素依赖型性早熟表现，出现多毛、痤疮、身体直线生长加速和骨龄提前等。

3. 辅助检查

（1）单纯男性化型：17-羟基孕酮、雄烯二酮和睾酮水平升高，24小时尿17-酮类固醇（17-keto steroid，17-KS）排量增高，血清电解质和醛固酮水平正常，肾素水平正常，染色体核型正常。

（2）失盐型：血清和尿肾上腺皮质类固醇谱与单纯男性化型相同，血浆醛固酮水平降低，肾素水平显著升高，可出现低血钠、低血糖、高血钾、代谢性酸中毒。染色体核型正常。

（3）无症状型：血清17-OHP、雄烯二酮和睾酮的基础水平或ACTH兴奋的反应水平增高，尿17-KS和17-生酮类固醇（17-ketogenic steroide，17-KGS）水平增高。

笔记

（4）迟发型：与无症状型相似，无症状型与迟发型 CYP21 缺乏症统称为非经典型，表现为出生时外生殖器正常，没有男性化改变，而在青春期前提早出现非促性腺激素释放激素依赖型性早熟（外周型性早熟）表现，如身体直线生长加速和骨龄提前等。男性患者除了外周型性早熟以外，过高的肾上腺源性性激素可抑制性腺轴导致促性腺激素下降，继发性睾丸发育不良、少精、无精等。过高的促肾上腺皮质激素也可能导致睾丸内肾上腺残基增生形成睾丸肾上腺残基瘤，压迫阻塞生精小管，常与肾上腺增生同时存在。

4. 鉴别诊断

（1）芳香化酶缺乏症：极罕见，为雄激素向雌激素转化障碍，表现为外生殖器不同程度两性畸形。睾酮水平升高，但雌二醇明显下降导致下丘脑 – 垂体 – 性腺轴上调，促性腺激素水平明显升高，17-OHP 正常，无肾上腺增生。

（2）男假两性畸形：常见原因为雄激素分泌不足、雄激素不敏感、5α- 还原酶缺乏、性腺发育不良等，其中性腺发育不良可有子宫。核型为 46，XY，SRY（＋），影像学检查无肾上腺增生，探查到睾丸组织、17-OHP 正常等均可明确诊断。

（3）真两性畸形：核型可为 46，XX、46，XX/46，XY、46，XY 等，以 46，XX 多见，SRY（－）。性腺为同时存在睾丸和卵巢或卵睾，可有子宫，但无肾上腺增生，17-OHP 正常等均可与 21- 羟化酶缺乏症鉴别。真两性畸形明确诊断仍需性腺活检病理组织学诊断。

21- 羟化酶缺乏还应注意与肾上腺肿瘤、库欣综合征等疾病鉴别。

5. 治疗原则

按照 21-OHD 不同型别制订治疗目标，治疗目标包括替代生理需要以防止危象发生，同时合理抑制高雄激素血症。抑制高雄激素血症目标是为保证未停止生长个体有正常的线性生长和青春期发育，减少成年身高受损，以及在停止生长和青春期发育完成后保护生育能力，预防骨质疏松和降低心血管事件的发生。治疗方案需个体化。目前应用于儿童和青春期替代治疗的皮质醇制剂包括属糖皮质激素的氢化可的松（hydrocortisone，HC）和属盐皮质激素的氟氢可的松（Fludrocortisone，FC）。外源 HC 难以模拟皮质醇的正常脉冲分泌和昼夜节律乃至替代 ACTH。替代后易发生两种后果：剂量不足以抑制高雄激素血症或剂量过度致抑制生长，甚至发生医源性库欣综合征。维持抑制雄激素和不抑制生长间的平衡是治疗的挑战。FC 替代同样也需维持，但需要防止过量引起血压升高，维持失盐和过量间的平衡。

失盐型发生急性肾上腺皮质危象时应该立即静脉补充等渗盐水，纠正水电解质失衡。低血糖者立即静脉注射葡萄糖 0.25 g/kg。琥珀酸氢化可的松钠 50 mg/m²，静脉注射，然后以 50 ～ 100 mg/m² 静脉滴注维持 24 小时。如果存在低血钠和高血钾应给予氢化可的松 0.1 mg，鼻饲。以后根据血清电解质水平、脱水程度和血压状态决定氢化可的松的剂量和调整液体用量。

单纯男性化型与失盐型稳定期，2 岁以下患者醋酸可的松 20 ～ 25 mg/d，肌内注射，连续 5 天，以后每三天 15 ～ 20 mg，肌内注射 1 次。2 岁至青春期前患者替代治疗改为口服制剂，氢化可的松 18 mg/（m²·d）或醋酸可的松 22 mg/（m²·d）。

青春期以后患者可改用长效糖皮质激素制剂。泼尼松 3.7 mg/（m²·d），糖皮质激素替代治疗是终身需要的，剂量因人而异，在治疗过程中应根据患者的临床表现、24 小时尿 17-KS 排量、骨龄和身体直线生长速度随时调整剂量。

失盐型患者除补充糖皮质激素外，还需要补充盐皮质激素和食盐 1 ～ 3 g/d，以维持血清电解质和血压在正常范围。盐皮质激素剂量适当的指征是血液电解质、肾素活性、血压等指标在正常范围内。

　　外生殖器整形：女性外生殖器整形宜在经过治疗且病情稳定后、出生 6 个月之内进行。阴道成形术可在青春期后进行。

白文俊教授点评

　　该患者病史明确，外生殖器检查呈两性畸形，超声可见到双侧肾上腺增生、盆腔内有子宫，17-OHP 明显升高，睾酮偏高，促性腺激素下降，硫酸脱氢表雄酮、24 小时尿 17- 酮皮质类固醇、24 小时尿 17- 羟皮质类固醇等三项检查均明显高于正常女性范围，染色体呈女性核型 46，XX，SRY（–），临床诊断 21- 羟化酶缺乏明确。治疗应首先补充糖皮质激素，监测激素水平与血清电解质，待患者垂体 - 肾上腺轴与性腺轴恢复正常后及早进行外阴及阴道整形手术。该患者骨骺已经闭合，身高增长潜能较小，是否能生育需进一步治疗观察。

参考文献

1. W L MILLER. Molecular biology of steroid hormone synthesis. Endocr Rev, 1988, 9（3）：295-318.

2. SEBASTIAN GIDLÖF, ANNA WEDELL, CLAES GUTHENBERG. Nationwide neonatal screening for congenital adrenal hyperplasia in Sweden：a 26-year longitudinal prospective population-based study. JAMA Pediatr, 2014, 168（6）：567-574.

3. RAJNI SHARMA, ANJU SETH. Congenital adrenal hyperplasia：issues in diagnosis and treatment in children. Indian J Pediatr, 2014, 81（2）：178-185.

4. FOREST M G. Recent advances in the diagnosis and management of congenital adrenal hyperplasia due to 21-hydroxylase deficiency. Hum Reprod Update, 2004,

10（6）：469-485.

5. 中华预防医学会出生缺陷预防与控制专业委员会新生儿筛查学组，中国医师协会青春期医学专业委员会临床遗传学组，中华医学会儿科学分会内分泌遗传代谢学组．先天性肾上腺皮质增生症新生儿筛查共识．中华儿科杂志，2016，54（6）：404-409.

6. 中华医学会儿科学分会内分泌遗传代谢病学组．先天性肾上腺皮质增生症 21- 羟化酶缺陷诊治共识．中华儿科学杂志，2016，56（8）：569-576.

（周锦波）

005　　完全型雄激素不敏感综合征

病历摘要

患者，女性，17 岁，因"第二性征发育后 2 年月经未来潮"就诊。患者系第 5 胎第 4 产，母亲妊娠期未服用禁用药物，2 姊 1 妹均体健，父母无近亲结婚史。15 岁乳房发育，至今无月经来潮，无泌乳、周期性下腹痛、乏力、多汗、头晕，无多毛、痤疮等表现。

体格检查： 双肾区无隆起，无叩击痛，双侧输尿管无压痛。乳腺发育良好。无腋毛、阴毛，外阴幼稚型，阴道可容一指，呈一盲端。

辅助检查： ①实验室检查如表 1-7 所示。②生殖泌尿系彩超：幼稚子宫，子宫右侧偏似睾丸，左侧偏似卵巢。③染色体核型：46，XY。④Y 染色体微缺失：未见缺失，SRY（＋）。⑤腹部盆腔 CT：幼稚子宫，双侧附件缺如，双侧隐睾。

诊断： 完全型雄激素不敏感综合征。

表 1-7　实验室检查结果

检查项目	检查结果	参考范围	单位
FSH	42.2	1.2 ～ 21	IU/mL
LH	25.6	1.2 ～ 8.6	mIU/mL
PRL	8.38	2.6 ～ 13.1	ng/mL
E_2	20	20 ～ 75	pg/mL
T	382	0 ～ 73	ng/mL
P	0.25		ng/mL
TSH	1.93	0.34 ～ 5.6	mIU/L
17α - 羟孕酮	1.561	0.1 ～ 1.02	μg/L
Cor	241	137 ～ 689	nmol/L
DHS	14	0.95 ～ 11.67	mol/L
aTPO	10	0 ～ 35	IU/mL
FT_4	13.4	11.5 ～ 22.7	pmol/L

治疗：于北京某医院行腹腔镜下双侧隐睾切除术，术后给予补佳乐（2 mg qd po）激素替代治疗。定期复查激素水平及发育情况。

病例分析

1. 关于雄激素不敏感综合征

雄激素不敏感综合征（androgen insensitivity syndrome，AIS）是 46，XY 性发育异常（disorders of sex development，DSD）最常见的病因，是 X 连锁隐性遗传病。其特点是 XY 核型有个体不同程度的女性化表现表型，睾丸产生与年龄相当的正常浓度的雄激素。由于目标研究人群不同，目前报道的 AIS 发病率不尽相同。基于一项伦敦的表型女性伴腹股沟病而遗传特征为男性患者的研究显示，评估完全型 AIS（complete AIS，CAIS）发病率为 1/62 400。丹麦的一组研究者评估 AIS 在遗传学男性中的发病率为 1/20 400。荷兰学者的一项仅包含检测到 AR 突变的病例研究，评估 AIS 发病率为 1/99 000。

2. 诊断和鉴别诊断

AIS 患者的诊断目前主要依靠体征及染色体检查，若染色体核型为 46，XY，表型为女性并伴有腹股沟疝，在腹股沟区或阴唇内可触及睾丸样肿物，查阴道呈盲端，B 超或盆腔 CT 检查提示未发育子宫和卵巢，再加上患者青春期后以"原发性闭经"为主诉，应考虑本病的诊断。临床上，AIS 需要与多种疾病相鉴别（表 1-8）。

表 1-8 AIS 的鉴别诊断

项目	CAIS	46，XY 单纯性腺发育不全	5α-还原酶缺乏症	46，XY 17α-羟化酶缺乏
原发闭经	+	+	+	+
乳房发育	+	−	+	−
阴毛、腋毛	−	−	+	−
外生殖器	女性	女性	女性或间性	女性
阴道	盲端	有	±	盲端
宫颈	无	有	±	无
子宫	无	有	±	无
人工周期出血	无	有	−	无
性腺	睾丸	条索性腺	睾丸（发育不全）	睾丸（发育不全）
染色体	46，XY	46，XY	46，XY	46，XY
雄激素	正常或升高	低下	正常或升高	低下
雌激素	正常或升高	低下	正常或升高	低下
hCG 刺激素试验	有反应	无反应	有反应	无反应

续表

项目	CAIS	46, XY 单纯性腺发育不全	5α-还原酶缺乏症	46, XY 17α-羟化酶缺乏
高血压	无	无	无	有
低血钾	无	无	无	有

3. 分析

男性性发育受到睾酮和双氢睾酮（dihydrotesto-sterone，DHT）两种主要的雄激素调控，雄激素需要与雄激素受体（androgen receptor，AR）结合发挥作用。*AR* 基因的突变可以导致雄激素不敏感综合征（androgen insensitivity syndrome，AIS），而 AIS 依据雄激素抵抗程度和临床表现，主要分为完全型 AIS（complete AIS，CAIS）、部分型 AIS（partial AIS，PAIS）和轻微型 AIS（mild AIS，MAIS）。CAIS 患者可表现为完全正常的女性外阴，到了青春期乳房正常发育，但出现原发性闭经，阴毛或腋毛稀疏或缺乏。PAIS 患者表型多样，外阴呈男性伴小阴茎和（或）尿道下裂、隐睾症、阴囊分叉等，外生殖器模糊，或女性外阴伴阴蒂肥大。MAIS 患者多为正常男性表型，出现青春期男子女性型乳房发育或成年后不育。

不同 *AR* 基因变异可导致临床表型的差异。人的 *AR* 基因位于 X 染色体，有 8 个外显子，编码 919 个氨基酸，有 3 个主要的功能区。AIS 患者由于 *AR* 基因出现异常，睾丸分泌的睾酮及其还原产物不能有效刺激副中肾管及泌尿生殖窦发育导致性发育异常，但由于抗苗勒管激素的作用，故没有子宫、卵巢等女性内生殖器。常见的 *AR* 基因异常有错义、突变、插入、缺失，且绝大部分与 AIS 有关，少部分与性腺肿瘤有关。中国人常见的基因异常是错义突变。

AIS 的治疗应综合考虑患者年龄、社会心理性别、内分泌情况、外生殖器矫形的可能性。年龄较小，尚处于青春期前的 AIS，睾丸尚

笔记

未发育完全，发生睾丸肿瘤的可能性较小，可暂不切除睾丸，使其能够分泌足够的雌激素维持其女性化发育。年龄较大，处于青春期后的 AIS，发生睾丸肿瘤的概率为 1%，需要密切跟踪随访，青春期后宜切除睾丸。术后给予小剂量的雌激素维持女性化特征，避免骨密度继续下降或不能恢复到正常同龄女性水平等问题出现。完全型的 AIS 以女性特征为主，故治疗上以女性生活方式抚养。对不完全型患者来讲，睾丸恶变率相对完全型来说要高，且在青春期会发生男性化现象，为避免由于向男性化发展及两性畸形给患者造成过多的心理障碍，应在青春期前切除睾丸。对于 AIS 患者的外生殖器重建，由于完全型 AIS 多为女性生殖器表现，多考虑女性生活方式，故无需外阴整形。而不完全型的 AIS 患者，由于多存在外阴畸形，使患者感到自卑，应根据病情需要行相应的外阴整形术，让患者保持良好的心理状态，更加自信地面对生活。同时有短阴道的患者可行阴道扩张术，或在成年后行阴道成形术。扩张失败或阴道缺如患者应于婚前行阴道成形术。同时，对于 AIS 患者的心理治疗也不可忽视，由于生理的缺陷，可能导致孤独、焦虑、抑郁、悲观等心理反应，此时心理干预积极引导极为重要。

白文俊教授点评

完全型雄激素不敏感综合征在男科门诊比较罕见，患者往往以青春期以后"原发性闭经"就诊，患者体貌特征偏向女性，所以男科不是首选就诊科室。诊断主要依靠查体、性激素、影像学和染色体检查。该例患者因"原发性闭经"就诊于当地医院妇科，查出染色体为"46，XY（男性核型）"，遂转诊男科。当地医院超声提示"幼稚子宫，子宫右侧偏似睾丸，左侧偏似卵巢"。本院妇科 B 超报告为双侧卵巢，CT 提示"幼稚子宫，双侧附件缺如，双侧隐睾"。术中行双侧隐睾切除，并未发现苗勒管残余组织（幼稚子宫），说明 CAIS 患者的性腺通常为隐睾，影像学检查对睾丸和卵巢组织的鉴别困难，尤其是发育不良时。由于睾丸支持细胞功能尚好，抗苗勒管激素作用较充足，CAIS 患者也不会残留苗勒管组织。CAIS 患者性别选择通常为女性，与先前社会性别相同，如选择男性，后期治疗难度也很大。该例患者后期应密切随访，补充雌激素以维持女性特征及雌激素依赖性功能代谢，解决性生活问题，无法生育。如果阴道狭窄难以进行性生活，可给予阴道扩张处理。

参考文献

1. 王毅，巩纯秀，王希欧，等 . 27 例雄激素不敏感综合征患儿 AR 基因突变 . 中国科学生命科学，2018，48（9）：80-87.

2. 白文俊 . 白文俊教授团队男科疾病病例精解 . 北京：科学技术文献出版社，2018：13-26.

3. NICOLÁS MENDOZA，MIGUEL ANGEL MOTOS . Androgen insensitivity syndrome. Gynecol Endccrino1，2013，29（1）：1-5.

4. Ruey-Sheng Wang，Shuyuan Yeh，Chii-Ruey Tzeng，et al. Androgen receptor roles in spermatogenesis and fertility：lessons from testicular cell-specific androgen receptor knockout mice. Endocr Rev，2009，30（2）：119-132.

（姚晓飞）

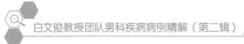

006 部分型雄激素不敏感综合征

病历摘要

患儿，男性，12 岁。因家长发现患儿阴茎及睾丸发育不良 2 年，于 2018 年 7 月 5 日来诊。患儿出生时判断为女性，出生体重 3.4 kg，1 岁时到当地医院就诊，体检发现是男孩，有尿道下裂并开口于阴茎根部，当时行阴茎矫形术，并于 3 岁时二次行尿道下裂修复术，至 6 岁时因双侧隐睾在当地医院行双侧隐睾下降固定术，1 年来，家长发现其阴茎睾丸发育不良，到多家医院就诊咨询，自觉疗效不满意，后转来我院就诊。

体格检查：阴茎 2.5 cm，触诊阴茎海绵体发育不良，阴毛 3 期和生殖器官 2 期（P3G2），双侧睾丸 4 ～ 5 mL，身高 168 cm，体重 62 kg。

辅助检查：①患者激素检查结果如表 1-9 所示。②阴囊彩超：左侧睾丸 3.4 cm×1.1 cm×1.7 cm，右侧睾丸 3.7 cm×1.2 cm×1.6 cm，双侧睾丸实质及血供未见异常。③双侧乳腺彩超：双侧乳腺区可见发育的乳腺组织回声，左侧厚 2.0 cm，右侧厚 2.3 cm。④左手正位片：骨龄相当于 14 岁。⑤染色体核型分析：46，XY。⑥基因检测：*AR* 基因。变异名称：*c.2567G > A*；基因组位置：chrX：66942786；蛋白改变：p.R856H；合子性：半合子；父亲携带情况：不携带；母亲携带情况：杂合；已知遗传模式：X 连锁隐性。结果说明：报告变异 [患者母亲 *AR* 基因杂合突变 *c.2567G > A*（p.R856H）]。*c.2567G > A* 为错义变异，引起编码氨基酸残基由精氨酸变为组氨酸。

变异位置的核苷酸和氨基酸序列高度保守。多个文献报道了在雄激素不敏感综合征（androgen insensitivity syndrome，AIS）患者中发现 *c.2567G > A* 变异，其为 AIS 的致病变异。

表 1-9　激素检查结果

检查项目	检查结果	参考范围	单位
FSH	14.60	< 11.1	IU/L
LH	12.00	< 7.6	IU/L
T	625.00	114.6 ~ 291.4	ng/dL
PRL	14.40	一般儿童没有固定标准，可参考成人标准4.04 ~ 15.2	pg/mL
E_2	41.30	4.7 ~ 23.9	pg/mL
INHB	83.97	18.22 ~ 311.27	pg/mL

注：INHB：抑制素 B。

初步诊断：① 46，XY 性发育异常（disorders of sex development，DSD）；②部分型雄激素不敏感综合征；③小阴茎；④青春期发育提前；⑤尿道下裂修复术后；⑥双侧隐睾下降固定术后。

治疗经过及转归：门诊给予十一酸睾酮 80 mg po bid，来曲唑 1.25 mg po qd；双氢睾酮软膏阴茎外抹。患者已 12 岁，骨龄 14 岁，至 2019 年 4 月 20 日复查：患者阴茎牵拉长度为 5 cm，用药效果不理想，建议阴茎再造。

病例分析

回顾该患者的就诊过程，该患者发病早，但临床少见，导致早期未能确诊，延误了治疗，现患者 12 岁，但骨龄 14 岁，加之阴茎海绵体发育不良，现加用十一酸睾酮 80 mg po bid、来曲唑 1.25 mg po qd、双氢睾酮软膏阴茎外抹治疗效果欠佳，患者阴茎再发育至正常概率小，治疗建议行阴茎再造术，以后以维持睾酮水平、男性第二性征为主，乳腺增生再观察等待，视观察结果决定是否手术。

雄激素不敏感综合征是由于雄激素受体基因（*AR*）异常导致雄激素受体活性减弱，靶器官对雄激素无应答，出现不同程度男性化不全的一种 X 连锁隐性遗传病。

1. 病因及发病机制

雄激素必须通过雄激素受体才能起作用。雄激素受体是一种配基（雄激素）依赖性转录因子，与糖皮质激素、盐皮质激素、孕激素、雌激素、维生素 D_3 和甲状腺素等受体同属一类，有类似的结构。雄激素受体是一种对雄激素有高亲和力的结合蛋白，通过诱导靶基因的转录，而介导睾酮和双氢睾酮的生理效应。游离的雄激素受体主要在胞浆，大部分在核周区，主要是在内质网和高尔基体上。雄激素能引起雄激素受体快速和完全地向细胞核内转移。雄激素与受体形成激活的雄激素 – 受体复合物后，通过雄激素受体的 DNA 结合区与雄激素靶基因附近的雄激素反应元件结合，在靠近转录起始点处形成稳定的前起始复合物，从而促使 RNA 聚合酶 II 的有效转录启动，并与其他转录因子一起通过蛋白质间的相互作用而调节转录。雄激素受体蛋白分子量为 110 ～ 114 kDa，由 910 ～ 919 个氨基酸组成。由 N- 末端、DNA 结合和甾体结合三个功能结构域组成，它们分别有其独特结构与功能。

（1）N- 末端结构域：又称转录激活区，对靶基因的转录起关键作用，是与其他甾体受体差异最大的区域，因此也可能是雄激素受体抗原决定簇区。该结构域大片段变异，对受体与激素的结合影响不大，但不能诱导转录相关酶，极大地影响转录活性。

（2）DNA 结合结构域：含有 2 个锌指结构，这 2 个锌指结构是甾体受体共有的重要结构，它决定雄激素受体与靶基因 DNA 作用的特异性。第一个锌指结构与特异识别激素反应元件有关，激素反应元件位于基因组 DNA 中邻近靶基因的部位。第二个锌指结构富含碱性氨基酸，通过与 DNA 磷酸骨架接触而对稳定 DNA 受体蛋白质起重要作用。激素 – 受体复合物以受体的 DNA 结合结构域识别并与激素反应元件结合后，可刺激转录起始点附近形成起始前复合物并稳定该复合物，从而启动靶基因的转录。该区域是甾体受体中最保守的区域，与糖皮质激素、盐皮质激素、孕激素受体有 80% 的相同序列。

（3）甾体结合结构域：位于蛋白质的 C - 末端，受体在此区域与配基接触、亲和。该区域 5'端尚包括一铰链区，含有雄激素受体核定位信号的大部分信息，该信号在甾体激素受体中高度保守，通过该信号引导受体从胞浆进入细胞核内。雄激素与雄激素受体结合是受体激活的前提，该区域的丢失与变异将导致受体无法与雄激素结合。根据雄激素不敏感综合征中雄激素受体的结合力，可以将雄激素不敏感综合征分为 4 类：①受体结合阴性：即缺乏与雄激素的特异性结合，常导致完全型雄激素不敏感综合征。②受体结合下降：即结合的质量正常而受体数量减少，常引起临床不完全型雄激素不敏感综合征。③受体结合质量异常，常引起临床不完全型雄激素不敏感综合征，包括：A. 热不稳定性；B. 受体水平的上调节缺陷；C. 配基与受体的解离加速；D. 对配基结合的特异性下降。④受体结合阳性：即受体结合未发现异常，占雄激素不敏感综合征的 1/10 ～ 1/3。临床可有完全型或不完全型雄激素不敏感综合征。绝大多数是甾体结合结构域以外的突变，如编码 DNA 结合结构域的外显子 2 ～ 3 区域的氨基酸密码突变而导致氨基酸的替换或部分氨基酸缺失。DNA 结合结构域或 N- 末端结构域区域突变的受体，对激素的亲和力可以正常，但却不能刺激靶基因足够的活化。AIS 是在性发育全过程中由于雄激素受体编码基因突变导致细胞组织对雄激素不应答或部分应答，从而使生殖器发育畸形。患者染色体核型为 46，XY，通常使胚胎性腺发育成睾丸并分泌雄激素，男性胎儿于第 9 周时睾丸 Leydig 细胞开始分泌睾酮并刺激 wolffian 管的 AR 受体应答，使其向附睾、输精管及精囊发育。而睾丸 Sertoli 细胞分泌的抗苗勒管抑制因子（AMH）则抑制苗勒管进一步发育为输卵管、子宫及阴道的上部。同时睾酮会在 5α- 还原酶的作用下形成活性更强的双氢睾酮，刺激尿生殖窦的 AR 受体应答，进一步形成正常的男性外生殖器。因此，AIS 通常表现为 Wolffian 管发育不良及外生殖器程度不同的男性化不全。AIS 为 X 连锁隐性遗传，对于女性携带者而言，其 46，XY 后代中患病的概率为 1/246，46，XX 后代中 1/2 为携带者。在遗传性别为男性的患儿中发病率为 1/99 000 ～ 1/20 000。

2. 临床分型

根据受体敏感程度的差异，临床上分为完全型 AIS（CAIS）、部分型 AIS（PAIS）和轻型 AIS（MAIS）。

（1）CAIS 为 AIS 一种极端表型，是由于 AR 受体完全失活，表现为外生殖器正常女性表型。其临床特点有：①有女性习惯、呈女性体形和女性脂肪分布；某些病例呈类无睾体型，四肢长，手脚大。②有正常女性乳房，常伴过度发育倾向，但乳头发育有时呈青少年型。③往往伴腋毛和阴毛缺如，头发呈正常女性分布且无脱发，无胡须。④呈女性外阴，但阴唇尤其小阴唇可能发育不良，阴蒂发育正常或细小，阴道呈盲管状，但通常足以进行性生活。⑤女性内生殖器缺如，但有时可见始基子宫或其类似物及输卵管（临床观察发现约 1/3 的 CAIS 患者苗勒管退化不全。发生机制不明，可能因雄激素受体参与苗勒管抑制因子作用所致）。睾丸在腹腔或腹股沟内。⑥性腺为未下降之睾丸，含有大量无生精功能的曲细精管，常伴间质细胞增生，并常见管状腺瘤，在少数病例中可见大量纤维基质。⑦激素测定发现睾丸产生雄激素和雌激素，卵泡刺激素和黄体生成素在有些病例中升高。本例患者符合上述临床及病理特点，故诊断为雄激素不敏感综合征（完全型）。

（2）PAIS 界定范围广泛，受 AR 受体残存功能的影响临床表型差异极大，外生殖器可出现完全女性表型、大阴唇融合、间性外生殖器、尿道下裂和小阴茎等一系列异常表象，睾丸可出现在下降路线上的任意位置。青春期后外生殖器会出现不同程度男性化，而乳房发育程度与受体不敏感程度呈正相关。有数据显示青春期时 PAIS 血清促黄体生成素、睾酮、性激素结合球蛋白及雌二醇均显著性增高，而促卵泡激素升高则不显著，可在正常范围内。

（3）MAIS 为 AIS 另一极端表型，目前认为不伴有外生殖器的异常，仅表现为不育、少精症或阴毛稀疏等。幼年通常不影响正常生活，故儿童期鲜有报道。成年后可普遍出现阳痿及男子乳房女性化表现。

3. 诊断

明确诊断 AIS 并准确分型是提供最佳治疗与咨询的基础，对于性别选择、手术方式、手术时间、肿瘤发生率和性心理健康是至关重要的。目前常用的诊断标准：①染色体核型为 46，XY，性腺为睾丸；②临床表现为不同程度的男性化不全；③睾酮和（或）双氢睾酮高于或处于正常水平；④影像学检查或性腺组织活检未发现子宫、

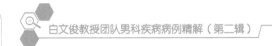

卵巢、输精管等苗勒管结构；⑤青春期后毛发生长稀疏并伴不同程度乳房女性化；⑥排除其他引起男性假两性畸形疾病。满足以上雄激素不敏感的临床特点后，结合 AR 基因检测阳性可诊断。基因检测是可靠的诊断依据。

4. 鉴别诊断

（1）Swyer 综合征：病因十分复杂，通常被认为与睾丸决定因子 SRY 有关，但有 10% ～ 15% 的 Swyer 综合征检测到了 SRY 基因异常。由于睾丸决定因子的异常，导致患者染色体核型虽为 46，XY，但原始性腺不能分化成睾丸，苗勒管因 Sertoli 细胞不能分泌，AMH 发育为子宫。该婴幼儿患者表现为完全女性表型，条索状性腺结构不易分辨，易与婴幼儿 CAIS 患者混淆，青春期后 Swyer 综合征患者常以原发性闭经就诊，也易与青少年 CAIS 患者相混淆。但与 CAIS 不同的是，影像学检查或性腺活检可见子宫影或条索性腺，内分泌检查促激素水平明显升高，雌二醇偏低，hCG 刺激试验睾酮反应不佳及青春期后第二性征发育不全。但仅靠临床特征诊断鉴别是不够的，对青春期前基因检测阴性的 CAIS 应保持怀疑，并需定期行盆腔 B 超或 MRI 检查。

（2）5α- 还原酶缺乏症（5α-RD）：是 46，XY DSD 的主要病因之一。5α- 还原酶 2 主要集中表达于生殖系统中，作用是将睾酮转化为与雄激素受体结合力更强的双氢睾酮。双氢睾酮能使尿道闭合，达到阴茎顶端，阴唇皱褶融合为阴囊及促进胎儿期阴茎的增长。当编码 5α- 还原酶的 SRD5A2 基因发生突变，酶活性丧失，上游产物（睾酮）堆积，下游产物（双氢睾酮）缺乏，导致患者外生殖器男性化不全，以阴茎阴囊型尿道下裂为多见，严重者也可表现近 1/3 的 CAIS 患者苗勒管退化不全。发生机制不明，可能与雄激素受体参与苗勒管抑制后表型倾向女性而按女孩抚养有关，在婴幼儿期时极易与 AIS 相混淆。Marta Berra 研究显示 28% 的临床诊断 PAIS 患者被证实为 5α-RD。青春期前切除性腺的女性患者则更不易与 CAIS 鉴别。故临床考虑 AIS，但 AR 基因阴性的患者需进行 SRD5A2 基因检测加以鉴别。通常诊断 5α-RD 时依据基线或 hCG 刺激后双氢睾酮或睾酮/双氢睾酮。但是临床上该比率出现临界值或假阴性的情况较常见。有研究显示 5α-RD SRD5A2 基因突变的阳性率达 95% ～ 100%。并提倡将 SRD5A2 基因检测作为首选检查。

（3）苗勒管永存综合征（persistent Müllerian duct syndrome，PMDS）：是一种罕见的假两性畸形，目前认为是由于编码抗苗勒管激素（anti-Müllerian hormone，AMH）基因或 AMH 受体基因（AMHR）突变引起的苗勒管结构（即子宫、输卵管和上半部阴道）退化不全伴有正常男性化和 46，XY 基因型。临床表现基于内生殖器解剖分为男性型和女性型，两者睾丸功能均良好。男性型常表现为单侧腹股沟子宫疝或单侧睾丸位置异常；女性型表现为双侧隐睾，多位于盆腔内，且盆腔内有子宫和输卵管结构。因苗勒管多呈幼稚子宫样，B 超不能探查时易与 PAIS 相混淆。血清 AMH 测定正常有助于诊断本病，尤其是婴儿期。因为 AMH 浓度高峰出现在 2 岁以前，青春期后则维持在很低水平。但对于 AMHR 不敏感的患者血清 AMH 水平可同正常人。故对于该病特别是 2 岁患者，还需进行基因检测以确诊，约 85% 的患者可发现 AMH 或 AMHR 基因异常，诊断率较高。

（4）17β- 羟基类固醇脱氢酶缺乏症（17β-HSD）：17β-HSD 与 5α-RD 病因相似，是因 HSDl7B3 基因缺陷导致 17β- 羟基类固醇脱氢酶活性降低，雄烯二酮转化为睾酮障碍的一类常染色体隐性遗传病。不同程度的睾酮合成障碍导致该病临床可表现为女性至男性化不足等。诊断主要依靠睾酮／雄烯二酮比值降低，hCG 刺激试验后结合特异性基因的结果更准确，因其同工酶 5 型也有一部分还原酶的能力，17β-HSD 可有一定量睾酮的合成，可出现正常的附睾、输精管、男性的声音及阴毛、腋毛生长，临床上可与 CAIS 进行鉴别。但当部分患者无法与 PAIS 区分时基因检测是有效的鉴别手段。

5. 治疗

AIS 治疗和预后管理应依赖多学科合作，包括内分泌科、妇科、泌尿外科、心理科等。治疗包括决定性别取向、外生殖器整形手术、性激素替代治疗、心理治疗等多个方面。早期确诊对患者的生理、心理及家庭极为重要，同时也为性别选择争取了时间，创造了条件。

（1）性别选择：性别选择是 AIS 治疗的核心，性别的认定是一个非常复杂的过程，不仅受心理因素影响，还与性激素及性连锁基因功能有关。早期人们认为心理性别只取决于养育方式、社会环境、自我学习及个人选择等，现有证据表明性激素对心理性别分化的影响远大于社会环境因素。胎儿期睾丸产生的睾酮对围生期胎儿大脑不可逆的男性化起主要作用。CAIS 的患儿通常按女孩抚养，脑内受体抵抗使其极少受到睾酮影响，与心理研究结果相符，CAIS 患者心理似正常女性，大多数认同女性性别并满意目前性生活状态。相比而言 PAIS 患者则会有不同程度的男性化倾向。Mattila 等以青少年和成人性别认定障碍问卷（GIDYQ-AA）进行的性别认定及角色定位研究发现，CAIS 患者比正常女性更易出现同性恋倾向，而性别量表（BSRI）指数显示 CAIS 的女性气质（BSRI-F）和男子气概指标（BSRI-M）均高于其他类型 DSD，这表明无论是 CAIS 或 PAIS，都具有"两性"性或"兼"性。因此，性别抉择是一大难题，一些患者具备足够自我认知能力后仍不知如何选择性别，而拒绝进行外科手术治疗。Meyer-Bahlburg 提出性别认定应基于生殖潜能、性功能、最简便的医疗处理、合适的性别外观、稳定的性别认同感和健康的性心理。其中最重要的是个体的自我期望，因此，慎重决定是否进行早期性腺或外生殖器矫形手术，并咨询有经验的医疗团队及长期进行心理辅导是十分重要的。

（2）性腺处理及激素治疗

①性腺处理：AIS 无论选择男性或女性，都建议尽可能保留性腺组织。存留的性腺一般能够保证青春期发育及骨骼健康，还为可能出现的性别转换提供机会。CAIS 女性患者因其性腺恶变率＜1%，建议 20 岁后再进行性腺切除术。

②外生殖器重建：大多数 CAIS 患者阴道接近于正常女性，不提倡积极进行阴道延长手术，部分行阴道扩张即可；如患者阴道较短或呈浅凹状，则必须重建阴道以满足其性生活与心理发育需要。重建的方式有：阴道扩张术及阴道成形术。PAIS 患者如果充分考虑后选择性别为女性，应尽早进行性腺切除术防止进一步男性化，并可以通过阴蒂缩短术及阴道成形术来改善外生殖器外观及功能。PAIS 选择男性性别的患者需要进行睾丸固定术及尿道下裂修补术，严重者还需进行多期手术并且术后可能出现尿漏、排尿困难和射精困难等并发症的风险。术前准确的睾丸定位是制订手术方案的关键，B 超定位阴囊和腹股沟区睾丸较敏感。MR 也是较为有效的睾丸定位手段。

③激素替代治疗：CAIS 及 PAIS 患者需要于青春期前或中后期进行性腺切除术，需要使用激素替代治疗来诱导青春期或维持第二性征，抑制促性腺激素过度分泌，优化骨骼健康，促进身心健康。

白文俊教授点评

  雄激素不敏感综合征是 X 连锁遗传病，患儿在胚胎期由于雄激素受体缺陷而引起的一种男性表型异常综合征。AIS 因受体缺陷程度不同临床表现不同，此例表现为尿道下裂、隐睾和小阴茎，结合基因检测诊断为部分性雄激素不敏感综合征。治疗目标主要是改善性征、维持性功能和生育功能（可能时），包括隐睾下降固定、尿道矫形修补和增加阴茎体积（长度及粗度）。阴茎体积的提升困难较大，可以尝试大剂量睾酮口服或肌内注射，双氢睾酮外敷，同时使用来曲唑延缓骨龄发育，治疗半年效果不理想者可选择阴茎再造。成年后的生育问题根据生精状况而定，无精子症者可以选择睾丸显微取精 +ICSI，建议遗传学检测和咨询。

参考文献

1. 郭应禄，胡礼泉 . 男科学 . 北京：人民卫生出版社，2004：1418-1430.

2. 廖二元 . 内分泌代谢病学 . 3 版 . 北京：人民卫生出版社，2012：1854-1862.

3. 白文俊 . 白文俊教授团队男科疾病病例精解 . 北京：科学技术文献出版社，2018：13-26.

4. 花克涵，杨磊，张晓威，等 . 完全性雄激素不敏感综合征合并膀胱瘘 1 例报道及文献回顾 . 北京大学学报（医学版），2017，49（4）：724-729.

5. 贺静，章锦曼，齐书武，等 . 雄激素不敏感综合征家系遗传学分析与产前诊断 . 中国实用妇科与产科杂志，2017，33（06）：622-625.

6. AYLA GÜVEN，FATMA DURSUN，SEYMA ÖZKANLI，et al. Complete androgen insensitivity syndrome and discordant Müllerian remnants：two cases with novel mutation in the androgen receptor. J Pediatr Endocrinol Metab，2013，26（9-10）：909-914.

7. MOHAN S，KAPOOR G，RAMAN D K. Partial androgen insensitivity syndrome：a diagnostic and therapeutic dilemma. Med J Armed Forces India，2011，67（4）：382-384.

8. LIMA M，LIBRI M，MORABITO A，et al. Antenatal diagnosis and early laparoscopic treatment of a rare variation of androgen-insensitivity syndrome. Eur J Pediatr Surg，2001，11（6）：422-424.

9. BARON J. Classical and incomplete androgen insensitivity syndromes. Ginekol Pol，1994，65（7）：377-386.

（邵　涛）

007　空泡蝶鞍综合征

病历摘要

患者，男性，19 岁。主诉：第二性征发育迟缓 5 年。该患者 5 年前开始发现自己阴毛、阴茎发育迟缓，同时伴有身高增长缓慢，至今身高及外生殖器大小、阴毛发育程度均明显低于同龄人。因性发育迟缓，自卑心理严重，不愿与他人交往。患者为诊治来我院就诊。患者于病程中无明显头疼及视野缺损，自幼无头部外伤史，无激素使用史，父母务农，非近亲结婚。

体格检查：身高 153 cm，体重 46 kg，呈小儿面容，无胡须，喉结无明显突出，无明显乳腺发育，阴囊皮肤色泽浅，睾丸略小，双侧体积各 10 mL。阴茎牵拉长度 7 cm，近阴茎根部可见稀疏阴毛生长，较短，P2G2。

辅助检查：激素检查结果如表 1-10 所示。骨龄片报告提示 14 岁（图 1-3）。核磁共振报告提示空泡蝶鞍（图 1-4）。

表 1-10 激素检查结果

检验项目	检验结果	参考范围	单位
PRL	9.09	2.64 ～ 13.13	ng/mL
FSH	1.68	1.27 ～ 19.26	IU/L
LH	0.1 ↓	1.7 ～ 8.62	IU/L
T	0.18 ↓	1.85 ～ 7.81	ng/mL
E_2	40	20 ～ 47	pg/mL
FT_3	4.3	3.50 ～ 6.50	pmol/L
FT_4	10.60	11.50 ～ 22.70	pmol/L
TSH	3.98	0.55 ～ 4.78	mIU/L
FC（8：00）?	54.52 ↓	171 ～ 607	nmol/L
FC（16：00）?	52.36 ↓	83 ～ 414	nmol/L
hCG	＜ 30	30 ～ 2470	pg/mL

注：PRL：催乳素；FSH：促卵泡刺激素；LH：促黄体生成素；T：睾酮；E_2：雌二醇；FT_3：游离三碘甲状腺原氨酸；FT_4：游离四碘甲状腺原氨酸；TSH：促甲状腺激素；FC：皮质醇；hCG：人绒毛膜促性腺激素。

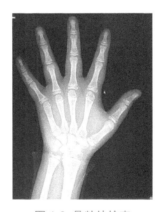

图 1-3 骨龄片检查

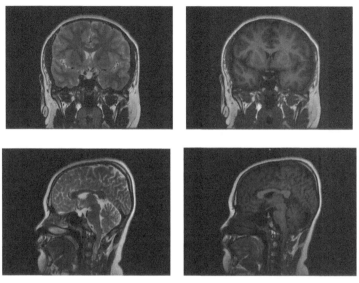

图 1-4　核磁共振

　　该患者就诊时年龄 19 岁，因第二性征发育迟缓 5 年来诊。患者 5 年前开始发现自己阴毛、阴茎发育迟缓，同时伴有身高增长缓慢，至今身高及外生殖器大小、阴毛发育程度均明显低于同龄人。后详细追问病史患者为何 19 岁才来就诊，家属描述近 5 年来患儿视力弱，5 年来一直治疗视力，忽视了性发育问题。

　　病史解读：空泡蝶鞍综合征临床表现多样，可有视力障碍，因此极易误诊、漏诊。该患儿因视力障碍容易引起重视，就诊于沈阳某医院眼科，可能眼科医生缺乏对空泡蝶鞍综合征这个疾病的认识，故只治疗视力，而没有发现原发病。

　　体检解读：该患者身高、体重均较同龄人低，睾丸体积小，阴茎牵拉长度 7 cm，可见稀疏阴毛生长，说明该患青春期已经启动，启动标志是睾丸发育，该患者睾丸发育不良，阴茎发育不良，喉结未突出，但有阴毛生长，考虑青春期发育停滞在 G2 期。因该患者就诊时考虑不周，血压及电解质未做检测，这是经验不足所致。

诊断：①空泡蝶鞍综合征；②继发性性腺功能减退症，青春期发育延迟；③肾上腺皮质功能减退症？

治疗：①建议应用生长激素促进患者身高生长，争取达到同龄平均水平；②延期促性成熟治疗，待身高达到理想水平后，皮下注射绒促性素 2000 U 一周 2 次、皮下注射尿促性素 75 U，一周 2 次；③定期复查身高、体重、性征发育及相关检验 [胰岛素样生长因子 -1（insulin like growth factor-1，IGF-1）、性激素、血液生化]；④每半年查精液常规 1 次，及早婚育；⑤同时内分泌科会诊。

病例分析

空泡蝶鞍综合征是一种报道较多的疾病，多见于成年人，女性居多，占 80% ～ 90%，尤以中年以上肥胖的多产妇为多见。男性相对少见，而青春期发病的则更少见，其可严重影响患者的生长发育及心理健康。

1. 发病机制

原发性空泡蝶鞍综合征的病因至今尚未完全阐明，可能与以下因素相关：①鞍隔的先天性解剖变异：鞍隔不完整或缺如，在搏动性脑脊液压力持续作用下使蛛网膜下腔疝入鞍内，以致蝶鞍扩大，骨质吸收，脱钙，垂体受压萎缩而成扁平状贴于鞍底。②脑脊液压力：即使颅内压正常，也可因鞍隔缺损，正常搏动性脑脊液压力可传入鞍内，引起蝶鞍骨质的改变。Foley 认为慢性颅内压增高造成空泡蝶鞍的可能性最大。③鞍区的蛛网膜粘连：是本病发生的重要因素之一，可能因鞍区局部粘连使脑脊液引流不畅，即在正常的脑脊液搏动性压力作用下，冲击鞍隔，逐渐使其下陷、变薄、开放，待鞍隔开放（缺损）达一定程度后，蛛网膜下腔及第三脑室的前下部可疝入鞍。④内分泌因素：在妊娠期垂体呈生理性肥大，可增大 2 ~ 3 倍，多胎妊娠时垂体继续增大，妊娠中垂体变化有可能把鞍隔孔及垂体窝撑大，于分娩后哺乳期垂体逐渐回缩，使鞍隔孔及垂体窝留下较大的空间，有利于蛛网膜下腔疝入鞍内。原发性空泡蝶鞍综合征多见于多胎妊娠的中年妇女，其发病可能与此有关。有内分泌靶腺（性腺、甲状腺、肾上腺）功能减退或衰竭者垂体可增生肥大，用相应靶腺激素替代治疗后，可使增生的垂体回缩，从而产生空泡蝶鞍（对于男科临床高促性腺激素性性腺功能减退的患者应用外源性睾酮后应注意定期复查有无垂体萎缩）。⑤垂体病变：因垂体供血不足而引起垂体梗死而致本病。垂体瘤或颅咽管瘤发生囊性变，此囊可破裂与蛛网膜下腔交通而致空泡蝶鞍。此外，垂体瘤自发变性坏死可致鞍旁粘连或引起蛛网膜下腔疝入鞍内。

2. 临床表现

国内报道的原发性空泡蝶鞍综合征中男性略多于女性，年龄在 15 ~ 63 岁，以 35 岁以上者居多，常见有头痛、肥胖、视力减退和视野缺损，伴颅压增高，少数患者有内分泌失调，以性功能减退为主。也有出现下丘脑综合征者。

3. 鉴别诊断

需除外垂体肿瘤等引起的慢性颅压增高症及垂体组织破坏，继发垂体功能减退。空蝶鞍平片的 X 线表现很容易与鞍内肿瘤或慢性颅内压增高引起的蝶鞍扩大相混淆。鞍内肿瘤蝶鞍扩大伴变形，呈杯形、球形或扁平形，鞍结节前移，鞍底下陷，鞍背后竖，故典型的鞍内肿瘤不难与本病区别，部分球形扩大的病例则鉴别较难；慢性颅内压增高引起的蝶鞍扩大，常伴骨质吸收，亦难与本病区别，最后需经 CT 及核磁共振等检查确诊。

4. 治疗

视病因及症状而定，轻症患者无需治疗，内科治疗包括对症处理及激素替代治疗。该患者诊断明确，因骨龄为 14 岁，考虑疾病发病于 14 周岁前可能性大，机制可能与鞍隔的先天性变异有关。该患者垂体萎缩而没有出现嗅觉障碍与下丘脑发育正常有关，仅是垂体萎缩，与垂体相关的激素水平低下有关，但该患者泌乳素、促甲状腺素、卵泡生成素等都在正常范围，说明仍有残存的垂体功能，但黄体生成素、生长素水平低于正常水平。如果骨龄大于 15 岁，则有必要应用生长激素，但该患者骨龄 14 岁，身高 153 cm，因骨龄比较小，治疗时用生长激素促进身高生长是否有必要、单纯应用绒促性素和尿促性素后身高是否也能发育到正常人平均身高水平有待观察，需要在治疗过程中密切随访。其他激素治疗可请内分泌科会诊，如是否服用优甲乐及肾上腺激素的外源性补充治疗。

新冠肺炎期间该患者未应用绒促性素及尿促性素两月余，睾酮水平下降，考虑待身高达到正常水平后外源性补充睾酮治疗。

白文俊教授点评

从检验结果看，患者的发育异常可能与空泡蝶鞍综合征相关。该患者骨龄只有 14 岁，表明疾病导致生长发育和性成熟发育严重滞后，考虑到患者实际年龄已达 19 岁，首先考虑使用生长激素促生长，力争使其身高达到同龄平均水平，然后使用促性腺激素促进睾丸及第二性征发育，为结婚生育做准备。同时可请内分泌科会诊，治疗肾上腺皮质功能减退。因 E_2 水平很低，芳香化酶抑制剂（如来曲唑）不能发挥延迟骨龄闭合的作用，不必使用。

笔记

参考文献

1. 魏宝玉. 儿童空泡蝶鞍综合征 1 例. 延边大学医学学报, 2009, 32 (4)：290.

2. 马伟虎, 陈晓青. 以生长障碍首诊的儿童空泡蝶鞍 4 例并文献复习. 临床荟萃, 2012, 27 (13)：1176-1177.

（李志超　李　剑）

008　生长激素瘤术后垂体功能减退症

病历摘要

患者，男性，59 岁。7 年前因"额纹深、眉弓突出、手指短粗"就诊于北京某医院，检查垂体 MR：垂体大腺瘤 1.6 cm×1.3 cm，生长激素（growth hormone，GH）升高，结合典型临床表现及辅助检查诊断为垂体生长激素瘤，遂行经蝶窦显微外科垂体瘤切除术，术后 2 周复查 GH 下降，后于另一医院行伽马刀放疗一次。2 年前患者因疲乏无力、胸闷气短、头晕就诊于内分泌科，检查皮质醇及甲状腺素下降，睾酮为零，内分泌科给予优甲乐 25 μg qd，泼尼松 5 mg qd 维持治疗。

既往史：睡眠呼吸暂停综合征病史 24 年，行双下鼻甲部分切除术及双侧扁桃体切除术，糖尿病 15 年，口服二甲双胍及拜糖平治疗。

体格检查：身高 172 cm，体重 92 kg，四肢及耳鼻粗大，手指增粗，P5G5，双侧睾丸 25 mL，SPL 15 cm，包皮过长，双侧附睾及输精管未触及异常。

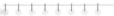

辅助检查：实验室检查结果如 1-11 所示。

表 1-11 实验室检查结果

检查项目	检测日期	检验结果	参考范围	单位
GH	2012.6	8.762 ↑	0.003 ~ 0.971	ng/mL
GH	2012.7	2.703	0.003 ~ 0.971	ng/mL
Cor（8 AM）	2012.6	6.95	6.70 ~ 22.60	μg/dL
T	2017.5	0 ↓	6.07 ~ 27.10	nmol/L
FT_3	2017.5	3.28 ↓	3.50 ~ 6.50	pmol/L
TSH	2017.5	0.665	0.550 ~ 4.780	μIU/mL
Cor（8 AM）	2017.5	3.53	6.70 ~ 22.60	μg/dL
TSH	2018.9	0.371 ↓	0.550 ~ 4.780	μIU/mL
FT	2018.9	9.31 ↓	11.45 ~ 21.37	pmol/L
FT_3	2018.9	3.37 ↓	3.50 ~ 6.50	pmol/L
ACTH（8 AM）	2018.9	20.3	7.2 ~ 63.3	pg/mL
Cor（8 AM）	2018.9	2.63	6.70 ~ 22.60	μg/dL
Cor（4 PM）	2018.9	1.44	0 ~ 10.00	μg/dL
Cor（0 点）	2018.9	0.59	0 ~ 10.00	μg/dL
GH	2018.9	0.329	0.003 ~ 0.971	ng/mL
Cor（8 AM）	2019.5	8.52	6.70 ~ 22.60	μg/dL
T	2019.5	6.96	6.07 ~ 27.10	nmol/L
FT	2019.5	9.31	11.45 ~ 21.37	pmol/L

诊断：①垂体生长激素瘤术后；②甲状腺功能低下；③男性性腺功能低下；④肾上腺功能低下。

治疗：十一酸睾酮 80 mg bid 早晚餐中，强的松 7.5 mg qd，优甲乐 50 μg qd。

随访：6 个月后随访患者精神、体力、精力及食欲良好，复查性激素、甲状腺素、肾上腺激素水平正常。

📋 病例分析

激素型垂体腺瘤是一类非常典型的功能性垂体腺瘤，该肿瘤会引起生长激素异常分泌，青春期骨骺未闭合之前发病，表现为巨人症；成年后发病者表现鼻体肥大、嘴唇肥厚、耳郭变大、前额隆起、下颌突出、舌体肥大、手足粗大、夜间伴有严重的鼾症或呼吸困难。肿瘤增大出现周围神经压迫症状，表现为头痛、眼痛、视力下降、视野缺损、海绵窦综合征、下丘脑综合征等。垂体生长激素腺瘤除了上述症状，还会造成心脑血管、呼吸系统及恶性肿瘤发病率增高。肢端肥大症起病隐匿，进展缓慢，患者就诊时往往已达数年或更长，过度分泌的 GH 可导致骨、软骨、软组织过度增生，出现鼻大、唇厚、眉弓突出、前额隆起等特征性面貌。

该患者有典型的肢端肥大表现，结合生长激素及垂体 MR 检查确诊为垂体生长激素瘤。垂体生长激素功能性肿瘤一经确诊，首选手术治疗。该患者选择经蝶窦显微垂体瘤切除术，术后肿瘤功能残存，行伽马刀放疗，后逐渐出现疲乏无力、胸闷气短、头晕等症状，考虑为迟发型垂体功能低下，包括性腺轴、甲状腺轴和肾上腺轴功能减退，全垂体功能减退治疗原则同垂体柄阻断综合征，补充性激素、甲状腺素和皮质醇，维持正常内分泌激素水平，注意首选纠正皮质醇不足，1～2 周后再补充甲状腺素，避免高代谢诱发肾上腺危象。

激素不足常表现为疲劳乏力、食欲不振、反应迟钝、腹胀便秘、畏寒怕冷、胸闷气短、头晕嗜睡、性欲减退、低血糖、虚弱或体重下降等；甲状腺激素补充过多表现为食欲亢进、体质消瘦、紧张易怒、手部震颤、心动过速、燥热多汗，皮质醇补充过多表现为向心性肥胖、满月脸、水牛背、多血质外貌、皮肤紫纹、高血压等。

垂体腺瘤 90% 以上是良性肿瘤，起病隐匿，早期无症状，容易导致治疗延误而引起严重后果。垂体腺瘤分为功能性垂体腺瘤和无功能垂体腺瘤，无功能腺瘤发病率为 20% ～ 25%。功能性腺瘤以生长激素、泌乳素腺瘤最为多见，垂体生长激素腺瘤发病率仅次于泌乳素瘤，95% 以上的肢端肥大症都是由分泌 GH 的垂体腺瘤引起。

青春期垂体增大属于正常，可能增大至成年人垂体的 2 ～ 3 倍，常被误诊为垂体异常病变，到了青春后期，垂体恢复到正常形态。正常垂体只有几百毫克重，外科手术或放疗都可能破坏正常垂体，影响儿童生长发育，导致终身遗憾，因而，医生决定垂体手术尤为慎重。

垂体生长激素瘤诊断不难，结合典型临床表现、垂体 MR 和生长激素化验即可确诊。对于基础 GH 2.5 μg/L 的患者，通常以 75 g 无水葡萄糖进行口服葡萄糖耐量试验（oral glucose tolerance test，OGTT），分别在 0、30、60、90、120、180 分钟监测血糖和血 GH 水平，GH < 1 μg/L 判断为正常抑制。

垂体生长激素腺瘤一经确诊，尽早手术治疗，术后联合放疗或药物治疗，药物作为手术后病情未缓解的辅助治疗手段，对于一般情况差不能耐受手术或不接受手术治疗者，可选择生长抑制素药物治疗；放疗仅用于术后病情缓解不全及肿瘤残留或复发的辅助治疗，因 GH 下降缓慢和其他并发症发生，放疗并不作为首选。术后容易发生垂体功能减退，该患者通过手术及放疗，术后出现全垂体功能减退，终身补充皮质醇、甲状腺素和性激素，维持正常生理功能，定期检测垂体功能，调整药物用量，维持正常激素水平。

白文俊教授点评

垂体生长激素腺瘤是较常见的垂体功能性腺瘤，发病率仅次于泌乳素瘤。生长激素瘤常见的表现是生长过快（骨骺闭合前）或肢端肥大（骨骺闭合后），临床诊断并不困难，一旦确诊，即应积极治疗，采用药物或手术治疗，控制生长速率和最终身高，减轻肢端肥大表现，同时也要考虑患者的正常生长需求。垂体生长激素腺瘤术后复发率高，也易发生垂体功能减退，应定期检测各轴激素指标（甲状腺、肾上腺皮质和性腺轴），及时适量补充性激素、甲状腺素和糖皮质激素，维持正常代谢水平，恢复生理功能。

参考文献

1. 宋明强，宋立，王海静，等．中国异位垂体瘤发生状况及特征．中华内分泌外科杂志，2019，13（1）：48-53.

（刘贵中　杨　琳）

009　卡尔曼综合征

病历摘要

患者，男性，37岁，未婚。主诉：嗅觉障碍37年，发现外生殖器发育不良20余年。

现病史：患者自幼即有嗅觉障碍，不能分辨气味。随着年龄增

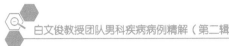

长，身高增长很快，超过大多同龄人，却发现自己阴毛、胡须稀少，外生殖器发育不良，也无明显勃起及性欲，无遗精，多年来却一直未因此就诊。近期体检发现右侧输尿管结石、右肾积水，拟住院手术治疗，遂于 2018 年 9 月 20 日来男科门诊初步诊查后先住院治疗输尿管结石，并行输尿管镜下钬激光碎石术。术后 1 个月康复后，来男科门诊继续诊治。患者平素体健，体力及智力正常，声音略细。

既往史、个人史、家族史：无特殊。

体格检查：身高 193 cm，体重 85 kg，生命体征基本正常。腹部未见异常，双肾区无叩击痛。外生殖器：P3G3，睾丸体积约 12 mL，质地中等，包皮过长，阴茎牵拉长度 5 cm。

实验室及影像学检查：实验室检查结果如表 1-12 所示。左手正位片（2018 年 9 月 20 日）：左手骨质疏松（图 1-5）。

表 1–12 初诊时实验室检查结果

检查日期	检查项目	检查结果	参考值范围	单位
2018.09.20	皮质醇（4PM）	7.75	0 ~ 10.00	μg/dl
	促肾上腺皮质激素（4PM）	26.7	4 ~ 32	pg/mL
2018.09.21	黄体生成素	0.97 ↓	1.24 ~ 8.62	IU/L
	卵泡刺激素	1.041 ↓	1.27 ~ 19.26	IU/L
	睾酮	2.99 ↓	6.07 ~ 27.10	nmol/L
	泌乳素	4.31	2.64 ~ 13.13	ng/mL
	游离甲状腺素	21.63	11.45 ~ 23.17	pmol/L
	游离三碘甲状腺原氨酸	5.26	成人 3.5 ~ 6.5	pmol/L
	三碘甲状腺原氨酸	115.23	成人 60 ~ 180	ng/dL
	甲状腺素	11.10	3.2 ~ 12.6	μg/dL
	促甲状腺素	1.273	成人 0.55 ~ 4.78	uIU/mL

续表

检查日期	检查项目	检查结果	参考值范围	单位
2018.09.22	血清钾	4.14	3.50 ~ 5.30	mmol/L
	血清钠	142.4	137.0 ~ 147.0	mmol/L
	血清氯	106.9	99.0 ~ 110.0	mmol/L
	血清总二氧化碳	25.4	22.0 ~ 29.0	mmol/L

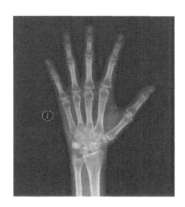

图 1-5　左手正位片

垂体及鞍区 MR 平扫（2018 年 9 月 20 日）：垂体高 3 ~ 4 mm，垂体柄纤细，鞍底稍下陷，垂体窝稍扩大；垂体信号尚均匀；视交叉清晰，信号均匀；余脑内未见明显异常信号，脑室未见扩大，中线结构居中；扫及双侧上颌窦黏膜增厚，可见类圆形长 T_2 信号（图 1-6）。影像学结论：垂体变薄，请结合临床。双侧上颌窦炎；双侧上颌窦囊肿可能。

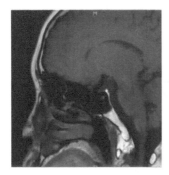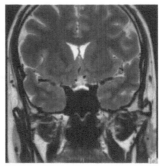

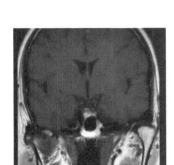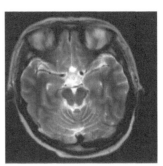

图 1-6　垂体及鞍区 MR 平扫

诊断：卡尔曼综合征。

治疗计划：患者输尿管结石治愈后，于 2018 年 11 月 21 日来男科门诊复诊，予以应用：①注射用尿促性素 75 单位，肌内注射，2 次 / 周；②注射用绒促性素 2000 单位，肌内注射，2 次 / 周；③十一酸睾酮软胶丸（安特尔）80 mg，口服，2 次 / 日。嘱每月来复诊。

治疗经过及转归：2018 年 12 月 28 日复诊，体检胡须及阴毛有所增加；阴茎有增大，牵拉长度达 8.5 cm；睾丸体积略有增加；血清睾酮 16.52 nmol/L（参考范围：6.07 ～ 27.10 nmol/L）。遂继续此方案治疗。2019 年 2 月 15 日复诊，睾丸体积约 15 mL，自述夜间有阴茎勃起现象，并常有性冲动，近期手淫过，有少量黏稠精液射出。2019 年 7 月 1 日查睾酮为 18.31 nmol/L。2019 年 7 月 26 日查精液：量 2 mL，精子浓度为 27.66×10^6/mL，PR 47.65%、NP 4.06%。患者经治疗感觉效果良好，对自己有了信心，并有结婚生育想法，只是暂无女朋友，目前已停用"双打"，继续维持十一酸睾酮软胶丸（安特尔）80 mg，口服，2 次 / 日，并定期复诊。

随访：起始 1 个月复诊 1 次，3 个月后可逐渐延迟复诊间隔时间（2 ～ 3 个月 / 次）。主要监测第二性征、睾丸体积、促性腺激素和睾酮变化，必要时检查精液常规。2 年后可半年复诊 1 次，进行常规

笔记

体检 [包括身高、体重、睾丸体积、促性腺激素、睾酮、前列腺超声、血 PSA、血红蛋白和（或）骨龄]。根据检查情况调整药物剂量。如睾丸体积有进行性增大，应停药观察，也要注意下丘脑－垂体－性腺轴功能逆转为正常的可能性。

病例分析

低促性腺激素性性腺功能减退又称继发性性腺功能减退，原发病变是在下丘脑垂体以上。下丘脑 GnRH 缺乏，导致了青春期年龄仍无 GnRH 分泌脉冲出现或脉冲频率和（或）脉冲幅度过低不足以刺激垂体促性腺激素的脉冲分泌，或垂体因为肿瘤、肉芽肿、囊肿或炎症等引起破坏，垂体促性腺激素缺乏，不能兴奋性腺的发育。低促性腺激素性性腺功能减退症患者的性腺解剖结构是正常的，只是由于长期缺乏促性腺激素的兴奋而处于幼稚状态，表现为血清 LH/FSH 及睾酮水平低下，一般通过促性腺激素治疗有可能恢复生育功能。卡尔曼综合征（Kallmann's syndrome，KS）又名先天性性幼稚嗅觉缺失综合征，是特发性低促性腺激素性性腺功能减退症（idiopathic hypogonadotropic hypogonadism，IHH）中最常见的类型。该病由西班牙病理学家 Maestre de San Juan 于 1856 年首次描述，1944 年因美国解剖学家 Kallmann 报道了性腺发育不良合并无嗅球 3 个家系而冠名为 Kallmann 综合征。1950 年，瑞士解剖学家 de Morsier 进一步证实嗅球和嗅束发育不良或缺失与性腺功能减退症相关，其后数年发现性腺功能减退的原因是 GnRH 缺乏。在性腺发育不全中，该病的患病率仅次于克氏综合征，男性患病率为 1/8000，女性为 1/40 000，男性患病率远高于女性。

KS 是 IHH 中最常见也是较特殊的一种类型，主要临床症状为性腺发育不良伴先天性嗅觉缺失或减退，因而该病相应的临床检查主要包括对患者性征的评估、激素水平 [外周血黄体生成素、卵泡刺激素和性激素（睾酮、雌二醇）] 的检查，以及对患者进行嗅觉测试（UPSIT 嗅觉测试、Toyota-Takagi 检测和 Alinamin 检测）或者行头颅磁共振影像学检查其嗅球和嗅沟发育情况。大多数 KS 男性患者因隐睾或阴茎短小、睾丸微小就医，女性患者则多因乳腺发育不良或原发性闭经就医，而嗅觉减退或缺失的表征通常是医生进一步询问病史和相关嗅觉功能检测而得知。临床一般通过查体，检测 LH、FSH、T 等来评估男性性腺功能和初步诊断。近年来，有学者发现 KS 男性患者中胰岛素样因子 3 水平显著升高，且与检测睾酮水平相比，胰岛素样因子 3 水平能更敏感地反映 KS 男性患者性腺功能减退的程度。

　　KS 是具有多种遗传方式的多基因遗传病，该病有很强的临床表型异质性和遗传异质性。本征是先天性疾病，染色体核型为 46，XY，病因可能是常染色体显性、隐性或 X 连锁遗传。这种患者同时携带几个基因突变，很可能是由于这些基因突变单个作用致病性不够强，甚至不足以导致疾病的发生，需要几个基因同时突变，在这些基因的协同作用下导致疾病的发生。有关 IHH 发病机制的研究认为，KS 的发病主要是那些突变的基因在胚胎早期阻断了 GnRH 神经元的发育和迁移；而引起无嗅觉障碍的 IHH 的那些突变基因则是干扰了正常分泌 GnRH 的神经内分泌生理或者是 GnRH 对垂体的作用。最近的文献显示，已经发现并较明确的有关 IHH 的致病突变基因有36 种，其中和 KS 相关的达 20 种，同时与 KS 和无嗅觉障碍的 IHH 相关的有 13 种，因此，这里有一大部分基因被认为是重叠基因，在 KS 和 IHH 病例中均可检出（图 1-7）。不过，目前所报道的相关基因突变仅能解释其致病原因的 30% 左右，仍有 70% 的致病基因和相关致病机制未知。

Gene	Description	Chromosome	Function	Phenotype
KAL1	Kallmann 1	chrXp22.31	Neurodevelopmental	KS
NSMF	NMDA receptor synaptonuclear signaling and neuronal migration factor	chr9q34.3	Neurodevelopmental	KS and nIHH
FGFR1	Fibroblast growth factor receptor 1	chr8p11.23	Neurodevelopmental	KS and nIHH
FGF8	Fibroblast growth factor 8	chr10q24.32	Neurodevelopmental	KS, nIHH and AHH
FGF17	Fibroblast growth factor 17	chr8p21.3	Neurodevelopmental	KS and nIHH
IL17RD	Interleukin 17 receptor D	chr3p14.3	Neurodevelopmental	KS
DUSP6	Dual specificity phosphate 6	chr12q21.33	Neurodevelopmental	KS and nIHH
SPRY4	Sprouty drosophila homolog of 4	chr5q31.3	Neurodevelopmental	KS and nIHH
GLCE	Glucuronic acid epierase	chr15q23	Neurodevelopmental	KS and nIHH
FLRT3	Fibronectin like domain containing leucine rich transmembrane protein 3	chr20p12.1	Neurodevelopmental	KS and nIHH
PROK2	Prokineticin 2	chr3p13	Neurodevelopmental	KS, nIHH and AHH
PROKR2	Prokineticin receptor 2	chr20p12.3	Neurodevelopmental	KS, nIHH and AHH
HS6ST1	Heparin sulfate 6 O sulfurtransferase	chr2q14.3	Neurodevelopmental	KS and nIHH
CHD7	Chromodomain helicase DNA binding protein 7	chr8q12.2	Neurodevelopmental	KS and nIHH
WDR11	WD Repeat-Containing protein 11	chr10q26.12	Neurodevelopmental	KS and nIHH
SEMA3A	Semaphorin 3A	chr7q21.11	Neurodevelopmental	KS and nIHH
SEMA3E	Semaphorin 3E	chr7q21.11	Neurodevelopmental	KS and nIHH
TUBB3	Tubulin beta 3	chr16q24.3	Neurodevelopmental	KS
SOX10	SRY box 10	chr22q13.1	Neurodevelopmental	KS
OTUD4	OUT domain containing protein 4	chr4q31.21	Neurodevelopmental	nIHH and ataxia
FEZF1	fez family zinc finger protein 1	chr7q31.32	Neurodevelopmental	KS and nIHH
RNF216	Ring finger protein 216	chr7p22.1	Neurodevelopmental	nIHH and ataxia
POLR3A	Polymerase III RNA subunit A	chr10q22.3	Neurodevelopmental	nIHH and ataxia
POLR3B	Polymerase III RNA subunit B	chr12q23.3	Neurodevelopmental	nIHH and ataxia
PNPLA6	Patatin-like phospholipase domain-containing protein 6	chr19p13.2	Neurodevelopmental	nIHH and ataxia
STUB1	Stip1 homologous and U box containing protein 1	chr16p13.3	Neurodevelopmental	nIHH and ataxia
DMXL2	DMX like 2	chr15q21.2	Neuroendocrine	nIHH and polyendcrin3-polyneuropahty syndrome
GNRH1	GnRH 1	chr8p21.2	Neuroendocrine	nIHH
GNRHR	GnRH Receptor	chr4q13.2	Neuroendocrine	nIHH and AHH
KISS1	Kisspeptin 1	chr1q32.1	Neuroendocrine	nIHH
KISS1R	Kisspeptin 1 receptor	chr19p13.3	Neuroendocrine	nIHH
TAC3	Tachykinin 3	chr12q13.3	Neuroendocrine	nIHH
TACR3	Tachykinin receptor 3	chr4q24	Neuroendocrine	nIHH
LEP	Leptin	chr7q32.1	Neuroendocrine	nIHH and obesity
LEPR	Leptin receptor	chr1p31.3	Neuroendocrine	nIHH and obesity
NR0B1	Nuclear receptor subfamily 0, group B, member 1	chr21q21.2	Neuroendocrine	nIHH

Table 1 – Genes associated with Kallmann Syndrome and normosmic idiopathic hypogonadotropic hypogonadism and their characteristics.

Known IGD genes and their characteristics including their description, chromosomal location, function and phenotype that are associated with. KS: Kallmann syndrome, nIHH: normosmic hypogonadotropic hypogonadism, AHH: adult-onset hypogonadotropic hypogonadism.

图 1-7 Kallmann 综合征和无嗅觉障碍的 IHH 相关基因及其特征

　　KS 患者的主要生理缺陷在于 GnRH 合成不足导致性发育幼稚。男性 KS 患者睾丸组织、女性 KS 患者卵巢组织到成年期仍处于未成熟状态，从而使得患者到了成年期仍缺乏第二性征发育，到了生育年龄却无生育能力。然而，KS 患者的外周性腺组织虽未发育却具有一定功能，若早期给予激素替代治疗则可促进第二性征发育，甚至可以促进睾丸增长、产生精子、获得生育能力。有学者对 7 例不同年龄层次接受性激素替代治疗的 KS 患者进行回顾性分析发现，治疗后第二性征得以改善的患者年龄多在 21 ～ 39 岁，这说明处于青春期、部分成年期的 KS 患者在及时接受性激素替代疗法后其第二性征及性腺功能改善的可能性较大。因此，早诊断、早治疗至关重要。

　　KS 的早期诊断一直是个难题，多数患者因其缺乏青春期第二性征前来就诊，再结合医生询问其嗅觉功能才在临床得以确诊，而婴幼儿缺乏性征发育表型，又无法接受嗅觉功能测试，因而往往很难识别疑似患儿。有学者提出胎儿期 GnRH 释放后的脉冲延迟效应导致出生后血清雄激素水平激增，即 6 个月龄内的男婴存在明显的"小青春期"，其外周血 FSH、LH、T 自出生后随月龄增大而递增，至 3 个月龄达高峰，3 个月龄以后又递减，6 ～ 12 个月龄后回落到低水平，从而为诊断提供 6 个月的窗口期。而 3 个月龄是早期诊断男孩 IHH 的最佳窗口期。在平时工作中，对于临床上一些存在隐睾或者小阴茎小睾丸合并 FSH 和 LH 水平低下的男婴，可行头颅 MRI 检测，若 MRI 检测到嗅球、嗅束发育不良则可在临床上早期诊断为 KS。

已知男性 IHH 主要是由于下丘脑 - 垂体功能障碍，使得 GnRH 和（或）Gn（主要包括 LH、FSH）缺乏导致睾丸功能低下，而垂体其他功能正常，这些患者因为血清低睾酮及低雌激素水平，其骨骺闭合晚，常常身高较高，但往往又缺乏强壮的肌肉，缺乏力量而显得外强中干。体内长期缺乏雄激素又会导致骨质疏松、糖尿病和心血管疾病，危害健康。该病早期诊断很关键，同样，尽早给予激素替代治疗也很有效，可使患者恢复性腺功能、焕发青春活力甚至恢复生育能力。理论上，对 IHH 治疗应该首选 GnRH 脉冲式皮下注射，但由于 GnRH 价格昂贵限制了其临床使用，传统方法为每周 2 ～ 3 次皮下注射 hCG+HMG 持续治疗（双打），由于价格便宜，目前临床应用广泛。

IHH 治疗的目的首先是促使男性第二性征发育，其次是恢复患者的性功能甚至生育能力，而嗅觉的恢复目前尚无办法。皮下注射绒毛膜促性腺激素（human chorionic gonadotropin，hCG）+ 人绝经期促性腺激素（human menopausal gonadotropin，HMG）仍是目前最常用、最有效的治疗性腺功能低下的方法，治疗周期一般需要 18 ～ 22 个月才会出现精子。为促进睾丸阴茎快速发育可同时加服十一酸睾酮胶丸，并注意监测血清睾酮。当患者无生育要求时，可单独使用雄激素替代治疗。另外，对于部分下丘脑及睾丸双重缺陷患者，只能用

笔记

雄激素替代治疗，但单纯补充雄激素只能改善男性化表现，不能帮助睾丸恢复生精功能。单纯使用或者过早、过量使用雄激素替代方法可能直接导致患者的睾丸发育障碍、雄激素生成和精子发生障碍。本例患者来诊时已 37 岁，外生殖器仍为幼稚型，经"hCG+HMG+十一酸睾酮胶丸"三联用药治疗了 3 个月，成效显著，不仅阴茎增长、睾丸增大、胡须和阴毛增加，而且出现了性欲及阴茎勃起，手淫能射出少量精液了。这些较好的表现说明其长期低睾酮状态，阴茎和睾丸发育欠缺太多，而其原来睾丸就有约 12 mL，有过一定的发育，基础较好，生精细胞尚存潜能，治疗能有较好反应。另外，可能是其阴茎及睾丸的 AR 受体比较敏感，药物干预后反应好。本例患者的治疗效果显示，对于低促性腺激素性性腺功能减退症患者，包括 30 岁左右的大龄患者，阴茎海绵体发育与骨骺闭合不太相关，主要与内分泌激素水平相关，骨骺闭合后患者阴茎和睾丸治疗仍会有较大的再发育空间。此外，垂体核磁报告垂体变薄，临床上可能无特殊意义，因为该患者甲状腺和肾上腺轴正常，仅有性腺轴功能低下，也完全符合 IHH 的临床及遗传学特征。从已实施的治疗看，该患者依从性较好，"三联用药"治疗效果也好，目前阴茎及睾丸有发育、产生了精液并质量良好，"双打"治疗可以告一阶段，继续服用十一酸睾酮胶丸维持睾酮水平和第二性征。随访将会一直持续下去，需要生育时再根据精液检查情况，必要时重新使用"双打"，有望助患者娶妻生子、传宗接代。

白文俊教授点评

Kallmann 综合征是特发性低促性腺激素性性腺功能减退症中伴有嗅觉缺失或减退的一种常见特殊类型，根据患者主诉、体检、激素化验（主要是 LH、FSH、T 均降低，低促性腺激素）和垂体核磁检查一般可得出诊断。Kallmann 综合征常导致男性青春期发育延迟或障碍，多数患儿 10 余岁即就诊就治，早期治疗效果也更好。该例患者就诊较晚，与其自身的认知和晚婚有关，治疗效果好则与其基础发育条件相关（P3G3，睾丸体积较大 12 mL，睾酮较高 2.99 nmol/L）。Kallmann 综合征和另一种常见的性腺功能减退症——克氏征（主要是 LH、FSH 升高，T 降低，高促性腺激素），不同的是，该征染色体核型为正常的 46，XY，故一般不需要做染色体核型检查。至于基因变异检测，可根据患者具体情况（如经济状况等）或担心遗传者知情选择。Kallmann 综合征根据就诊时患者年龄和目的不同，选择不同的治疗方案。对于暂无生育要求的患者，可给予雄激素补充治疗，以促进性成熟发育。近期有生育需求的患者，则给予促性腺激素治疗，肌内注射或皮下注射 hCG+HMG，跟踪检查性激素和精液常规，在生育完成后用睾酮补充治疗维持患者雄激素依赖的身体结构、代谢和功能。

参考文献

1. 白文俊，王晓峰 . 现代男科学临床聚焦 . 北京：科学出版社，2016：43-53.

2. TRABARDO S, MAIONE L, BRY-GAUILLARD H, et al. Insulin-like peptide 3（INSL3）in men with congenital hypogonadotropic hypogonadism/Kallmann syndrome and effects of different modalities of hormonal treatment：a single-center study of 281 patients. J Clin Endocrinol Metab, 2014, 99（2）：$E_2$68-$E_2$75.

3. MARIA I STAMOU, NEOKLIS A GEORGOPOULOS. Kallmann syndrome：phenotype and genotype of hypogonadotropic hypogonadism. Metab, 2018, 86（9）：124-134.

4. EEVA-MARIA LAITINEN, JOHANNA TOMMISKA, TIMO SANE, et al. Reversible congenital hypogonadotropic hypogonadism in patients with CHD7,

FGFR1 or GNRHR mutations. PLoS One，2012，7（6）：e39450.

5.　MELVIN M GRUMBACH. A window of opportunity：the diagnosis of gonadotropin deficiency in the male infant. J Clin Endocrinol Metab，2005，90（5）：3122-3127.

6.　杨晓玉，刘金勇，舒黎，等 . 41 例男性特发性低促性腺激素性性腺功能减退症的临床分析 . 国际生殖健康 / 计划生育杂志，2014，33（6）：418-422.

7.　白文俊 . 白文俊教授团队男科疾病病例精解 . 北京：科学技术文献出版社，2018：46-51.

（刘德忠）

010　难治性特发性低促性腺素性性腺功能减退症

病历摘要

　　患者，男性，21 岁，无固定职业。主诉：阴茎不能勃起，于 2012 年 4 月 18 日就诊。患者自幼晨勃差，无手淫，无遗精。患者进入青春期时阴茎及睾丸体积均无变化，18 岁时曾在某三甲医院行阴茎延长术，效果差。患者精神、智力、体力可。舌淡苔白，脉沉细。

　　既往史： 既往无特殊疾病史，父母否认近亲结婚，有 1 姐姐（现怀疑卡尔曼综合征，未确诊）。

　　体格检查： 身高 181 cm，阴茎短小，呈少年型，SPL 6 cm，阴毛 4 期（PH4），G3，睾丸体积小，质地中等，约 2 mL，输精管正常。骨龄片干骺端骨骺已经闭合。嗅觉检查：基本正常。

　　实验室检查： 激素检查结果如表 1-13 所示。

表 1-13　激素检查结果

日期 ＼ 检查	FSH（mIU/mL）	LH（mIU/mL）	T（nmol/L）
2012.04.18	0.22	< 0.1	8.01

西医诊断：特发性低促性腺激素性性腺功能减退症。

中医诊断：阳痿，肾精亏虚证。

治疗：口服十一酸睾酮软胶丸 80 mg，2 次 / 日；口服复方玄驹胶囊 3 粒，3 次 / 日；口服麒麟丸 6 g，2 次 / 日。

2012 年 5 月 28 日患者复诊：勃起改善，自觉睾丸较前饱满，继续按原方案治疗，定期监测性激素水平。患者近期激素检查结果如表 1-14 所示。

表 1-14　激素检查结果

日期 ＼ 检查	FSH	LH	T	参考值	单位
2012.05.28	0.1	< 0.1	15	1.5 ~ 12.4	mIU/mL
2012.07.16	0.23	0.16	9.55	1.7 ~ 8.6	mIU/mL
2012.08.22	0.23	< 0.1	7.1	9.9 ~ 27.8	nmol/L

2012 年 8 月 27 日检查甲状腺功能，除外有无垂体其他激素分泌异常，检查结果如表 1-15 所示。

表 1-15　甲状腺功能检查结果

检查项目	检查结果	参考值	单位
FT_3	5.27	3.10 ~ 6.80	pmol/L
FT_4	12.71	12.00 ~ 22.00	pmol/L
T_3	1.89	1.30 ~ 3.10	nmol/L
T_4	90.34	66.00 ~ 181.00	nmol/L
TSH	1.14	0.27 ~ 4.20	uIU/mL

笔记

续表

检查项目	检查结果	参考值	单位
TPOAb	< 5	0 ~ 34.00	IU/mL
TGAb	< 10	0 ~ 115.00	IU/mL

患者坚持服用安特尔，定期监测睾酮，勃起改善，能手淫射精，激素检查结果如表 1-16 所示。考虑生育问题，复查性激素仍为低促性腺激素性性腺功能减退，查精液常规无精子症，为解决生育问题，调整治疗方案如下：①注射用绒毛膜促性腺素 2000 单位，肌内注射，2 次 / 周；②尿促性素 75 单位，肌内注射，2 次 / 周。

表 1-16 激素检查结果

日期　　检查	FSH（mIU/mL）	LH（mIU/mL）	T（nmol/L）
2012.11.14	0.22	0.13	8.8

2013 年 4 月 12 日复诊：精液常规仍无精。患者有生育要求，欲改善生精功能行戈那瑞林兴奋试验：静脉注射戈那瑞林 100 μg，分别于 0、30、60、90 分钟测定 LH 水平（表 1-17）。

表 1-17 戈那瑞林兴奋试验

戈那瑞林 100 μg 静推后	FSH（mIU/mL）	LH（mIU/mL）	T（nmol/L）
0 分钟	3.08	3.18	0.39
30 分钟	3.57	4.43	0.51
60 分钟	2.95	3.62	0.47
90 分钟	2.41	2.23	1.14

根据戈那瑞林兴奋试验结果，考虑垂体前叶功能正常，给予便携式微量泵 GnRH 脉冲治疗近 1 年，多次复查精液常规仍无精，性

激素仍为低促性腺激素性性腺功能减退，患者放弃微量泵治疗，更改治疗方案：注射用尿促性素 75 单位，每周两次肌内注射绒毛膜促性腺素 2000 单位。2015 年 8 月 14 日复查激素水平结果如表 1-18 所示。2018 年 8 月 17 日超声检查阴囊示右侧睾丸 19.0 mm×12.2 mm，左侧睾丸 16.9 mm×11.1 mm，表面尚光滑，回声欠均匀，边缘可见条状无回声区，睾丸内可见少许血流信号，双附睾不大，回声均匀，鞘膜腔内未见异常积液，双侧精索静脉未见扩张。检查结论：双侧睾丸体积小，回声欠均。患者放弃生育要求后，给予十一酸睾酮注射液 250 mg，每月 1 次注射治疗，患者与女朋友能正常性生活，正常射精，性生活时间满意。

表 1-18 激素检查结果

日期 检查	FSH（mIU/mL）	LH（mIU/mL）	T（nmol/L）
2015.08.14	1.09	< 0.1	3.32

病例分析

特发性低促性腺激素性性腺功能减退症（idiopathic hypogonadotropic hypogonadism，IHH）是指病因不明的下丘脑或垂体病变引起促性腺激素释放激素（GnRH）或促性腺激素缺乏，并进一步导致垂体分泌促性腺激素减少，引起性腺功能不足及性征异常的疾病。目前已明确 20 余种基因突变可导致 IHH，如 *KAL1*、*FGFR1*、*FGF8*、*GnRH*、*GNRHR*、*PROK2*、*PROKR2*、*TAC3*、*TACR3*、*DAX1*、*NELF*、*CHD7*、*SEMA3A*、*SOX2*、*FEZF1* 等。有家族史患者，详细分析其遗传方式，可提示某些基因突变。

IHH 是一种罕见的先天性疾病，IHH 男性发病率为 1/100 000，

笔记

女性发病率为 1/500 000，男性是女性的 5 ～ 6 倍。1/3 的 IHH 患者是家族性发病，其余为散发。其主要发病机制涉及人体胚胎发育进程中 GnRH 神经元的发育、迁移、分泌等，致使下丘脑 GnRH 分泌缺陷，部分患者伴有嗅神经萎缩。合并嗅觉障碍被称为卡尔曼综合征，而无嗅障碍则称为嗅觉正常的 IHH。男性 IHH 临床特征主要表现为青春期延迟，外生殖器呈幼稚型，血清卵泡刺激素、黄体生成素和睾酮值明显下降。典型表现为小阴茎、睾丸体积小（1 ～ 3 mL）、第二性征不发育或发育不全，骨骺闭合延迟呈现"宦官样"体征。

IHH 的诊断标准是女性 17 岁、男性 18 岁无青春期启动或青春期启动异常，血清促性腺激素降低，并且无垂体肿瘤的依据且垂体其他功能正常。完全性 IHH 指女性无乳房发育，男性睾丸容积 ≤ 3 mL。不完全性 IHH 指有类固醇类激素前体产生并且女性乳房发育 Tanner 2 期，男性睾丸容积 > 3 mL。本病例睾丸容积约 2 mL，属于完全性 IHH。

IHH 目前尚无根治措施，为促进患者青春发育，青春期后应予激素补充治疗。激素替代方法的选择取决于治疗的目的，性激素替代治疗是 IHH 的基本治疗措施。性激素替代治疗的目的是促进第二性征的发育和维持性功能。替代治疗的原则是模拟正常的青春期过程，正常的青春期一般历时 4 ～ 5 年。因此，替代治疗的性激素剂量要从小剂量开始，以避免骨骺过早闭合导致身材矮小。约在 1 年后增量至成人常规剂量，持续 3 ～ 4 年。男孩的睾酮替代治疗一般在 14 岁开始，可供选择的睾酮制剂包括口服剂、肌内注射剂和皮肤贴剂。本病例在 14 周岁时即开始就诊，但一直未能确诊为 IHH，未给予激素替代治疗，就诊时已经 21 周岁，错过最佳治疗时机，导致外生殖器发育差。患者 18 岁时曾因阴茎短小，于当地医院行阴茎延长术，术后阴茎延长效果差，尤其是阴茎周径明显小于同龄人。

当有生育要求时，用促性腺激素或 GnRH 脉冲泵治疗，部分患者可以通过治疗恢复睾丸生精功能。近年来有文献报道，有 10% ～ 22% 的 IHH 患者自发或在接受一段时间激素治疗停药后可恢复正常的生殖内分泌功能，称为 IHH 逆转。本病例经过促性腺激素及 GnRH 脉冲泵治疗，由于睾丸体积约 2 mL，未能恢复生精功能，产生精子。后患者放弃生育要求后，给予十一酸睾酮注射液 250 mg，每月 1 次注射治疗，患者与女朋友能正常性生活，正常射精，性生活时间满意。雄激素替代治疗，能维持正常的性功能。

白文俊教授点评

低促性腺素性性腺功能减退症的病因主要在于下丘脑和垂体，前者多是基因缺陷（如 Kallmann 综合征等），后者则多为结构改变所致（垂体肿瘤、创伤、囊肿、垂体柄异常和结节性硬化等）。该患者表现为低促性腺素性性腺功能减退，青春期发育不完全，垂体影像学检查未见明显异常，嗅觉、甲状腺功能和肾上腺皮质功能正常，考虑为特发性低促性腺素性性腺功能减退症。因患者未做相关遗传学检测，尚不能明确原因。该患者的治疗目标是促进性成熟发育，具备结婚生育条件，并维持雄激素依赖的身体结构和功能。从描述看，患者的治疗过程较长，双促及 GnRH 泵治疗效果欠佳，睾酮虽然能够提升，但睾丸体积仍小，精液中未见精子，考虑与其 IHH 致病基因、胚胎期和青春期前生精细胞的分化发育异常相关。虽经双促、GnRH 泵及足量十一酸睾酮治疗，患者目前的阴茎长度仍然不足（牵拉长度 7 cm），性生活质量不能令女方满意，需要阴茎延长或再造术。为维持性功能、性征和身体机能，建议十一酸睾酮维持治疗（口服或注射），定期监测血清睾酮和肝功能水平。

参考文献

1. BALASUBRAMANIAN BHAGAVATH, ROBERT H PODOLSKY, METIN OZATA, et al. Clinical and molecular characterization of a large sample of patients with hypogonadotropic hypogonadism. Fertil Steril, 2006, 85（3）: 706-713.
2. MARIA I STAMOU, NEOKLIS. Kallmann syndrome: phenotype and genotype of hypogonadotropic hypogonadism. Metabolism, 2018, 86: 124-134.
3. VALERIE F SIDHOUM, YEE-MING CHAN, MARGARET F LIPPINCOTT, et al. Reversal and relapse of hypogonadotropic hypogonadism: resilience and fragility of the reproductive neuroendocrine system. J Clin Endocrinol Metab, 2014, 99（3）: 861-870.
4. 白文俊, 王晓峰. 现代男科学临床聚焦. 北京: 科学出版社, 2016.

（李建新）

011　特发性性腺功能减退导致的勃起功能障碍

病历摘要

患者，男性，31岁，公司职员。主诉：阴茎勃起硬度差无法进行满意性生活3年。患者婚后性生活良好，3年前开始出现性生活时阴茎不能勃起或性交过程中阴茎自行疲软，并逐渐加重，后晨勃消失，性欲较前减退。伴腰膝酸软、烦躁怕热虚汗多、遗精多梦、口干等表现。曾自行服用某些壮阳药（具体不详），症状无改善。

既往史： 无高血压、糖尿病等慢性病史，无烟、酒嗜好。

体格检查： 体型肥胖，BMI 30.2，阴毛、胡须、阴茎等第二性征发育正常，双侧睾丸、附睾、输精管未触及明显异常。舌红，苔白腻，脉滑数。

辅助检查： 激素检查结果如表 1-19 所示。患者抑郁自评量表（PHQ-9）：20 分（提示重度抑郁）；患者广泛性焦虑自评量表（GAD-7）：16 分（提示重度焦虑）。

表 1-19 激素检查结果

检查项目	检查结果	正常范围	单位
FSH	4.2	1.5 ～ 12.4	mIU/mL
LH	7.3	1.7 ～ 8.6	mIU/mL
T	7.2	9.9 ～ 27.8	nmol/L
PRL	436	86 ～ 324	μIU/mL
E_2	148.7	28 ～ 156	pmol/L
TG	3.58	0.56 ～ 1.70	mmol/L

门诊初步诊断为勃起功能障碍、特发性性腺功能减退、高泌乳素血症。给予补充雄激素及中药补肾治疗，同时加强生活饮食调理，低嘌呤饮食控制血尿酸。患者有情感障碍表现，表现为焦虑伴抑郁，建议加用舍曲林有助于缓解患者不良情绪，同时建议患者就诊心理咨询门诊。

西医诊断： 特发性性腺功能减退、勃起功能障碍、情感障碍（焦虑抑郁）。

中医诊断： 肾阴亏损证（阳痿）。

处理： 十一酸睾酮软胶囊，80 mg，2 次 / 日；河车大造胶囊，3 粒，3 次 / 日；舍曲林片，50 mg，1 次 / 日。

药物治疗 2 周后患者自觉晨勃稍有恢复，性生活时勃起硬度较前好转，腰酸腿软、燥热虚汗等症状亦明显好转。患者自诉已婚未育，有生育要求，目前准备备孕，故根据患者需求调整治疗方案，停止服用舍曲林，同时停止补充外源性睾酮（十一酸睾酮软胶囊），改为补充内源性睾酮（枸橼酸他莫昔芬片，20 mg，bid），1 个月后患者晨勃及性生活基本恢复正常。复查血清性激素：T 23.3 nmol/L，LH 5.8 mIU/mL，FSH 7.2 mIU/mL。处理：枸橼酸他莫昔芬片 20 mg，2 次 / 日；门诊随诊。

病例分析

男性性腺功能减退是血清雄激素水平降低所引起的一种生化综合征。其特征为血清睾酮低下和典型的临床症状，包括性欲和勃起功能减退，尤其是夜间勃起消失；情绪改变、容易疲劳、烦躁易怒、抑郁；体毛减少、肌肉量下降；骨量减少、骨质疏松；内脏脂肪沉积等。

其病因复杂，发病机制尚未完全明确。目前认为随着年龄增加，雄激素部分缺乏（主要是指睾酮缺乏）是主要发病机制，但并非所有睾酮水平下降的男性都出现这些临床表现。

男性性腺功能减退的诊断包括以下三个方面：①以勃起功能障碍为核心的临床症状；②血清睾酮测定；③试验性雄激素补充治疗反应。鉴于血液中睾酮以游离形式、与清蛋白结合和与性激素结合蛋白结合三种形式存在，其中具有生物活性的 FT 仅占 2%，而一般临床检测的多为总睾酮水平，对于临床症状明显、睾酮偏低或近似正常的患者可采用诊断性睾酮补充治疗。睾酮补充治疗是目前治疗

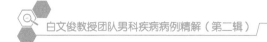

此症的主要方法，通过外源性补充睾酮使其达到正常生理浓度，从而消除由于部分睾酮缺乏而导致的生理变化及临床症状。目前补充睾酮包括口服十一酸睾酮软胶囊、外用睾酮贴剂和肌内注射十一酸睾酮注射液三种主要方法。十一酸睾酮软胶囊为补充睾酮的首选治疗药物，通过肠道吸收而避免最初的肝脏代谢，服用方便，疗效肯定。

较大剂量补充外源性睾酮，可能在升高外周血清睾酮水平的同时，负反馈抑制下丘脑－垂体轴，反而可能抑制生精。因此，对于有明确生育需求的年轻患者，建议补充内源性睾酮，比如氯米芬、他莫昔芬等。他莫昔芬为抗雌激素药物，主要通过阻断雌激素对下丘脑－垂体轴的负反馈抑制效应而促进垂体分泌促性腺激素，从而使内源性 LH 和 FSH 的分泌增加，主要刺激睾丸间质细胞产生睾酮，其次也促进精子生成。口服一般 10 ～ 20 mg，每日 2 次，3 ～ 6 个月为一疗程。但要注意高剂量会抑制精子的产生，所以用药原则是低剂量、长疗程。而且治疗过程中要注意复查，治疗开始后每 2 ～ 4 周检测 1 次血睾酮、LH 和 FSH 水平。治疗后 3 个月及以后定期检查精液质量。

📋 白文俊教授点评

此例患者主因勃起功能障碍就诊，无明确的器质性因素（否认相关基础疾病、创伤及手术史），性发育正常，病史描述有情感障碍的表现，性激素检查结果显示有低促性性腺功能减退表现（血清睾酮低，LH、FSH 在正常范围，PRL 偏高），未做其他检查。基于以上情况，考虑患者勃起功能障碍的主要原因可能是情感障碍（焦虑抑郁）导致的中枢神经系统功能减退，表现为多巴胺系统兴奋性降低（PRL 升高，睾酮降低，LH 未能上调），导致性欲减退，勃起信号不足和不持久。对该例患者的治疗应该采取综合措施，改变不良生活方式、治疗焦虑抑郁、提升血清睾酮（外源性补充，或内源性提高），必要时辅以 PDE-5 抑制剂治疗。

参考文献

1. 白文俊 . 白文俊教授团队男科疾病病例精解 . 北京：科学技术文献出版社，2018：140-143.

2. 白文俊，王晓峰 . 现代男科学临床聚焦 . 北京：科学出版社，2016：36-70，237-240.

3. 白文俊，肖飞 . 男性不育症白文俊 2016 观点 . 北京：科学技术文献出版社，2016：40-95.

4. GULINO G, STEFANUCCI M, ANTONUCCI M, et al. Male infertility: non-surgical therapy. Urologia, 2014, 81（3）: 148-153.

5. SHINJO E, SHIRAISHI K, MATSUYAMA H. The effect of human chorionic gonadotropin-based hormonal therapy on intratesticular testosterone levels and spermatogonial DNA synthesis in men with non-obstructive azoospermia. Andrology, 2013, 1（6）: 929-935.

6. HUSSEIN A, OZGOK Y, ROSS L, et al. Optimization of spermatogenesis-regulating hormones in patients with non-obstructive azoospermia and its impact on sperm retrieval: a multicentre study. BJU Int, 2013, 111（3 pt B）: E110-E114.

7. KUMAR R. Medical management of non-obstructive azoospermia. Clinics, 2013, 68（Suppl 1）: 75-79.

8. CHUA M E, ESCUSA K G, LUNA S, et al. Revisiting oestrogen antagonists（clomiphene or tamoxifen）as medical empiric therapy for idiopathic male infertility: a meta-analysis. Andrology, 2013, 1（5）: 749-757.

（肖　飞）

012　垂体腺瘤致男性乳腺增生

病历摘要

患者，男性，27 岁。因婚后未避孕未育 2 年，双侧乳房肿大伴胀痛 2 个月就诊，伴有性欲低下，晨勃明显减少，射精困难。患者平素吸烟，无有毒、有害物质接触史。

体格检查： 体重 102 kg，身高 174 cm。右侧乳腺内可扪及一包块，直径约 6 cm，压痛明显，质地略硬，边缘清楚；左侧乳腺内亦可扪及一包块，直径约 3 cm，轻微压痛，质软，边缘清楚。P4G4，阴茎牵拉长度（stretched penile length，SPL）12 cm，双侧睾丸偏小，约 7 mL，质地中等。

辅助检查： ①激素检查结果如表 1-20 所示。②精液分析：精液量 2 mL，精子密度 41.39×10^6/mL，A 级：6.45%，B 级：5.65%，正常率：3%。③乳腺彩超：右侧乳腺体层厚 9.6 mm，腺体回声欠规则，乳头下方腺体低回声欠规则，乳头下方腺体低回声区，未见异常血流信号。左侧乳腺体层厚 8.9 mm，腺体排列规整，未见扩张导管。④阴囊彩超：双侧睾丸体积小（右侧 8 mL、左侧 7 mL），内回声匀，未见异常回声。⑤垂体 MR：垂体微腺瘤（直径 8 mm）。

表 1-20　激素检查结果

检测项目	检测结果	参考值	单位
泌乳素	＞ 204	2.64 ～ 13.13	ng/mL
睾酮	1.45	1.75 ～ 7.81	ng/mL
雌二醇	33.0	20 ～ 47	pg/mL

续表

检测项目	检测结果	参考值	单位
卵泡生成素	2.57	1.27 ～ 19.26	mIU/mL
促黄体生成素	2.86	1.24 ～ 8.64	mIU/mL
垂体泌乳素	435.90	2.64 ～ 13.13	ng/mL

诊断：①高泌乳血症；②垂体微腺瘤；③男性乳腺增生；④射精功能障碍；⑤原发性不育。

治疗：①建议：首选药物治疗，必要时用 γ 刀治疗垂体瘤，并控制高脂饮食，增加运动。②口服溴隐亭 2.5 mg bid。③口服他莫昔芬 10 mg qd。④口服多巴丝肼 0.25 g tid。

随访：3 个月后复诊：症状改善，乳房较前明显缩小，晨勃明显，射精顺畅。体检：右侧乳房原包块直径约 3 cm，质软，有轻度压痛；左侧乳房未触及明显包块。性激素检查结果如表 1-21 所示。建议口服溴隐亭 2.5 mg qd，多巴丝肼 0.125 g bid。5 个月后复诊诉双侧肿大乳腺基本消失，扪诊乳房大小正常，质地均匀，无触痛。复查垂体 MR 示垂体瘤体积较前缩小（直径 4 mm），建议溴隐亭 1.25 mg qd。5 个月后复诊诉双侧肿大乳腺基本消失，扪诊乳房大小正常，质地均匀，无触痛。复查垂体 MR 示垂体瘤体积较前缩小（直径 4 mm），建议溴隐亭 1.25 mg qd。

表 1-21 性激素检查结果

检测项目	检测结果	参考值	单位
睾酮	1.65	1.75 ～ 7.81	ng/mL
垂体泌乳素	12.84	2.64 ～ 13.13	ng/mL
雌二醇	47	20 ～ 47	pg/mL

病例分析

脑垂体微腺瘤是最常见的功能性垂体腺瘤，占成人垂体功能性腺瘤的 40% ~ 45%，以 20 ~ 50 岁的女性者多见，男女比例约 1 ∶ 10。早发现、早诊断、早治疗泌乳素腺瘤对机体恢复和维持垂体功能、预防肿瘤复发等具有重要的意义。

1. 临床表现

垂体微腺瘤的主要临床表现为性腺功能减退及其继发症状，可因发病年龄、性别、持续时间及泌乳素增高程度的不同而有所差异；还可因肿瘤占位产生局部压迫症状；垂体混合腺瘤或多发内分泌腺瘤病患者还可出现其他激素水平增高的相应临床表现。

（1）高泌乳素血症（hyperpro lactinemia，HPRL）：泌乳素是由脑垂体前叶的嫌色细胞（又称泌乳细胞）合成和分泌。这些细胞位于腺垂体后侧，与分泌生长激素的细胞有共同的起源，以脉冲的形式节律性分泌，睡眠时血清泌乳素水平较高，特别是在快动眼睡眠期。其生理作用非常广泛和复杂，人类泌乳素的主要功能是促进乳腺分泌组织的发育和生长，启动和维持泌乳，使乳腺细胞合成蛋白质增多。

长期 HPRL 存在可导致男性性腺功能低下、精子发生减少，出现性功能障碍和男性不育。表现为：①勃起功能障碍：是 HPRL 最常见的临床表现，具体机制不清，可能与血清中低雄激素水平有关。②射精功能障碍和性高潮延迟：是高泌乳素血症常见的性功能障碍表现。③性欲减退：HPRL 患者下丘脑分泌促性腺激素释放激素（gonadotropin releasing hormone，GnRH）的频率和幅度均明显降低，使垂体分泌 LH 的频率和幅度也减退，雄激素的合成能力明显下降，性欲降低或消失。④生精功能减退：当垂体分泌 LH 与 FSH 的频率和幅度降低时，精子生成的能力明显下降，从而导致男性不育。⑤男性第二性征减退：持续高泌乳素状态导致男性雄激素水平不足、第二性征减退、胡须生长速度减慢、男性乳腺发育、睾丸变软、阴毛稀疏、肌肉松弛及骨质疏松。因男性患者症状隐匿且特异性低，常被忽视，导致病情延误。HPRL 对于女性也有明显的影响，青春期前患病的女孩会出现原发性闭经，育龄期女性多有月经周期的改变，出现不同程度的月经稀少，甚至闭经，影响排卵，导致不孕。⑥泌乳：女性高泌乳素血症患者中 30% ～ 80% 发生自发性或触发性泌乳。男性患者可有轻、中度乳腺异常发育，少数患者也可出现泌乳。⑦体重增加：具体病因不清，可能与水钠潴留、脂肪分化异常及下丘脑功能异常等因素有关。

（2）肿瘤局部压迫症状：多见于垂体泌乳素大腺瘤。最常见的局部压迫症状是头痛、视野缺损（最常见为双颞侧偏盲）。若肿瘤向两侧生长，可包绕海绵窦，影响第Ⅲ、第Ⅳ、第Ⅴ、第Ⅵ对脑神经眼支功能，引起眼睑下垂、瞳孔对光反射消失、复视、眼球运动障碍、面部疼痛等。若肿瘤破坏蝶窦或筛窦骨质还可出现脑脊液漏。大腺瘤压迫正常垂体组织还可引起其他垂体前叶功能受损表现，如甲状腺功能减退或肾上腺皮质功能减退等。

（3）多激素混合腺瘤或多发内分泌腺瘤病症状：合并分泌生长激素、促甲状腺激素、促肾上腺皮质激素等的泌乳素混合腺瘤，可伴有其他垂体前叶激素分泌过多表现，如肢端肥大症、甲状腺功能亢进、库欣综合征等。此外，垂体瘤还是多发内分泌腺瘤病（multiple endocrine neoplasia，MEN），特别是 MEN-Ⅰ型的表现之一。故要注意有无胰腺神经内分泌肿瘤、甲状旁腺功能亢进等其他内分泌腺体功能异常表现。

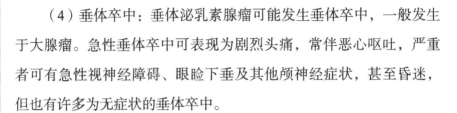

（4）垂体卒中：垂体泌乳素腺瘤可能发生垂体卒中，一般发生于大腺瘤。急性垂体卒中可表现为剧烈头痛，常伴恶心呕吐，严重者可有急性视神经障碍、眼睑下垂及其他颅神经症状，甚至昏迷，但也有许多为无症状的垂体卒中。

2. 诊断

典型临床表现结合高泌乳素血症的实验室检查与鞍区影像学检查，可做出泌乳素腺瘤诊断。

（1）高泌乳素血症：对怀疑垂体泌乳素腺瘤的患者静脉取血测泌乳素。检测要求：正常进食，早餐为碳水化合物类，避免摄入蛋白质和脂肪类食物，于上午 10：30 ～ 11：00，休息 0.5 小时后静脉穿刺取血。如果血清泌乳素 > 100 ～ 200 μg/L，并排除其他特殊原因引起的高泌乳素血症，则支持泌乳素腺瘤的诊断。如血清泌乳素 < 100 μg/L 者，须结合具体情况谨慎诊断。

（2）鞍区影像学检查：鞍区 MRI 增强影像有助于垂体腺瘤的发现，动态增强成像有助于垂体微腺瘤的发现。

3. 鉴别诊断

（1）肿瘤

①颅咽管瘤：多发生在幼儿及年轻人，病理变化缓慢，除视力和视野障碍外，还有发育停止、性器官不发育、肥胖和尿崩等垂体功能减低和丘脑下部受累的临床表现，体积大的肿瘤呈现颅内压增高症状，临床影像学多数病例肿瘤有囊变、钙化，肿瘤多位于鞍上，垂体组织在鞍内底部。

②鞍结节脑膜瘤：多发生在中年人，病情进展缓慢，初发症状为进行性视力减退伴有不规则的视野缺损、头痛，内分泌症状不明显。临床影像学表现为肿瘤形态规则，综合治疗疗效明显，肿瘤位于鞍上，垂体组织在鞍内底部。

③拉氏囊肿：发病者年轻，病理变化多无明显表现，少部分呈现内分泌紊乱和视力减退。临床影像学可见体积小的囊肿位于垂体前后叶之间，类似"三明治"。大型囊肿垂体组织被推挤到囊肿的下、前、上方，该病最易误诊为垂体瘤。

④生殖细胞瘤：又称异位松果体瘤，多发生在幼儿，病情发展快，表现为多饮、多尿、性早熟、消瘦，临床症状明显，临床影像学病理变化多位于鞍上，综合治疗疗效明显。

⑤视交叉胶质瘤：多发生在幼儿及年轻人，以头痛、视力减退为主要临床表现，临床影像学病理变化多位于鞍上，病理变化边界不清，为混杂危险信号，综合治疗疗效不太明显。

⑥上皮样囊肿：青年人多见，病理变化缓慢，临床表现为视力障碍，临床影像学表现为低危险信号病理变化。

⑦空蝶鞍综合征：蝶骨在颅中窝中间部分高起，形如马鞍的骨结构。蝶鞍中央凹陷处称垂体窝，容纳脑垂体。正常情况下，蝶鞍与脑垂体之间紧密相贴，几乎没有空隙，当各种病理因素导致蝶鞍变形（鞍隔缺损）、扩大或脑垂体萎缩变小，使蝶鞍中央凹陷与脑垂体之间的间隙扩大，形成"空泡"样改变，在颅骨 X 线片、脑室造影、CT 或脑部核磁共振检查时可发现明显的密度降低，形如"空泡"的影像，称为"蝶鞍空泡"。

（2）炎症

①垂体脓肿：重复发生转移热、头痛、视力减退明显，同时可伴有其他颅脑神经受损，通常病情发展迅速。临床影像学病理变化体积通常不大，与临床症状不相符，蝶鞍周边软组织结构强化明显。

②嗜酸性肉芽肿：症状近似垂体脓肿，而且发展更快，除头痛、视力减退外，经常有多组颅脑神经受损，多伴有垂体功能低下，病

理变化累及范围广泛，如鞍内、蝶窦内、鞍上、前中后颅等部位，临床影像学病理变化周边硬膜强化明显。

③淋巴细胞性垂体炎：尿崩为主要临床表现，部分伴有垂体功能低下，临床影像学表现为垂体柄明显增粗，垂体组织不同程度地增大。

④霉菌性炎症：症状近似垂体脓肿，多有长期应用激素和抗生素药物史，部分病例有颅脑神经受损。

⑤结核性脑膜炎：青年或幼儿发病，头痛、发热，有脑膜炎史，临床影像学显示有粘连性脑积水。

4. 治疗

垂体瘤治疗是以药物、手术及放射治疗为主的综合治疗。每种治疗方法各有利弊，应根据患者垂体瘤的大小、激素分泌的情况、并发症及共患疾病的情况、患者的年龄、是否有生育要求，以及患者的经济情况，制订个体化的治疗方案。垂体瘤的治疗是一个多学科协作的综合治疗过程。

（1）药物治疗：溴隐亭，半合成麦角生物碱，属强力的多巴胺 D2 受体激动剂，部分属多巴胺 D1 受体激动剂，抑制 PRL 的分泌，不影响垂体其他激素分泌，应用溴隐亭可以有效缩小泌乳素瘤体积，减轻视野缺损及脑神经受压症状。溴隐亭初始剂量建议为 1.25 mg bid，可根据患者具体情况增减药物剂量。

（2）手术治疗：①不能耐受溴隐亭治疗者；②药物治疗效果不佳仍有进行性泌乳素升高者；③迫切需要解决生育需求者；④有严重的视神经压迫症状者。手术主要是经蝶窦入路治疗和经颅手术治疗。

（3）放疗：由于垂体瘤属于腺瘤，本身对放疗的敏感性较差，放疗后 70% ～ 80% 的患者出现垂体功能降低，这降低了患者的生活质量，所以放疗只适用于手术残余、不能耐受手术、对药物不敏感、有共患疾病不能够接受手术或药物治疗的患者。

白文俊教授点评

男性乳腺增生的高发年龄是青春期和老年，根本原因是乳腺组织内雌激素 / 雄激素作用失衡（雌二醇优势作用），泌乳素对男性乳腺组织的作用尚不明确。该例患者主要的临床表现是乳腺增生和性功能障碍，性激素检测低促性腺激素性性腺功能减退表现，垂体核磁显示微腺瘤（8 mm）。垂体瘤分为功能性腺瘤和无功能性腺瘤，常见的功能性腺瘤即泌乳素瘤，其发生可能与多巴胺系统功能弱化有关。垂体腺瘤增大可能出现压迫症状，表现为头痛、视力减退和视野缺损等，泌乳素分泌增多导致性腺轴功能紊乱、性功能障碍、男性不育症和乳房发育等。对垂体微腺瘤（直径 10 mm 以内）无明显压迫症状者，首先应用溴隐亭或卡麦角林抑制泌乳素分泌，缩小瘤体体积，恢复性腺轴功能，改善症状。对溴隐亭治疗后睾酮仍较低者，可加用氯米芬或他莫昔芬提升。对于垂体腺瘤较大、压迫症状重、药物治疗效果不佳或乳腺组织不消退者，建议手术治疗。

参考文献

1. 白文俊，王晓峰 . 现代男科学临床聚焦 . 北京：科学出版社，2016.

（林春桥）

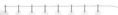

013　无睾症

病历摘要

患者，男性，28岁，因阴囊内双侧睾丸缺如28年伴阴茎短小就诊。患者自出生时阴囊内双侧睾丸缺如，未经正规诊治。4年前因包皮过长曾就诊外院行包皮环切术，患者父母非近亲结婚，患者本人经阴道自然分娩。

体格检查： 身高175 cm，胡须稀少，胸部呈男子乳腺发育，阴茎牵拉长度7.5 cm，外形正常，阴囊内双侧睾丸缺如，双侧腹股沟均未触及明显异常结构。否认家族史，父母无放射性物质接触史。

辅助检查： ①激素检查结果如表1-22所示。②腹盆腔CT：双侧阴囊空虚，双侧腹股沟区及盆腔未见正常形态睾丸显示，双侧腹股沟管内口区0.5 cm左右小结节影，考虑隐睾不除外；前列腺及精囊腺体积较小。③染色体核型分析：46，XY。④Y染色体微缺失：SRY存在，AZF未见缺失。⑤骨龄片：提示18岁以上。

表1-22 激素检查结果

检测项目	检测结果	参考值	单位
LH	20.99	1.24 ～ 8.62	IU/L
FSH	53.94	1.27 ～ 19.26	IU/L
T	2.5	6.07 ～ 27.1	nmol/L

诊断： ①双侧隐睾？②无睾症？

治疗： 患者有明确手术探查指征，未见明显手术禁忌，给予全麻下腹腔镜探查术＋双侧腹股沟探查术。术中腹腔、腹膜后及盆腔等均未能视及或触及睾丸，仅在左右腹股沟管内精索末端各触及可疑肿物，直径分别约为 0.8 cm×0.5 cm、0.7 cm×0.4 cm，解剖上与血管、输精管等相连，且与周围淋巴结硬度不一致（图 1-8），将肿物切除后送病理。术后病理示送检组织纤维背景中可见少许导管成分，无明确睾丸组织（图 1-9、图 1-10）。

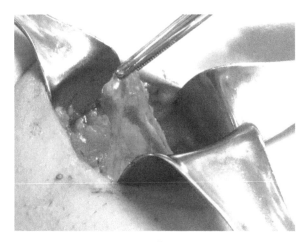

图 1-8　左侧腹股沟内可疑肿物，直径约 0.8 cm×0.5 cm

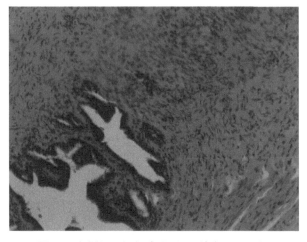

图 1-9　左侧切下组织病理（HE 染色，×40）

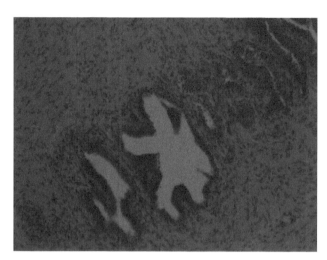

图 1-10　右侧切下组织病理（HE 染色，×40）

补充诊断：先天性无睾症。

术后治疗：术后 2 周开始每日口服十一酸睾酮 120 mg（早 80 mg，晚 40 mg），术后随访 1 个月，患者诉性欲强，看到色情图片时阴茎可正常勃起。

📋 病例分析

先天性双侧无睾症（bilateral congenital anorchia，BCA）又被称为胚胎睾丸退化症，是指睾丸组织完全缺失，而性别分化正常，核型为 46，XY。BCA 部分会有小阴茎或者外生殖器畸形，但青春期前患者相对于同龄人大部分外生殖器正常。由于没有前瞻性的研究调查，尚未报道确切的发病率，据估计发病率约为 1/20 000，实际发病率可能更高，因为该病常被误诊为隐睾症，年龄在 12 个月或以上的隐睾患者中，有 1/5 的人被发现性腺无法触及。

1. **发病机制**

目前机制不清。由于男性生殖道和外生殖器的分化依赖抗苗勒

笔记

管激素和睾酮，这表明在性别分化阶段，胚胎存在有分泌功能的睾丸，但是完成性别分化后患儿的睾丸由于某些因素萎缩退化。

男性的 Y 染色体睾丸决定因子（sex-determining region of Y chromosoine，SRY）决定了胚胎的原始未分化性腺分化为睾丸，但其内外生殖器的进一步分化是受胚胎发育到 10 ～ 12 周性腺分泌激素的控制，在孕 10 ～ 12 周时，胚胎性腺分化。泌尿生殖嵴在 SRY 及一系列下游基因的共同作用下，睾丸支持细胞（sertoli cell，SC）分化形成。性索间隙的间叶干细胞分化形成睾丸间质细胞（leydig cell，LC）。孕 10 周左右 LC 开始分泌胎儿雄性化所需的雄性激素。类固醇生成因子 1（steroidogenic factor1，SF1）调控睾丸支持细胞分泌 AMH，诱导苗勒管退化。人绒毛膜促性腺激素控制着 LC 的分化，并促进胎儿类固醇的生成；在胎儿睾丸雄激素存在的情况下，沃尔夫管持续发育，形成附睾、输精管和精囊。LC 产生的睾酮被类固醇 -5 α - 还原酶转化为二氢睾酮（dihydrotestosterone，DHT），并加速内生殖器的形成，而 DHT 则决定了男性外生殖器的分化。在 DHT 的作用下，于 12 ～ 14 周时，生殖结节发育为阴茎，阴唇 - 阴囊褶皱融合发育为阴囊。这一过程涉及多种激素和因子的自 / 分泌方式调控，如生长因子、GC 和雄激素（以睾酮为主）等。本例患者无睾丸组织，而有小阴茎，这提示妊娠 12 ～ 14 周后，母体体内激素或者基因表达等可能存在异常，导致阴茎分化发育完成后，睾丸退化萎缩。

（1）遗传信息决定理论：虽然国内外学者提出了可能是遗传信息突变导致患者睾丸萎缩退化，但是均未阐明具体的详细机制。有文献报道 BCA 发病呈家庭式聚集，如 Madhukar 等报道在一个双亲为非近亲结婚的家庭中，兄弟三人均证实为 BCA，这些报道提示先天性双侧无睾症可能和遗传因素有关。然而虽然有很多研究探讨其病因，但是其分子机制并不清楚。根据此前的报道发现 SRY 在先天性双侧无睾症患者中并未发生突变。据报道，*NR5A1* 基因突变与许多的表型有关，包括外生殖器两性畸形、无精子症、双侧先天性无睾症和女性生殖器。*NR5A1* 基因位于 9q33 处，编码的 SF1 是一种调节肾上腺和性腺发育的蛋白质。SF1 可以调节正常生殖生理和内分泌功能所必需的很多基因。然而 SF1 以剂量依赖性的方式发挥生理作用。由于 NR5A1 拷贝数对其生物学功能很重要，一些文献报道某些密码子的突变导致 SF1 单倍体功能不全。然而，*NR5A1* 基因是如何导致睾丸萎缩退化还不清楚。而且，法国的一个研究在 24 例先天性双侧无睾症患者中只有 1 例患者检测到 *NR5A1* 基因突变。Brauner 等检测了 26 例患无睾症的男孩的 *SRY*、*NR5A1*、*INSL3* 和 *MAMLD1* 基因，均未发现突变。

（2）子宫内的机械性因素致睾丸扭转：除了"遗传因素决定论"外，子宫内睾丸扭转导致睾丸供血血管损伤和先天性双侧无睾症，通常被认为是另一种先天性双侧无睾症病因机制。这种假设认为妊娠期或出生前、后不久睾丸扭转或者精索血管栓塞，致使睾丸血流供应受阻而使睾丸缺血，逐渐完全萎缩退化。然而目前没有通过栓塞睾丸血管引起动物 BCA 的相关报道。有学者提出睾丸下降不良导致睾丸扭转进而引起血管系统受损的假说，以及睾丸最初的下降不良可能是由遗传突变引起的。在人类中，已知有两个基因与睾丸下降有关，*INSL3* 和 *LGR8*。Vinci 等检测了 14 例先天性双侧无睾症患者的基因，然而并未发现 *INSL3* 和 *LGR8* 基因的突变。

2. 诊断方法

（1）体格检查：BCA 患者阴囊内睾丸缺如，双侧腹股沟触诊一般为阴性。根据文献报道，青春期前 BCA 患者相对于同龄男性可有

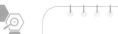

正常阴茎，青春期后患者可表现为阴茎短小。之所以有这种差别，可能是由于青春期前正常男性的雄性激素、促性腺激素处于较低水平，此时阴茎也发育缓慢，而青春期时正常男性性腺轴则处于高水平负反馈平衡，睾酮水平显著升高，是青春期前的 20～40 倍，阴茎发育较快，BCA 患者阴茎长度的区别则显现出来。若未经治疗，青春期患者可不长胡须或者胡须稀少，身体发胖，发音尖锐。先天性双侧无睾症还与其他异常有关，包括严重的智力发育异常及其他身体异常，如颅面部异常。

（2）内分泌学检查：BCA 具有典型的内分泌学特点：FSH 基础浓度升高、睾酮浓度减低、hCG 试验结果阴性。超过 50% 青春期前的 BCA 患者基础血浆 FSH 浓度升高，而 LH 浓度则因人而异，总体上没有增高。根据目前文献报道，0～12 岁的患者睾酮水平一般小于 0.17 nmol/L，大于 12 岁的患者睾酮水平可以达到 3.46 nmol/L。然而根据前列腺癌男性成人切除双侧睾丸后睾酮水平应小于 1.9 nmol/L，所以这提示根据 FSH、LH 和睾酮水平可以粗略推测患者是否有功能性的睾丸组织。本病例中患者睾酮水平达到 2.5 nmol/L，可能来源于肾上腺雄激素的分泌，然而，根据目前的文献报道，无睾症患者的睾酮水平达到 2.5 nmol/L 及以上的病例非常罕见，但超过睾酮去势水平的无睾症患者均为到成年后仍未经治疗的患者，这反映了长期睾酮去势水平对下丘脑－垂体－肾上腺轴的作用，这提示成人型 BCA 可以作为长期低睾酮水平对下丘脑－垂体－肾上腺轴作用的理想研究模型。

血清 AMH 反映了支持细胞的功能，并可用于对男性体内 sertoli 细胞功能和生精管完整性的评估。因此在查体时发现睾丸缺如的男性患者中，血清 AMH 水平与患者是否存在有功能性的睾丸组织有关。

正常男性血清 AMH 值范围分别为 360 ～ 638 pmol/L（1.01 ～ 4 岁）和 309 ～ 566 pmol/L （4.01 ～ 7 岁）。血清 AMH 水平若无法检测到则提示患者可能无功能性睾丸。而 Misra 等检测了 156 位诊断为隐睾的男性患者，血浆 AMH 浓度无法检测到的有 24 例，12 例未发现任何性腺组织，10 例发现纤维残留，2 例有正常睾丸，但却伴有永久性副中肾管综合征（AMH 基因缺陷）。然而虽然 AMH 检测技术经过 20 余年的发展，但是目前由于受实验方法与试剂、类风湿因子、补体、脂质过高、胆红素浓度过高、样本发生溶血、样本细菌污染、样本是否添加及添加何种抗凝剂等众多因素的影响，AMH 检测易出现假阳性。关于 AMH 检测的稳定性仍没有确定的结论。因此，本例患者并没有选择 AMH 检测。

值得注意的是，hCG 试验是通过升高促性腺激素的方式来检验睾丸组织内分泌功能，而基础血浆 LH 浓度升高与 hCG 对睾酮分泌的影响相似，在基础血浆中 FSH 和 LH 浓度均明显升高的情况下，hCG 试验结果对睾酮水平必然无反应性升高，因此这种情况下 hCG 试验是不必要做的，否则徒增患者经济负担而没有意义。

因此，在大多数情况下，测定血浆中 AMH、FSH、LH 和睾酮的浓度将有助于鉴别是否存在有功能性睾丸组织。而在本病例中，由于患者基础血浆中 FSH 和 LH 浓度均显著升高，考虑 hCG 试验无临床意义，而血清睾酮浓度虽然明显低于正常值，但根据目前报道的病例，血清睾酮浓度达到 2.5 nmol/L 以上的 BCA 病例非常罕见。结合影像学检查结果、手术探查指征可明确诊断。

（3）影像学检查：影像学检查对于无睾症和隐睾鉴别有重要价值，超声检查、CT、MRI 发现睾丸可以确诊为隐睾，睾丸的同位素扫描也有助于隐睾的诊断，但临床应用较少。然而通过这些检查隐

笔记

睾患者只有40%的概率发现睾丸，因此单纯依赖影像学检查的阴性结果也不能排除隐睾的诊断。而且根据目前的文献报道，随着影像学技术的进展，BCA患者的影像学检查可以发现腹股沟等部位残留结节样组织，这些组织结节在术中和术后病理确认为精索末端的纤维组织。而阴囊和双侧腹股沟超声和腹部CT扫描、MRI等影像学检查一旦发现明确的睾丸结构，则可以排除该诊断。

（4）染色体和基因检查：如前所述，外周血染色体检查核型为男性正常核型46，XY。而基因突变检查 NR5A1 和 SRY、INSL3 和 MAMLD1 基因突变结果常为阴性。本例患者核型正常，常规基因检测未见突变。结合以往病例报道和研究，对于BCA患者的诊断，染色体核型分析结果正常是BCA诊断的前提，然而目前常规基因的检测对于患者的临床治疗没有明显意义。

（5）手术探查：对BCA患者腹股沟和腹股沟管的检查仅能在精索末端发现有纤维组织残余，而无睾丸组织或睾丸血管。一般腹腔镜探查未能发现睾丸组织。对于经内分泌学检查诊断明确的BCA患者，近年来有学者提出手术探查是否有必要的问题。Teo等回顾性分析了11位BCA患者的内分泌学检查和手术探查结果，发现内分泌学检查和手术探查结果一致率较高。但是，由于缺乏研究、证据不足，目前尚不能得出定论。此外，对于无睾症残留的无功能组织的自然病程尚不清楚，尤其是影像学检查提示在精索末端有结节样组织时，需要与无功能的隐睾鉴别，而目前的内分泌学检查并不能完全确认，所以至少对睾酮水平大于1.9 nmol/L且影像学提示腹股沟或者腹腔残留异常结节时，推荐手术探查。本病例中，患者内分泌学检查提示无功能性睾丸组织或者睾丸功能低下，CT提示双侧腹股沟有0.5 cm左右椭圆形小结节影，残留的组织性质不明，手术探

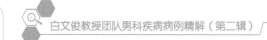

查对于明确诊断、解除患者对隐睾恶变的担忧及后续治疗具有重要意义。

3. 治疗方案

睾酮对性发育、身高及骨骼生长有重要作用，然而对于性腺功能低下的儿童，何时补充外源性睾酮、补充剂量激发青春期发育、达到正常成人身高及骨骼密度尚有争议。正常生理情况下，青春期前睾酮处于较低水平，且对于青春期前儿童的骨质发育并不显著。Vandewalle 等比较了 1 例男性同卵双胞胎，其中 1 位出生时诊断为先天性双侧无睾症，小剂量睾酮替代治疗（睾酮酯类 25 mg/2 周，自正常双生子青春期发育开始时启动），然后逐渐增加。18 岁时相对于正常的双胞胎兄弟，受影响的男孩有较大肌肉横截面积，腰椎和全身的骨密度相似。这提示对于先天性双侧无睾症青春期前患者，低剂量补充睾酮足以激发青春期发育，到达正常成人身高和阴茎长度。迄今为止，口服睾酮、肌内注射睾酮和睾酮凝胶外用是男性最常用的三种睾酮替代疗法。有学者提出，为了患者的阴茎长度和心理健康，在婴儿期就应开始适量补充睾酮，青春期开始时足量补充睾酮，如果经济条件许可可以植入睾丸假体。综上所述，对于 12 ~ 16 岁的患者，可以每 2 周肌内注射睾酮 25 mg，发育停止后每 21 天肌内注射 250 mg 睾酮，或者每日口服十一酸睾酮，发育停止后每日口服十一酸睾酮 120 mg，用药期间定期根据复查性腺激素水平、身高调整药量。本例患者自出生后未接受任何正规治疗，阴茎发育短小，但身高发育基本正常，患者术后有结婚意愿，可通过补充睾酮维持第二性征、提高性欲，改善患者生活质量。患者术后每日口服十一酸睾酮，术后随访 1 个月，患者有性欲，阴茎可正常勃起。然而需要注意长期睾酮补充治疗可能会增加胆系结石的风险。

白文俊教授点评

基因（SRY 等）决定睾丸的分化，睾丸（睾酮和 AMH）决定表型的分化，该患者表型为正常男性，只是性征不足（体毛少，阴茎小），推测在胚胎发育早期(7 ～ 14 周,性分化期)睾丸是存在并发挥了功能，目前的无睾原因不明。

先天性双侧无睾症又被称为胚胎睾丸退化症，是指睾丸组织完全缺失，而男性分化正常，核型为 46，XY。BCA 的发生原因和机制不清，目前推测可能与遗传学异常、外源性内分泌干扰物、病原体感染和睾丸扭转等造成睾丸组织的完全性损害相关。

先天性双侧无睾症患者的影像学表现可以发现部分纤维组织残留，其残留的无功能组织的自然病程尚不清楚。对疑似 BCA 的患者，尤其是影像学检查提示在精索末端有结节样组织时，需要与隐睾鉴别，而目前的内分泌学检查（性激素检查及激发试验）尚无法完全确认，因而对所有该类患者均推荐手术探查。

先天性双侧无睾症患者的治疗比较简单，就是终身补充睾酮治疗，维持其性成熟发育（青少年），以及性功能、代谢和雄激素依赖的身体结构和功能（成年人）。

参考文献

1. ALEX Q A TEO，ABDUL R KHAN，MARTYN P L WILLIAMS，et al. Is surgical exploration necessary in bilateral anorchia. J Pediatr Urol，2013，9（1）：e78-e81.

2. M R ABEYARATNE，W A AHERNE，J E SCOTT. The vanishing testis. LANCET，1969，2（7625）：822-824.

3. RAJA BRAUNER，MATHIEU NEVE，SLIMANE ALLALI，et al. Clinical, biological and genetic analysis of anorchia in 26 boys. PLOS One，2011，6（8）：e23292.

4. D ZENATY，F DIJOUD，Y MOREL，et al. Bilateral anorchia in infancy：occurence of micropenis and the effect of testosterone treatment. J Pediatr，2006，149（5）：687-691.

5. PHILIBERT P，ZENATY D，LIN L，et al. Mutational analysis of steroidogenic factor 1（NR5a1）in 24 boys with bilateral anorchia：a french collaborative study. Hum Reprod，2007，22（12）：3255-3261.

6. FREY H L，RAJFER J. Incidence of cryptorchidism. Urol Clin North Am，1982，9（3）：327-329.

7. MURASHIMA A，KISHIGAMI S，THOMSON A，et al. Androgens and mammalian male reproductive tract development. Biochim Biophys Acta，2015，1849（2）：163-170.

8. NISTAL M，PANIAGUA R，GONZALEZ-PERAMATO P，et al. Perspectives in pediatric pathology，chapter 1. Normal development of testicular structures：from the bipotential gonad to the fetal testis. Pediatr Dev Pathol，2015，18（2）：88-102.

9. MARROCCO G，GRAMMATICO P，VALLASCIANI S，et al. Environmental，parental and gestational factors that influence the occurrence of hypospadias in male patients. J PEDIATR UROL，2015，11（1）：12-19.

10. YUN H J，LEE J Y，KIM M H. Prenatal exposure to dexamethasone disturbs sex-determining gene expression and fetal testosterone production in male embryos. Biochem Biophys Res Commun，2016，471（1）：149-155.

11. RAI M，AGRAWAL J K，SASIKUMAR V，et al. Bilateral congenital anorchia in three siblings. Clin Pediatr（Phila），1994，33（6）：367-369.

12. ROUSSO I，ILIOPOULOS D，ATHANASIADOU F，et al. Congenital bilateral anorchia：hormonal，molecular and imaging study of a case. Genet Mol Res，2006，5（4）：638-642.

13. PARIGI G B，BARDONI B，AVOLTINI V，et al. Is bilateral congenital anorchia genetically determined. Eur J Pediatr Surg，1999，9（5）：312-315.

14. LOBACCARO J M，MEDLEJ R，BERTA P，et al. Pcr analysis and sequencing of the sry sex determining gene in four patients with bilateral congenital anorchia. Clin Endocrinol（Oxf），1993，38（2）：197-201.

15. WERNER R，MONIG I，LUNSTEDT R，et al. New NR5a1 mutations and phenotypic variations of gonadal dysgenesis. PLoS One，2017，12（5）：e176720.

16. HELENA C FABBRI，JULIANA G RIBEIRO DE ANDRADE，ANDRÉA T

笔记

MACIEL-GUERRA，et al. Nr5a1 loss-of-function mutations lead to 46，xy partial gonadal dysgenesis phenotype; report of three novel mutations. Sex Dev, 2016, 10（4）: 191-199.

17. TUHAN H, ANIK A, CATLI G, et al. A novel mutation in steroidogenic factor（sf1/nr5a1）gene in a patient with 46 xy dsd without adrenal insufficiency. Andrologia, 2017, 49（1）. doi: 10. 1111/and. 12589.

18. MELLO M P, FRANCA E S, FABBRI H C, et al. Multifunctional role of steroidogenic factor 1 and disorders of sex development. Arq Bras Endocrinol Metabol, 2011, 55（8）: 607-612.

19. MCELREAVEY K, ACHERMANN J C. Steroidogenic factor-1（sf-1, nr5a1）and 46, xx ovotesticular disorders of sex development: one factor, many phenotypes. Horm Res Paediatr, 2017, 87（3）: 189-190.

20. HUFF D S, WU H Y, SNYDER H R, et al. Evidence in favor of the mechanical（intrauterine torsion）theory over the endocrinopathy（cryptorchidism）theory in the pathogenesis of testicular agenesis. J Urol, 1991, 146（2 Pt2）: 630-631.

21. VINCI G, ANJOT M N, TRIVIN C, et al. An analysis of the genetic factors involved in testicular descent in a cohort of 14 male patients with anorchia. J Clin Endocrinol Metab, 2004, 89（12）: 6282-6285.

22. POOMTHAVORN P, STARGATT R, ZACHARIN M. Psychosexual and psychosocial functions of anorchid young adults. J Clin Endocrinol Metab, 2009, 94（7）: 2502-2505.

23. DE GROUCHY J, GOMPEL A, SALOMON-BERNARD Y, et al. Embryonic testicular regression syndrome and severe mental retardation in sibs. Ann Genet, 1985, 28（3）: 154-160.

24. MARCANTONIO S M, FECHNER P Y, MIGEON C J, et al. Embryonic testicular regression sequence: a part of the clinical spectrum of 46, xy gonadal dysgenesis. Am J Med Genet, 1994, 49（1）: 1-5.

25. 邱智, 孙玉成, 邵强, 等. 前列腺癌患者去势术后的睾酮水平. 中华泌尿外科杂志, 2006, 27（2）: 125-127.

26. VIAU V, MEANEY M J. Testosterone-dependent variations in plasma and intrapituitary corticosteroid binding globulin and stress hypothalamic-pituitary-adrenal activity in the male rat. J Endocrinol, 2004, 181（2）: 223-231.

27. LEE M M, MISRA M, DONAHOE P K, et al. Mis/amh in the assessment of

cryptorchidism and intersex conditions. Mol Cell Endocrinol, 2003, 211（1-2）: 91-98.

28. FREIRE A V, GRINSPON R P, REY R A. Importance of serum testicular protein hormone measurement in the assessment of disorders of sex development. Sex Dev, 2018, 12（1-3）: 30-40.

29. CRACIUNAS L, ROBERTS S A, YATES A P, et al. Modification of the beckman-coulter second-generation enzyme-linked immunosorbent assay protocol improves the reliability of serum antimullerian hormone measurement. Fertil Steril, 2015, 103（2）: 554-559.

30. REY R A, BELVILLE C, NIHOUL-FEKETE C, et al. Evaluation of gonadal function in 107 intersex patients by means of serum antimullerian hormone measurement. J Clin Endocrinol Metab, 1999, 84（2）: 627-631.

31. MISRA M, MACLAUGHLIN D T, DONAHOE P K, et al. Measurement of mullerian inhibiting substance facilitates management of boys with microphallus and cryptorchidism. J Clin Endocrinol Metab, 2002, 87（8）: 3598-3602.

32. LEE MM, DONAHOE P K, SILVERMAN B L, et al. Measurements of serum mullerian inhibiting substance in the evaluation of children with nonpalpable gonads. N Engl J Med, 1997, 336（21）: 1480-1486.

33. RUSTAMOV O, SMITH A, ROBERTS S A, et al. The measurement of anti-mullerian hormone: a critical appraisal. J Clin Endocrinol Metab, 2014, 99（3）: 723-732.

34. 王荟. 影响临床血清 AMH 检测结果的因素分析. 国际生殖健康 / 计划生育杂志, 2017, 36（4）: 300-304.

35. 杨文博，兰轲，张晓威，等. 表现为无精子症的睾丸间质细胞瘤的诊断与治疗（1 例报告及文献复习）. 中国男科学杂志, 2017, 31（5）: 40-46.

36. VIOLETTA CSAKVARY, EVA ERHARDT, PETER VARGHA, et al. Association of lean and fat body mass, bone biomarkers and gonadal steroids with bone mass during pre-and midpuberty. Horm Res Paediatr, 2012, 78（4）: 203-211.

37. SARA VANDEWALLE, EVA VAN CAENEGEM, MARGARITA CRAEN, et al. Growth, sexual and bone development in a boy with bilateral anorchia under testosterone treatment guided by the development of his monozygotic twin. J Pediatr Endocrinol Metab, 2018, 31（3）: 361-367.

38. LEENA NAHATA, RICHARD N YU, HARRIET J PALTIEL, et al. Sperm retrieval

笔记

in adolescents and young adults with klinefelter syndrome：a prospective，pilot study. J Pediatr，2016，170：260-265.

39. N RIVES，J P MILAZZO，A PERDRIX，et al. The feasibility of fertility preservation in adolescents with klinefelter syndrome. Hum Reprod，2013，28（6）：1468-1479.

40. S SQUARZA，U G ROSSI，P TORCIA，et al. Association between cholesterol gallstones and testosterone replacement therapy in a patient with primary hypogonadism. Rev Gastroenterol Mex，2018，83（2）：205-207.

（杨文博）

第二篇
男性泌尿生殖系统疾病

014　Zinner 综合征

病历摘要

患者，男性，34 岁，因体检发现前列腺囊肿就诊。患者无明显不适，发现左肾缺如多年，未进一步诊治。单位例行体检发现前列腺囊肿，于门诊就诊。患者已生育一子，无再次生育需求，就诊时诉性功能、精液量正常，未检查过精液。

体格检查： 双侧睾丸、附睾发育正常，双侧精索可触及，输精管可触及。肛门指诊前列腺上极饱满，质韧，无明显触痛，无波动感。腹部查体未见阳性体征。

辅助检查： 核磁检查示左侧精囊腺增大，其内可见多发大小不

等类圆形短 T_1、短 T_2 信号影，直径大小为 4.5～53.5 mm，最大者 28.2 mm×53.5 mm，DWI 呈低信号影；左侧输尿管扩张，直径为 23.4 mm，迂曲延长；前列腺不大，包膜完整，中央叶与外周带分界欠清晰，未见明显异常信号，前列腺与周围组织分界清晰，未见明显异常信号，膀胱充盈良好，膀胱壁光整，未见明显异常信号，盆腔未见明显异常增大淋巴结。左侧精囊腺多发囊状信号影，考虑精囊腺囊肿可能性大，伴左侧输尿管扩张，考虑先天发育不良可能（图 2-1）。

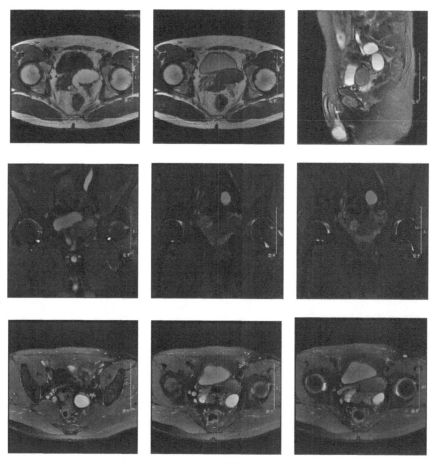

图 2-1 核磁检查

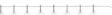

诊断：Zinner 综合征。

治疗：建议患者完善计算机断层扫描尿路造影（computed tomography urography，CTU）检查，必要时行精液检查，并进一步行手术治疗，患者未进一步检查及手术，要求观察病情变化。后续随访，患者无明显不适，但自觉精液量逐渐减少。

病例分析

Zinner 综合征由 Zinner 于 1914 年首次报道，是一种罕见的先天性精囊囊肿合并同侧肾缺如的泌尿生殖系统良性病变，亦有学者报道本病可存在患侧肾脏发育不良而非缺如，故可手术后经病理结果明确有无发育不良的肾脏组织。

Zinner 综合征的出现是由于在胚胎发育早期，中肾管发育出现异常。正常情况下，在胚胎第 7 ～第 8 周时睾丸支持细胞分泌促黑素释放抑制激素，以旁分泌的方式同时引起苗勒管的退化，另一方面分泌睾酮，同样以旁分泌的方式来刺激 Wolff 管分化为附睾、输精管及精囊。若妊娠第 5 ～第 13 周时中肾管发育畸形，则可发生射精管闭锁、精囊阻塞形成囊肿及其他泌尿生殖系统畸形，如同侧肾发育不良或缺如、多囊肾、两性畸形、输尿管发育不全或异位开口于精囊、隐睾和尿道下裂等。

Zinner 综合征多发于 20 ～ 40 岁，发病较隐匿，常无明显症状，多在查体时偶然发现，部分患者可因排尿症状、血精及不育等就诊，可合并泌尿生殖系统其他畸形，如隐睾、尿道下裂、两性畸形及多囊肾等。直肠指检可初步了解病变与前列腺及直肠的关系。B 超检查可发现盆腔无回声囊性病变；经直肠 B 超可提高诊断准确性。本例患者于两家医疗机构检查，均提示前列腺囊肿，经核磁检查后，明确为精囊腺囊肿。以此可见核磁诊断的准确性更高，Arora 等推荐 MRI 为确诊精囊囊肿的首选检查方法。精囊囊肿多位于一侧，与前列腺之间有前列腺包膜分隔，囊肿较大时可对膀胱、前列腺及直肠的挤压表现。完善上尿路影像学检查可进一步明确有无其他泌尿系统畸形，有助于 Zinner 综合征的诊断，避免漏诊及误诊。

在治疗方面，对于有明显症状或因此原因导致不育的患者需要积极行手术治疗，无明显症状的患者则可严密随访观察。手术方式多样，常见的包括经会阴或直肠穿刺抽吸术、经尿道囊肿去顶、开放手术或腹腔镜囊肿切除术。囊肿穿刺抽吸术及囊肿去顶术由于其术后的高复发风险，只适用于基础疾病多、囊肿切除手术不能耐受及高龄患者，对于年轻患者及有生育要求患者不建议行此术式。而开放手术由于对患者手术创伤大、出血风险高、术后并发症多等缺点，现已不作为 Zinner 综合征手术首选术式。1995 年，Carmingnani 等报道了对成年患者行腹腔镜精囊囊肿切除术，后陆续有报道证明腹腔镜手术对于 Zinner 综合征患者是一种安全、有效、可行的治疗方式。近年来，由于机器人辅助腹腔镜手术的广泛临床应用，使得外科微创技术正式进入了智能机器人辅助新时期，机器人手术较传统腹腔镜手术有着明显优势。

白文俊教授点评

Zinner 综合征是由于在胚胎第 5 ～第 13 周时，中肾管发育出现异常，形成的一种罕见的先天性精囊囊肿合并同侧肾缺如的泌尿生殖系统良性病变。Zinner 综合征患者多数无明显不适，少数因排尿异常、精液量减少、血精等就诊。该综合征结合相关影像学表现诊断不难，如果患者没有明显症状或不影响生育，可以观察，若影响排

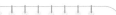 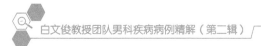

尿或排便，或发生顽固性血精者则选择手术治疗。

参考文献

1. ZHENGWU TAN，BING LI，LAN ZHANG，et al. Classifying seminal vesicle cysts in the diagnosis and treatment of Zinner syndrome：A report of six cases and review of available literature. Andrologia，2020，52（1）：e13397.

2. RONAL KORI，LOVENISH BAINS，PAWAN LAL，et al. Zinner syndrome mimicking bladder outlet obstruction managed with aspiration. Urology annals，2019，11（4）：449-452.

3. GIANMARTIN CITO，SIMONE SFORZA，LUCA GEMMA，et al. Infertility case presentation in Zinner syndrome：can a long-lasting seminal tract obstruction cause secretory testicular injury. Andrologia，2019，51（11）：e13436.

4. CAMPBELL F BRYSON，SOPHIA DELPE，STEPHANIE TATZEL，et al. Robot-Assisted Excision of Congenital Mega-Seminal Vesicle Associated with Zinner's Syndrome. Journal of endourology case reports，2019，5（1）：4-6.

5. MURAT CAN KIREMIT，OMER ACAR，ALAN ALPER SAG，et al. Minimally Invasive Management of Zinner's Syndrome with Same-Session Robot-Assisted Seminal Vesiculectomy and Ipsilateral Nephroureterectomy Using a Single Geometry of Trocars. Journal of endourology case reports，2018，4（1）：186-189.

（耿　冲）

015　儿童胡桃夹综合征合并左侧精索静脉曲张

病历摘要

　　患儿，男性，12岁半。主诉：左侧阴囊肿大下垂、伴腰酸不适半年。患儿白天活动后症状明显，休息后缓解，时有腰腹部酸胀不适感。平时体健，无尿频、尿急、尿痛，无畏寒、发热等不适。患者曾于外院就诊，诊断为"左侧精索静脉曲张"，建议手术治疗，后进一步就诊于河南省某医院，相关检查提示"胡桃夹综合征伴发左侧精索静脉曲张"，建议观察等待，必要时手术治疗。

　　体格检查：患儿体型瘦高（身高 162 cm，体重 45 kg），智力正常；腹部无隆起，双肾区叩痛（-），外生殖器无畸形，P2G2，包皮过长，阴茎牵拉长度 5.4 cm，左侧阴囊及睾丸较对侧下垂、松弛，阴囊表面可见"蚯蚓状"曲张静脉团块，平卧后缩小不明显。触诊：左侧精索静脉增粗明显，瓦氏试验阳性；双侧睾丸约 5 mL，质地可，无触痛；附睾、输精管未触及异常。

　　辅助检查：①实验室检查结果如表 2-1 所示。②泌尿系彩超：左侧精索静脉曲张（左侧精索静脉平静呼吸时内径 2.5 mm，瓦氏动作后内径 3.5 mm，可见血液反流信号）。③肾血管超声：胡桃夹征阳性（仰卧位：腹主动脉与肠系膜上动脉间夹角小于 30°，左肾静脉：夹角处前后径约 3.4 mm，流速增快可达 102 cm/s，狭窄前扩张处前后径约 9 mm，流速 15 cm/s，左肾静脉狭窄前扩张处内径与狭窄处内径比值大于 3）。④腹部 CT：左肾静脉在肠系膜动脉及主动脉夹角处受压，提示"胡桃夹现象"。⑤尿常规：尿蛋白（2+），隐血弱阳性。

表 2-1　实验室检查结果

检测项目	检查结果	参考值	单位
24 小时尿蛋白定量	0.28	0.03 ～ 0.14	g/d
免疫球蛋白	7.1	7.2 ～ 16.8	g/L
补体 C4	0.125	0.16 ～ 0.38	g/L
肌酐	57	59 ～ 104	μmol/L
无机磷酸盐	2.24	0.81 ～ 1.45	mmol/L

诊断：（前）胡桃夹综合征；左侧精索静脉曲张。

治疗： ①加强营养、平衡饮食结构；②防止感冒和过度劳累；③注意劳逸结合，每天保证充足的睡眠和休息；④慎用肾毒性药物；⑤观察病情变化，每隔 3 ～ 6 个月复诊。

随访： 2018 年 11 月 21 日复诊（6 个月后），患儿身高 165 cm，体重 52 kg，左侧阴囊表面曲张静脉团块较前明显减轻，触诊精索静脉不粗。超声下左侧精索静脉平静呼吸时内径 1.8 mm，瓦氏动作后内径 2.0 mm。尿蛋白弱阳性。患儿恢复理想，家属拒绝复查 CT，建议继续保守治疗，半年后复查。

2019 年 4 月 20 日复诊，身高 167 cm，体重 55.5 kg，阴囊表面曲张静脉团块基本消失，左侧阴囊及睾丸较对侧无明显下垂，触诊精索静脉立位及卧位均无明显增粗，乏氏试验阴性。尿蛋白及隐血均阴性。阴囊彩超及肾血管超声提示未见明显异常。

📋 病例分析

胡桃夹综合征（nutcracker syndrome，NCS），又称左肾静脉压迫综合征，是由于左肾静脉穿行于腹主动脉与肠系膜上动脉之间或腹主动脉与脊柱之间受压导致回流受阻引起左肾及其相关静脉属支内压增高而产生直立性蛋白尿、血尿、腰肋腹部疼痛、精索静脉曲张等一系列临床表现的综合征。如果仅发现左肾静脉受压迫，而无其他相关的临床症状，则称为胡桃夹现象（nutcracker phenomenon，NCP）。根据左肾静脉解剖位置特点及受压部位不同，NCS 可以分为 2 种类型：前胡桃夹征和后胡桃夹征。

（1）前胡桃夹征：在解剖上，左肾静脉在汇入下腔静脉的行程中，需经过腹主动脉与肠系膜上动脉之间的夹角。两者一般在正常情况下所形成的夹角为 25°～ 60°（平均 45°），并且其中填充着肠系膜脂肪、淋巴结和腹膜后组织、神经纤维丛等组织，保证左肾静脉穿行于其中不受挤压。但在受某些因素影响后（如青少年、儿童因生长发育形成瘦高体型、椎体过度伸展、肠系膜上动脉起源位置过低、Treitz 韧带过短、腹腔脏器下垂、直立活动时腹腔脏器因重力关系牵拉肠系膜上动脉等），两者间的夹角或者间距变小，左肾静脉受到机械挤压，回流受阻，造成左肾静脉高压。左肾静脉扩张、淤血，引起左肾静脉相关静脉属支淤血甚至出现血液停滞现象，导致肾盂、输尿管黏膜下静脉扩张，窦内压升高，部分患者可形成异常的血管交通支，出现弥漫性出血或者直立性蛋白尿。

（2）后胡桃夹征：后胡桃夹征多为左肾静脉走行变异所致，在临床上较为罕见。左肾静脉汇入下腔静脉的行程较长，期间可发生复杂的解剖变异。

1. NCS 的临床表现

（1）血尿：在剧烈运动、感冒等诱因下，出现反复无症状性的肉眼血尿或镜下血尿。行尿红细胞形态检查，正常形态红细胞比例高，为非肾小球性血尿。

（2）直立性蛋白尿：具体机制目前尚不能明确，普遍认为是因为静脉压高促使肾小球滤过蛋白增加，当超过肾小管重吸收能力时可引起蛋白尿。

（3）疼痛：疼痛多为腹痛或腰部疼痛，可放射到臀部，是生殖腺静脉系统疼痛综合征的一种表现。

（4）左肾静脉受压致生殖静脉血液回流障碍，引起生殖静脉压力升高。男性通常表现为左侧精索静脉曲张。

（5）慢性疲劳综合征：表现为非持续劳动所致的、无明显原因的一种持续或反复的慢性疲劳，疲劳不为休息所缓解。

2. NCS 的诊断标准

现世界上较为公认的诊断标准为：①尿红细胞形态分析示非肾小球源性血尿（即尿中红细胞形态正常大于 90%）；②尿中钙排泄量比正常（Ca/Cr < 0.20）；③膀胱镜检查为左侧输尿管喷血；④肾活检正常或轻微病变；⑤腹部 B 超、CT 及 MRI 表现为左肾静脉受压、扩张；⑥下腔静脉和左肾静脉测压证实左肾回流障碍，左肾静脉压与下腔静脉压力差 > 4 mmHg；⑦排除其他可能引起血尿的病因，如肿瘤、结石、结核、凝血功能异常、中毒和肾小球疾病等。

NCS 诊断的"金标准"是左肾静脉造影，测量其远端与下腔静脉的压力差 > 0.49 kPa 以上（有创），即可确诊。多普勒超声检查对本综合征的灵敏度和特异性分别高达 69% ～ 90% 和 89% ～ 100%，结合其成本低、易于操作等原因，因而被推荐为首选检查。CT 和磁共振能更精确的展示局部解剖的异常，但其不能评价左肾静脉的血流动力学变化。断层超声显像与普通二维超声相比，更为精确，并具有准确定位的功能，项金凤等观察指出断层超声显像技术（tomographic ultrasound imaging，TUI）对 NCS 的诊断的正确率与

笔记

CT 相似。TUI 没有辐射，操作方便，无创、安全，价格低廉，因而将会成为临床判断 NCS 的首选。

3. NCS 的鉴别诊断

NCS 和原发性肾脏疾病都会出现血尿、蛋白尿等临床现象，青少年人群多见，但两者有以下区别：①前者多是发作性血尿、直立性蛋白尿，而后者多是持续性的。②尿红细胞位相检查，若血尿中红细胞形态正常而比例高，说明血尿的主要原因为 NCS；若以异常红细胞为主，说明多合并原发性肾脏疾病。③若出现单纯血尿、单纯蛋白尿或者血尿、蛋白尿并存，尤其是瘦高体型患者，可行左肾静脉彩色多普勒超声检查以确定有无胡桃夹现象，同时行尿红细胞形态、血生化、免疫检测及必要的肾活检等予以鉴别。

4. NCS 的治疗

对于症状较轻，如血尿以镜下血尿为主，腰痛的不适症状能耐受的患者，建议观察和以保守治疗为主。约 75% 以上的 18 岁以下的血尿患者能自行缓解（儿童、青少年，随着年龄增长、身体发育，左肾静脉受压情况可随着侧支循环的建立及肠系膜上动脉起始部周围脂肪等结缔组织的增加得到缓解，淤血状态得以改善）。保守治疗主要包括增加体重和药物治疗，前者通过增加腹膜后脂肪组织来降低左肾静脉张力，后者主要包括阿拉普利等血管紧张素转换酶抑制剂，以改善直立性蛋白尿，阿司匹林也有助于改善肾脏灌注，中医药（健脾益气、凉血化瘀）在治疗 NCS 方面有其独特的优势。综合分析患者病史资料，考虑左侧精索静脉曲张为继发性，属于胡桃夹综合征的临床表现，患儿目前尚年幼，并无引起严重临床表现及肾功能损伤，建议保守治疗。

对于反复发作的肉眼血尿、严重的腰腹痛、贫血、自主神经功能紊乱、肾功能受损或持续性直立性蛋白尿、重度精索静脉曲张形成等情况，经 2 年（年龄小于 18 岁）或 6 个月（成人）的保守治疗措施无效时，建议手术治疗。常见的手术方式主要包括血管内和血管外支架植入、左肾静脉或肠系膜上动脉移位、生殖静脉 – 腔静脉搭桥术、自体肾移植术。手术可以通过开放、腹腔镜或机器人手术进行。各种不同的术式各有其利弊，在保证手术效果的基础上，应尽可能选择微创、性价比高及手术医生擅长的手术方式。

因为 NCS 缺乏特异性临床表现，所以临床中常存在以下现象：由于对本病的认识不足或检测手段有限，仅凭某些临床症状或检测指标而将其误诊为单纯肾实质性病变，或者单纯诊断为左侧精索静脉曲张盲目予以手术治疗。事实上，临床中对于 NCS 合并肾病的案例并不少见，由于 IgA 肾病的临床表现与 NCS 相似，并且易造成误诊，因此，NCS 合并 IgA 肾病也较受到临床医生的关注。两种疾病之间的因果关系，目前尚无定论。因此对于儿童时期的蛋白尿、血尿情况临床上需要考虑上述两种疾病的单独或合并存在，当予以辨别，给予相应处理。另外，鉴于某些诱因，如剧烈运动、感冒可诱发血尿或使血尿反复发作，故应避免上述诱因，使儿童顺利成长度过青春期。

青少年出现的精索静脉曲张，其中原发性比较常见。对于体型瘦弱、发育较快的儿童、青少年，常在剧烈活动、感冒后出现血尿、蛋白尿、左侧腰腹部不适等症状的精索静脉曲张患者合并 NCS 可能性大，临床处理方式的选择影响着其身心健康和成长，基于以下两点笔者认为不可盲目手术治疗。

（1）目前多数观点认为儿童胡桃夹征为青春期的暂时现象，预后良好。因患儿随年龄增长，肠系膜上动脉起始部周围脂肪组织增加，同时有效的侧支循环建立可使淤血得到改善，使肾静脉局部受压程度缓解，相应的临床影响将逐渐消失而无需特殊治疗。

（2）左侧精索静脉属于左肾静脉的侧支静脉，对于 NCS 合并精索静脉曲张的患者，单纯的精索静脉结扎虽能改善精索静脉曲张，但也会失去精索静脉的代偿作用，使原本回流不畅、内压增高的左肾静脉压力进一步增加，最终加重肾脏损害。

白文俊教授点评

青少年精索静脉曲张（varicocele，VC）在临床中并不少见，多数为原发性，可能系静脉结构异常（静脉瓣、静脉壁发育异常等）所致。本病例属于典型的胡桃夹综合征引起的继发性精索静脉曲张，是左肾静脉受压的结果，精索内静脉系统作为压力分流机制而发生迂曲、扩张。临床中对于青少年 VC 首先要明确是原发还是继发，方法很简单，平卧后曲张能完全或明显消退者为原发性 VC，否则考虑继发性可能，应深入检查有无胡桃夹综合征的存在，需借助影像学（血管超声或 CT）证实。青少年以血尿、蛋白尿为首要表现的胡桃夹综合征需与肾实质性病变相鉴别，不排除两者合并存在的可能，结合儿童生长发育特点，评估其影响及严重程度而给予相应处理。对青少年胡桃夹综合征合并 VC 的患者，尤其是血尿和蛋白尿较轻、阴囊坠胀不重者，首先建议保守治疗，主要是增肥，增加腹膜后脂肪组织，缓解左肾静脉受压状况，彻底消除胡桃夹综合征的病理生理学基础和临床表现。对症状较重、保守治疗效果不佳者，可考虑手术治疗，包括血管分流、转流或支架植入等，应充分告知手术的风险（治疗效果不佳、血管吻合口狭窄、栓塞等），以及介入手术后长期抗凝治疗的问题。

参考文献

1. CHEN Y M，WANG I K，NG K K，et al. nutcracker syndrome：an overlooked cause of hematuria. Chang Gung Med J，2002，25（10）：700-705.

2. SKEIK N，GLOVICZKI P，MACEDO T A. Posterior nutcracker syndrome. Vasc Endovascular Surg，2011，45（8）：749-755.

3. KURKLINSKY A K，ROOKE T W. Nutcracker phenomenon and nutcracker syndrome. Mayo Clin Proc，2010，85（6）：552-559.

4. KARAMAN B，KOPLAY M，OZTURK E，et al. Retroaortic left renal vein：multidetector computed tomography angiography findings and its clinical importance. Acta Radiologica，2007，48（3）：355-360.

5. 项金凤，黄枢，闫建平，等. 不同影像学方法诊断左肾静脉压迫综合征的比较. 中国医学影像技术，2013，29（5）：796-799.

6. 梁洪峰，崔慧勤，罗焕江，等. MSCTA 在胡桃夹综合征的临床应用. 中国 CT 和 MRI 杂志，2015，13（2）：61-62.

7. 任虹蓉，张爱平，姜晓宇，等. 胡桃夹综合征合并肾小球疾病患者临床与病理分析. 临床误诊误治，2016，29（4）：79-83.

（王宇刚）

016　前列腺脓肿

📋 病历摘要

　　患者，男性，34 岁，因"间断发热伴尿频、尿急、尿痛、排尿困难 1 个月"入院。患者自诉 1 个月前劳累后出现咳嗽伴发热，最高体温 39℃，发热时伴恶心呕吐，无明显咳痰，无胸腹痛、呼吸困难等不适，就诊于外院考虑上呼吸道感染，予以抗感染治疗（具体不详），症状好转后停药。后逐渐出现尿频、尿急、尿痛、排尿费力、下腹部及会阴不适，再次出现发热，最高体温 39℃。

既往史：2 型糖尿病病史 2 年，未规律用药，血糖控制欠佳，空腹血糖最高 17 mmol/L。

辅助检查：辅助检查如表 2-2 所示。

表 2-2 辅助检查结果

检查项目	检查结果
血常规	白细胞 10.33×10^9/L，中性粒细胞百分比 79%
尿常规	尿潜血（1+），白细胞 665 个 /μL，红细胞 10 个 /μL，细菌 11103 个 /μL，酮体（＋）
糖化血红蛋白	10.1%（空腹血糖 17 mmol/L）
CRP	32.5 mg/L
降钙素原	＜ 0.5 ng/mL
PSA	2.15 ng/mL
泌尿系彩超（门诊）	前列腺增大，内见低回声区大小约 4.9 cm×4.6 cm×3.8 cm，其内未见明显血流信号
前列腺 MRI（门诊）	前列腺脓肿，范围直径约 5 cm

诊断：急性前列腺炎、前列腺脓肿、泌尿系感染、2 型糖尿病。

治疗：住院治疗，在加强抗感染同时拟行超声引导下经直肠前列腺脓肿穿刺引流。给予头孢唑肟钠 2 g bid 抗感染治疗 2 ～ 3 天后，患者体温降至正常，会阴部胀痛感消失，尿频、尿急症状较前明显减轻。此时患者自诉排便时可见脓性分泌物，考虑脓肿经直肠自行破溃，请普外科会诊行直肠镜镜检见直肠破溃瘘口较小，引流畅，无需再行穿刺及其他相关特殊处理，继续抗感染治疗。入院 1 周后复查经腹壁前列腺超声提示：未见明显前列腺脓腔。故停静脉输液，准予患者出院，于门诊继续口服抗生素治疗。

随访情况：患者出院 2 周后门诊复查，诉已停口服抗生素 1 周，无明显不适主诉，体温正常，近 2 周排便时均未见脓性分泌物。于门诊复查经腹壁前列腺超声未见明显脓腔残留，再次行直肠镜镜检见直肠瘘口已愈合（图 2-2、图 2-3）。嘱患者继续药物控制血糖，密切随诊。

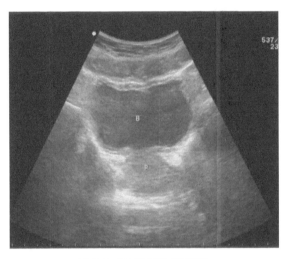

图 2-2 治疗前前列腺超声

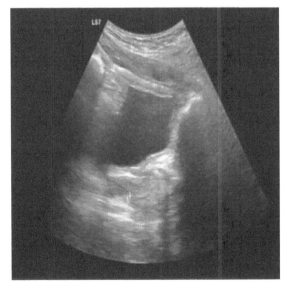

图 2-3 治疗后前列腺超声

病例分析

1. 前列腺脓肿的发病情况

前列腺脓肿（prostatic abscess，PA）是一种男科少见病，国外报道其发病率为 0.5%～2.5%，死亡率可达 3%～18%。好发于 40 岁以上男性，通常认为是由于急性前列腺炎未得到及时治疗或治疗不当，使其隐匿发展，逐渐形成前列腺微小脓肿，最终形成前列腺脓肿。细菌可通过血液、淋巴及直接蔓延三种途径侵入前列腺。PA 的发病机制有两方面，其一是逆行尿道感染，逆行性的尿路感染及感染的尿液在前列腺内返流，引起急性细菌性前列腺炎，是前列腺脓肿最常见的原因，致病菌常为大肠杆菌；其二是血源性感染，临床较为少见，致病菌常为金黄色葡萄球菌。本病例患者在发现脓肿前有典型的急性前列腺炎症状，且尿常规检查提示尿中白细胞及细菌明显增多，符合尿路逆行感染表现。

前列腺脓肿的致病因素包括全身性疾病、膀胱出口梗阻、尿道器械检查和留置导尿管，而糖尿病是最常见的全身性易感因素。本病例患者患糖尿病，且血糖控制较差，为前列腺脓肿好发因素。

2. 前列腺脓肿的诊断

PA 的临床表现类似于急性前列腺炎，无特异性的症状和体征，临床表现以膀胱刺激症状为主，可表现为发热、尿频、尿痛、排尿困难，甚至尿潴留，部分患者可伴有明显会阴痛、血尿、尿道分泌物等，还可合并附睾-睾丸炎。直肠指诊 75% 患者可出现前列腺肿大，35% 患者有前列腺压痛，仅 16% 患者前列腺可触及有波动感。但因直肠指诊可能压迫前列腺脓腔造成患者症状加重，故应尽量避免。血常规和尿常规多有白细胞总数升高和尿脓球。本病例患者有不同程度的上述症状和体征。

超声及 MRI 对 PA 的诊断尤为重要。超声检查可清晰显示前列腺内异常回声，明确脓肿位置、数量和大小，且无创、方便易行，为临床检查之首选。PA 在超声上表现为边缘不齐的厚壁单个或多个低回声或无回声区，无回声区内可有分隔。PA 在 MRI 上的表现取决于其结构组成，典型的前列腺脓腔是坏死液化组织，脓肿壁为纤维肉芽组织，所以脓腔 T_1WI 呈低信号，T_2WI 呈高信号，而脓肿壁 T_1WI 呈等或稍高信号，T_2WI 呈高信号。脓肿后期液化坏死彻底，脓腔内可出现气体，典型者呈气液平面，这也是诊断前列腺脓肿的特征性表现。本病例患者影像学表现均与之相符。

3. 前列腺脓肿的治疗

前列腺脓肿的治疗分为药物和外科治疗。有专家建议将直径小于 1.0 cm 或 1.5 cm 的前列腺脓肿作为药物治疗的指征。抗生素的应用以尿或脓液培养及其药敏结果为依据，早期、足量用药。

如在抗感染治疗后效果不佳，或者脓肿较大，就要尽早行外科治疗，目前多采用超声引导下经直肠或会阴脓肿穿刺引流，较传统的经会阴或直肠切开引流术有创伤小、痛苦轻、病程短、恢复快等优点，且目前尚无穿刺引流导致直肠尿道瘘的报道。疗效不佳者可改行经尿道电切去顶减压术。本病例患者脓肿体积较大，脓肿自行破溃入直肠，客观上起到了充分引流的作用，加之积极有效抗感染，故治疗效果满意。

总之，PA 的诊断有赖于询问病史、临床表现和影像学检查。其治疗主要为抗感染治疗和外科手术处理，其中在经直肠前列腺超声（transrectal prostate ultrasound，TRUS）引导下 PA 抽吸 / 引流术简单有效，无明显并发症，值得推荐。

笔记

白文俊教授点评

前列腺脓肿常是急性前列腺炎的并发症，较为少见，年老体弱、免疫功能减退及控制不佳的糖尿病是易感人群。本病例患者患 2 型糖尿病，血糖控制较差，成为前列腺脓肿好发因素。前列腺脓肿的全身临床表现与急性前列腺炎类似，无特异性的症状和体征，容易误诊和漏诊，故对有特殊表现（如抗感染治疗后症状控制不佳，会阴或肛门部胀痛明显，影响排尿排便）的患者应常规超声检查前列腺，及时发现脓肿以便能及时积极治疗，以免延误病情，出现感染中毒性休克。前列腺脓肿的治疗分为抗感染药物治疗和手术引流治疗，对较大脓肿应在积极抗感染同时，尽早行手术引流，目前超声引导下经直肠或会阴脓肿穿刺引流是首选。但该患者血糖控制差，经直肠穿刺引流存在尿道直肠瘘风险，更应充分评估病情，权衡利弊，抓住合理安全的最佳治疗时机。本病例患者脓肿体积较大，脓肿自行破溃入直肠，客观上起到了充分引流的作用，加之积极有效的控制血糖和抗感染治疗，未出现尿道直肠瘘，治疗效果满意。

参考文献

1. XAVIER RUÍZ PLAZAS, DIEGO ALONSO RODRÍGUEZ, LORENA FERNÁNDEZ BARRANCO, et al. Rectoprostatic fistula unusual presentation of a prostatic abscess. Arch Esp Urol, 2011, 64（1）: 59-61.

2. 黄中红，柳迁乔，轩立华. 前列腺内注射结合前列腺穿刺抽脓治疗前列腺脓肿 38 例临床分析. 中国性科学, 2012, 21（10）: 35-38.

3. SAHBI NAOUAR, NIDHAL ATI, SALEM BRAIEK. Spontaneous rupture into the peritoneal cavity: unusual presentation of prostatic abscess. Int J Surg Case Rep, 2017, 32（1）: 73-75.

4. 朱先存，左鲁生，王峰，等. 超声引导经直肠穿刺治疗前列腺脓肿的价值. 中华全科医学，2010，7（2）：191-223.

5. 缪伟，李宝，聂家秋，等 . 经直肠超声诊断前列腺脓肿 1 例 . 中国医学影像技术，
   2013，29（12）：2014.

6. JAI-WEN LIU，TZU-CHIEH LIN，YAO-TIEN CHANG，et al. Prostatic abscess of
   Klebsiella pneumonia complicating septic pulmonary emboli and meningitis：a case
   report and brief review. Asian Pacific J Tropical Med，2017，10（1）：102-105.

（肖　飞）

017　腮腺炎与睾丸炎

病历摘要

　　患者，男性，27 岁，已婚未育，因双侧腮腺炎后左侧睾丸肿大
2 天入院，伴有发热，体温最高 40.2℃，左侧睾丸疼痛明显，北京某
医院给予阿昔洛韦口服治疗，效果不佳来诊。

　　既往史：否认睾丸外伤史，否认结核病史及其他疾病。

　　体格检查：P5G5，SPL 12 cm，左侧阴囊皮肤红肿，皮温升高，
左侧睾丸较对侧明显增大，约 25 mL，触痛明显，右侧睾丸 15 mL，
质地中等，无触痛，双侧附睾及输精管未触及异常。

　　辅助检查：阴囊彩超（2019.2.8）示左侧睾丸增大并不均质改变
（图 2-4）。化验检查结果如表 2-3 所示。

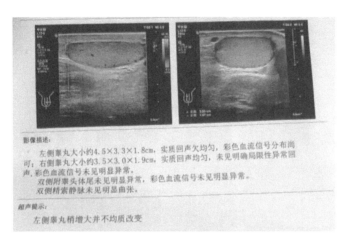

图 2-4　阴囊彩超

诊断：①左侧病毒性睾丸炎；②双侧腮腺炎。

治疗：①一般治疗：卧床休息，抬高患侧阴囊。②药物治疗：左氧氟沙星 0.5 g qd 1 周；重组人干扰素 α-2b 300 万单位皮下注射 qd 12 天。

随访：干扰素治疗 3 天后患者体温正常，5 天后睾丸疼痛症状消失，2019 年 4 月 24 日复查阴囊彩超示双侧睾丸及附睾未见异常（图 2-5），精液分析结果正常。

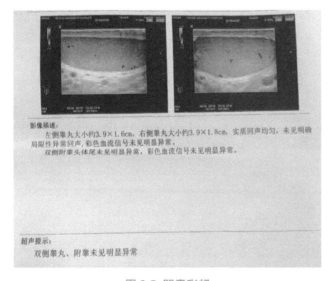

图 2-5　阴囊彩超

表 2-3 化验检查结果

检测日期	检查项目	结果	参考值	单位
2019.1.31	血常规	白细胞：18.36	3.5 ~ 9.5	×10⁹/L
2019.2.11	卵泡刺激素	7.70	1.27 ~ 19.26	IU/L
2019.2.11	泌乳素	35.40	2.64 ~ 13.13	ng/mL
2019.2.11	睾酮	13.61	6.07 ~ 27.1	nmol/l
2019.2.11	黄体生成素	7.53	1.24 ~ 8.619	IU/L
2019.2.11	精液分析	精液量 1.5 mL，pH 7.5，精子总活力 13.61%，精子前向运动力 10.56%，精子浓度 242.55×10⁶/mL，精子总数 363.83×10⁶/mL	精液量≥ 1.5 mL，pH≥ 7.2，精子总活力≥ 40%，精子前向运动力＞32%，精子浓度≥ 15×10⁶/mL，精子总数≥ 39×10⁶/mL	
2019.2.25	精液分析	精液量 1 mL，pH 7.40，精子总活力 6.45%，精子前向运动力 5.38%，精子浓度 12.53×10⁶/mL，精子总数 12.53×10⁶/mL		
2019.4.24	精液分析	精液量 3.5 mL，pH 7.50，精子总活力 47.78%，精子前向运动力 32.91%，精子浓度 220×10⁶/mL，精子总数 769.98×10⁶/mL		

笔记

病例分析

　　腮腺炎合并睾丸炎多为病毒性睾丸炎，由腮腺炎病毒引起，肠病毒、柯萨奇病毒、水痘带状疱疹病毒致病者少见，主要通过血行播散，也可通过淋巴播散或输精管道蔓延而至。腮腺炎病毒是一种有包膜的 RNA 病毒，属副黏病毒科，主要通过呼吸道传播。病毒感染上呼吸道黏膜并在其上皮内进行复制，然后释放入血形成病毒血症，定位于腮腺小管内皮后继续复制入血形成第二次病毒血症，感染其他器官，如生殖器官、神经组织及胰腺组织等。腮腺的基膜与青春期睾丸的基膜相似，容易继发睾丸损伤，产生自身免疫反应。炎症时睾丸生精小管上皮显著充血，有出现斑点及大量中性粒细胞、淋巴细胞和巨噬细胞浸润，血 - 睾屏障遭到破坏，生精小管有不同程度肿胀、变性、萎缩。发生本病时，睾丸间质可见水肿，浆液纤维蛋白性渗出物出现，睾丸明显肿大。

1. 腮腺炎病毒损害睾丸的病理机制

　　腮腺管堵塞，病毒回流受阻，血行传播侵犯睾丸，患侧睾丸曲细精管充血、实质水肿、浆液渗出、精细小管上皮出现坏死及出血、管周淋巴细胞浸润，导致曲细精管受压坏死，间质纤维化，最终出现睾丸萎缩。病毒性睾丸炎可引起男性生殖激素水平紊乱，由于炎症损害睾丸间质细胞，降低其合成及分泌雄激素的能力，出现血清睾酮水平下降，改变下丘脑 - 垂体 - 性腺轴对生殖激素的调控活动，通过负反馈机制使垂体分泌 LH、FSH、泌乳素水平升高。

2. 鉴别诊断

　　（1）急性细菌性睾丸炎：常继发于泌尿生殖道感染，如尿道炎、膀胱炎、前列腺炎、前列腺增生症切除术后或长期导尿患者，单侧发病多见，起病急、进展快，患侧睾丸肿胀疼痛，阴囊红肿，疼痛可向同侧腹股沟或下腹部放射且多伴有高热、寒战、恶心、呕吐等全身不适症状。

（2）急性附睾炎：附睾炎可蔓延至同侧睾丸，伴有阴囊肿痛等症状，局部症状重，全身症状轻，可伴有排尿症状，早期易与睾丸炎鉴别，后期因睾丸被动充血而易误诊，B超对鉴别两者有重要作用。

（3）睾丸扭转：多发生于青少年（也可发生在任何年龄人群），发病前多有剧烈活动史，患侧睾丸突然疼痛剧烈伴明显触痛，呈持续性，可有阵发性加剧，疼痛常放射至同侧腹股沟及下腹部，伴有恶心、呕吐。无泌尿系感染症状。由于提睾肌痉挛与精索扭转缩短，睾丸位置上提或变为横位，抬高睾丸疼痛加重（Prehn征），无发热，扭转时间较长者由于局部肿胀严重，常不能触清睾丸和附睾。彩超有助于鉴别及明确睾丸血供情况，可见睾丸血流灌注减少，但尽管彩超检查敏感性高，在怀疑发生睾丸扭转时，外科手术探查也是必要的。

（4）睾丸和附睾附件扭转：多见于青春期前男孩，可出现阴囊肿痛，其疼痛较轻，局部肿胀也较轻，但触诊睾丸与精索关系往往无异常，睾丸附睾在阴囊内的位置无变化，精索无扭转缩短，B超有助于鉴别。有时症状和体征与急性附睾炎难以区别，必要时尽早手术探查。

（5）腹股沟斜疝嵌顿：当进入阴囊的斜疝嵌顿时亦可出现阴囊肿块，但患者有长期腹股沟疝病史，发作时伴有腹痛、腹胀、肠鸣音亢进和停止排气、排便等症状，B超有助于鉴别。

3. 治疗

（1）一般治疗：卧床休息，加强营养，避免辛辣刺激性食物。

急性期托起阴囊，局部冷敷或外用阴囊冷敷贴，利于睾丸降温，对保存睾丸生精功能和内分泌功能有利；后期局部热敷，外用50%硫酸镁，加速炎症吸收、消肿止痛，缩短睾丸水肿期。

（2）药物治疗

①干扰素：干扰素 α-2b 具有广谱抗病毒、提高免疫功能作用，可抑制多种 RNA 病毒，同时对病毒复制也有抑制作用，干扰素与细胞表面受体结合诱导细胞产生多种抗病毒蛋白，抑制病毒在细胞内增殖，增强巨噬细胞、自然杀伤细胞免疫活动。干扰素利用 mRNA 的降解，使其转录和蛋白合成被阻断，避免病毒复制；利用其对 β 淋巴细胞的抑制作用，使过强的体液免疫受到抑制，将巨噬细胞、T 淋巴细胞及 NK 细胞激活，增强细胞免疫，改善免疫功能。

干扰素不仅能使早期腮腺炎合并睾丸炎急性症状迅速得到改善，缩短病程，还对睾丸器质性损伤有预防作用，避免生育力丧失。近年来国内外均有人使用重组人干扰素 α-2b 300 万单位皮下注射（1次/日，疗程 10～14 天），其不仅能够迅速缓解局部症状，不能预防睾丸萎缩。

②抗生素合并细菌感染可加用广谱抗生素，建议选择透过血睾屏障药物，如左氧氟沙星或盐酸米诺环素等。

③糖皮质激素：急性期应用糖皮质激素可以减少对睾丸的损害、防止睾丸萎缩。推荐泼尼松成人 40～60 mg、氢化可的松 200～300 mg，儿童酌减，连续使用 3～5 天停药。

④消肿止痛药物对症治疗：可用1%利多卡因 20 mL 做精索封闭，以缓解睾丸肿胀和疼痛，亦有改善睾丸血运、保护睾丸生精功能的作用。

白文俊教授点评

病毒性睾丸炎（腮腺炎病毒、柯萨奇病毒等所致）比较常见，通常发生于青春期启动后的青少年（儿童期极罕见），单侧或双侧睾丸感染，表现为原病毒感染（腮腺炎、手足口）后突起的阴囊胀痛和高热。据研究报道发现，病毒性睾丸炎的主要病理改变在睾丸间质，间质水肿压迫精曲小管组织发生变性和生精细胞脱落，以致后期出现精曲小管纤维化和生精功能障碍。为挽救睾丸组织，保护患者的生精功能，应该尽快明确诊断，迅速给予强力的抗病毒治疗。该患者睾丸肿大前有明确的腮腺炎病史，左侧阴囊肿大疼痛，伴有发热症状，B超报告左侧睾丸弥漫性增大，血流丰富，考虑为急性睾丸炎、腮腺炎病毒感染可能性大。当即给予重组人干扰素 α-2b 300 万单位皮下注射，同时给予左氧氟沙星口服治疗睾丸继发性细菌感染。病毒性睾丸炎的治疗疗程应按照治疗反应而定，至患者睾丸肿痛和发热症状完全缓解、睾丸体积恢复常态、B超检查双侧睾丸回声和血流正常即可停药，通常需要 7 ～ 14 天。

参考文献

1. 白文俊，王晓峰 . 现代男科学临床聚焦 . 北京：科学出版社，2016：230-232.
2. 吕家驹，徐祗顺，王法成 . 实用临床男科学 . 济南：山东大学出版社，2005：683-684.
3. 李至海，陈福安 . 干扰素治疗流行性腮腺炎合并睾丸炎临床应用 . 医学信息（下旬刊），2010，23（6）：303.

（孙寿媛　米禹豪）

018　顽固性尿频

病历摘要

患者，男性，32 岁。主诉：下腹部不适伴尿频 2 年。患者于 2 年前由于工作紧张、生活忙碌、压力大等原因出现下腹部隐痛不适及尿频。下腹部隐痛感觉疼痛模糊，时有时无，为坠痛不适，每天排尿 6 ～ 8 次，每次尿量正常，无尿痛、尿急、尿道口"滴白"等症状。在网上查询相关的疾病信息，发现网上男性患前列腺炎有此两项症状很多，于是认为自己也患前列腺炎，在多家医院就诊，按前列腺炎治疗，间断口服 α - 受体阻滞剂及前列舒通胶囊治疗，症状无好转，间断性加重。自觉下腹不适进一步加重，焦虑、抑郁明显。后又出现头晕、视物模糊、四肢无力、夜间难以入睡等症状。患者就诊过程中多次做过尿常规、前列腺液、B 超等检查。尿常规：正常。前列腺液：白细胞＜ 10 个 /HPF，红细胞＜ 5 个 /HPF，卵磷脂小体（3+ ～ 4+）。泌尿系 B 超：未见异常。患者不相信所有检查结果，固执地认为自己"有病"，并四处寻医，为进一步诊治，2019 年 4 月来大庆某医院就诊。患者病程中饮食正常，精神、体力一般，大便正常。

体格检查：男性第二性征正常，乳腺无增生，腋毛及阴毛分布正常。阴茎牵拉长度 12 cm，包皮过长，可上翻显露龟头。尿道口无狭窄，未见分泌物。阴囊外观正常，双侧睾丸体积等大，各约 14 mL，质地中等，附睾发育正常，无压痛，未触及硬结。双侧精索正常，输精管可触及，无增粗及压痛。

辅助检查：尿常规正常；HAD：16+11 分；前列腺液检查如表 2-4 所示。

表 2-4 前列腺液检查结果

检验项目	检验结果	参考值
颜色	乳白色	
白细胞	1 ～ 3 个	< 10 个 /HPF
红细胞	–	< 5 个 /HPF
卵磷脂小体	+ + +	3+ ～ 4+

诊断：①顽固性尿频；②焦虑状态；③抑郁状态。

治疗方案：①舍曲林片 50 mg，1 次 / 日，口服；热淋清颗粒 4 g/ 次，3 次 / 日，口服。②建议患者心理咨询。

随访：患者治疗 14 天后，下腹部隐痛稍有减轻，每天排尿 5 ～ 6 次，每次尿量不少，入睡困难稍有改善，头晕、视物模糊、四肢无力等症状与治疗前没有明显变化，治疗过程中无尿痛、尿急、尿道口"滴白"等症状。因为症状已有减轻，停用热淋清，继续应用舍曲林治疗。

患者治疗 30 天后，下腹部无隐痛不适，每天排尿 5 ～ 6 次，每次尿量正常，能够正常入睡，睡眠质量可，头晕、视物模糊、四肢无力等症状与治疗前明显减轻，无腹泻、厌食、恶心、心悸等不适症状。继续应用舍曲林治疗。

患者治疗 60 天后，下腹部无隐痛不适，每天排尿 5 ～ 6 次，每次尿量不少，能够正常入睡，睡眠质量可，无头晕、视物模糊、四肢无力，无腹泻、厌食、恶心、心悸等症状。患者经过系统治疗症状消失，结束治疗。

笔记

病例分析

　　该患者为青壮年男性，因下腹部不适及尿频在多家医院就诊，各医院均按照前列腺炎治疗效果不佳，患者产生较大心理负担。我们回顾一下前列腺炎一些基本知识，前列腺炎是男性青壮年的常见病、多发病。虽然它不是一种直接威胁生命的疾病，但严重影响患者的生活质量。前列腺炎分为四型：Ⅰ型为急性前列腺炎，Ⅱ型为慢性细菌性前列腺炎，Ⅲ型为慢性非细菌性前列腺炎［Ⅲ型又可分为ⅢA型（炎症性）和ⅢB型（非炎症性），ⅢA型前列腺液中白细胞的数量升高，ⅢB型前列腺液中白细胞的数量不升高］，Ⅳ型为无症状性前列腺炎。慢性非细菌性前列腺炎（Ⅲ型）的发病机制、病理生理学改变还不十分清楚，临床上缺乏客观的诊断及疗效评判标准，治疗效果欠佳，症状复发率高，治愈率低，通常的抗感染治疗效果不佳使患者背负严重的经济和心理负担。从医生临床接诊的患者情况分析，许多患者对该病缺乏基础知识，不少人因社会上的谬传产生严重的心理负担，有些人辗转全国看了多家医院，使用了大量药物和其他一些不恰当的治疗方法，花费巨大，或有被江湖医生骗财误治者，造成严重后果。前列腺炎治疗后患者判断疗效的指标有两个：一个为主观指标，即患者原来的各种不适是否消失或者明显减轻，若肯定则表明治疗有效；另一个为客观指标，即在医院里复查前列腺液。临床上以主观指标为主，客观指标为辅。患者症状不能完全消除有两个方面的可能：一是患者本身就存在着其他病变被误诊为慢性非细菌性前列腺炎，若按前列腺炎治疗，则必然效果不佳。如患前列腺炎的同时还患有腰肌劳损的患者，其腰痛的症状不能随慢性前列腺炎的治愈而消失。又如同时患有精索静脉曲张、慢性附睾炎等的患者有阴囊的坠胀不适，在慢性前列腺炎治愈后仍继续存在。对于这些患者，必须明确病因并进行相应疾病的治疗。

顽固性尿频是指泌尿和神经系统无器质性疾病，而出现以尿频、尿急为主的一组功能性排尿障碍的临床症候群，也有学者命名为心理性尿频、尿道综合征等，我们认为称为顽固性尿频可能更准确，其临床特点：①神经及泌尿系统检查多无阳性发现。②以尿频、尿急为主要症状，常伴有精神和神经衰弱症状，如头痛、头晕、视物模糊、四肢无力、心慌、胸闷等症状。症状时轻时重，以白天为著，病程较长。目前对本病发病机制不十分清楚，学者们认为这种排尿紊乱是膀胱副尿肌和尿道括约肌协同失调的表现，主要有两种变化：①尿道外括约肌和盆底肌肉痉挛；②膀胱副尿肌反射亢进，精神紧张，如焦虑、抑郁及长期不正常的排尿习惯，均可导致上述改变。此例患者根据症状、体征结合辅助检查可以排除慢性非细菌性前列腺炎等疾病，考虑为焦虑抑郁而引起的顽固性尿频。

📋 白文俊教授点评

临床上，大多数像该病例这样的患者，性格内向，敏感多疑，精神过度紧张，微有不适或排尿异常就忧心忡忡，自认为患上了前列腺炎且非常严重。根据患者症状、体征及辅助检查除外睾丸炎、泌尿系统感染、包皮龟头炎、前列腺炎等疾病时，应考虑患者所患疾病为"顽固性尿频"，对于这类患者的治疗，需采用双管齐下的对策（心理疏导＋抗焦虑、抗抑郁治疗）。如患者的心理压力不严重时，可自行调节，保持稳定平和的心态，可视病情适当进行户外运动，多转移注意力，可使得症状明显改善；如果患者的心理压力严重，PHQ-9 筛查量表评分及 GAD-7 筛查量表评分 10 分，必须进行心理疏导＋抗焦虑、抗抑郁治疗。

参考文献

1. 陈宇萍.调神健脾汤治疗精神性尿频35例.光明中医，2017，32（17）：2498-2500.

2. 王璐.神经性尿频中医诊疗指南制订的研究.南京：南京中医药大学，2018，49（46）.

（隋广涛）

019 血精症

病历摘要

患者，男性，42岁，教师。主诉：反复发作性血精10余年。

现病史：10年前性生活后出现血精，伴有腰骶、会阴部疼痛不适。当地医院诊断为"精囊炎"，给予抗炎、对症治疗后，疼痛不适消失，排精3～5次/月，血精持续存在，多次精液微生物培养阴性。期间间断给予抗生素、非那雄胺、中成药治疗效果不佳。2014年10月，行精囊镜检术，精囊镜下见精阜饱满隆起，前列腺小囊腔扩张，黏膜粗糙，表面充血，炎性改变；射精管开口狭窄；两侧精囊均扩张，右侧更明显，皱褶变浅，囊液浑浊，未见明显出血点。处理：充分扩张双侧射精管开口，双侧精囊分别用生理盐水予以冲洗，再用稀碘伏溶液进行冲洗。术后2个月，同房再次出现血精，后发作频繁，排精3～4次/月，每次射精均出现血精，特来求诊于中医治疗。目前患者神情焦虑，睡眠不佳，易汗出，饮食尚可，勃起硬度下降，精液淡红色夹有暗红色血块，偶有会阴坠胀不适，大便偏干。舌质

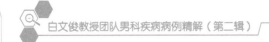
淡红，边有齿痕，苔薄白；脉弦细数。既往体健。专科查体未见异常。
实验室检查：血常规、血凝、PSA 未见异常。计算机辅助精子分析
（computer-aided sperm analysis，CASA）：精液 3 mL，颜色淡红色
夹有暗红色血块，镜下可见大量红细胞。

西医诊断：精囊炎、血精。

中医诊断：血精、脾肾气虚、湿热血瘀。

治法：补益脾肾，清热利湿，化瘀解毒。

处方：知母 10 g、黄柏 12 g、绵萆薢 20 g、黄芪 30 g、炒白术
12 g、玄参 12 g、土茯苓 15 g、茯苓 10 g、茜草 10 g、仙鹤草 20 g、
白茅根 20 g、大小蓟 10 g、五味子 10 g、三七 6 g、生地黄 15 g、山
萸肉 10 g。

注意事项：①放松心情，抛弃压力，保持良好心态；②适当休
息，避免性冲动和性生活，禁忌烟酒、辛辣刺激性食物和长距离骑车；
③血精消失后仍应休息 2 周，同房也不宜过频、过激烈。

随访：服药 2 周后排精 2 次，未见血精，上方基础上加减，继
续巩固 4 周。随访 1 年未复发。1 个月前同房后再次出现血精，颜色
鲜红。2018 年 10 月 8 日北大某医院精囊 MRI 示：双侧精囊腺腺管
壁增厚，炎症可能；前列腺外周带炎症改变。2018 年 10 月 10 日就
诊时患者神情焦虑，睡眠不佳，饮食尚可，精液淡红色，偶有腰酸、
会阴坠胀不适，二便可。舌质淡红，边有齿痕，苔薄白；脉弦细数。
辨证：脾肾气虚，湿热血瘀。给予中医治疗，处方：知母 10 g、黄
柏 12 g、绵萆薢 20 g、黄芪 30 g、炒白术 12 g、玄参 12 g、土茯苓
15 g、太子参 10 g、茜草 10 g、仙鹤草 20 g、白茅根 20 g、大蓟 10 g、
五味子 10 g、三七 6 g、生地黄 15 g、山萸肉 10 g。注意事项同前。
2 周后复诊：排精 2 次，第 2 次血精消失，继续服药巩固 2 周。停药

随访至 2019 年 9 月 21 日，患者性生活 1～2 次 / 周，未见血精。

病例分析

　　血精作为一种临床表现，许多原因都会导致血精的发生，如反复性刺激，久而不射；性生活过少或过频；性交突然中断；过度饮酒，嗜食辛辣刺激等因素皆可诱发血精。此类患者往往无其他不适的症状，可以通过改善性生活节律和调节生活方式而达到治愈的目的。病理性血精多由精囊腺或前列腺疾病导致，主要见于炎症或感染，其他常见病因还有前列腺增生及精囊或前列腺的结核、结石、囊肿、肿瘤，射精管的梗阻等。另外，顽固性高血压、高血压肾病、肝硬化、恶性淋巴瘤、血友病及某些药物（如抗血栓、抗凝等药物）也可以诱发血精。顽固性血精症患者，需要排除泌尿生殖系恶性肿瘤，同时，要考虑到结核或血液疾病的可能性。研究显示，精道耐药菌感染、精囊慢性炎症继发结石形成、射精管梗阻扩张、精囊囊肿、后尿道静脉曲张等均是顽固性血精症难治的重要原因。

　　本例患者精囊慢性炎症导致的血精，反复发作，经常规治疗、精囊镜治疗效果不佳。中药口服治疗 2 周后，血精消失，巩固 4 周。1 年后再次出现血精，中药治疗 2 周后血精消失，随访 11 个月未复发。血精属中医"血精症""血症"等范畴，中医认为血精主要由脾肾亏虚、气不摄血，或热入精室、络破血溢，或瘀血阻络所致。其急性期多与湿、热、瘀有关，慢性期多与气虚、阴虚有关，无论是何种原因造成的精室血络受损均可出现血精。中医治疗血精要在辨证的基础上应用，明辨标本虚实，治疗之中不可过敛、过行或过补，过敛则留瘀，过行则血甚，过补则滋腻。

　　患者发病之初血精伴有明显的伴随症状，证属湿热火毒下注精

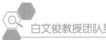
室，损伤血络血溢脉外而致血精；疾病渐进，阴虚火旺，虚热内炽脉络受损而致血精；久病入络，瘀血内阻，血不归经溢于脉外而致血精；疾病后期，脾肾亏虚，气失固摄血溢脉外而致血精。正虚邪恋，乃成虚实夹杂之证。本病辨证为脾肾气虚，湿热血瘀。方中黄芪、炒白术、茯苓健脾益气，恢复脾主统血之功；生地、山萸肉、五味子补益肝肾，收敛固涩；知母、黄柏、绵萆薢、土茯苓清热利湿解毒；白茅根、玄参、大蓟凉血止血；茜草、三七活血止血；仙鹤草收敛止血。全方共奏补益脾肾、清热利湿、化瘀解毒之功。

现代药理研究表明，清热利湿药可以通过调控非特异性免疫功能，抑制过度的炎症反应，改善局部炎症和组织损伤，还具有显著抗菌作用，对多种病原微生物有抑制和杀灭作用；活血化瘀药可扩张局部血管，增加血流量，改善循环，抑制结缔组织增生，促进炎症吸收，疏通腺管，消散分泌物，对消除炎性浸润有很好的效果；凉血止血药有明显缩短出血时间、降低毛细血管通透性、增强网状内皮系统吞噬功能的作用。另外，凉血止血药具有抗病原微生物、止血、抗炎、抗菌及抗过敏等作用。收敛止血药可使凝血时间缩短，还有抗炎、抗病原微生物的作用。益气健脾药能提高机体的非特异免疫功能，能增强外周白细胞和网状内皮系统的吞噬功能，以促使炎症消除。

白文俊教授点评

血精多数病因不明，与生殖管道、生殖腺及尿道任意部位出血有关。对于长期存在或反复发作的血精患者，尤其是中年以上男性，均需要排除有无继发性因素，如生殖道感染炎症、结石、结构异常、肿瘤和凝血功能异常等，可做相应的检查和检验。对于血精量少、陈旧性血精、没有其他继发因素者，可以给予心理疏导和生活指导，不必药物和其他治疗。如果血精反复发作，出血量较大，并是新鲜出血者，应给予止血药物治疗。对继发性血精者，应针对病因治疗，必要时采取手术治疗（如精道内镜）。中草药对血精的治疗机制不明，需要长期随访，观察疗效。

参考文献

1. 陈梓甫.血精症的病因诊断及治疗.中华男科学杂志，2008，14（10）：867-870.

2. MICHAEL J MATHERS, STEFAN DEGENER, HERBERT SPERLING, et al. Hematospermia symptom with many possible causes. Dtsch Arztebl Int, 2017, 114（11）: 186-191.

3. 肖恒军，刘小彭，张炎，等.顽固性血精症原因分析和治疗对策.中华腔镜泌尿外科杂志（电子版），2012，6（05）：392-395.

4. 丁见，汤育新，唐正严，等.经自然腔道精囊镜诊治顽固性血精的经验探讨.中国男科学杂志，2018，32（01）：37-41.

5. 秦国政.中医男科学.北京：中国中医药出版社，2012：173-174.

6. 钟赣生.中药学.北京：中国中医药出版社，2016：82，188，252，270，365.

（韩　亮）

020　阴茎断裂

病历摘要

　　患者，男性，50 岁，因外出 2 日未发生性关系，与爱人性交时用力过猛突发阴茎疼痛伴疲软 3 小时就诊。平素性生活频率 1 次 / 日。

　　体格检查：P5G5，SPL 14 cm，包皮过长，双侧睾丸 18 mL，阴茎及阴囊皮下淤血明显（图 2-6），未见排尿困难及肉眼血尿，检查彩超示阴茎海绵体局部断裂伴血肿形成（图 2-7）。

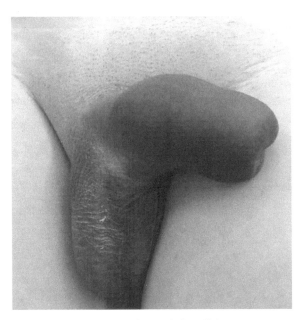

图 2-6　阴茎、阴囊皮下淤血

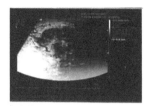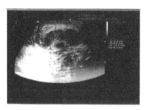

超声所见：

右前支阴茎海绵体根部外侧壁连续性中断，范围约1.0x0.7cm，占右前支海绵体横断面积的1/3,其外前方可见布满阴茎皮下组织的血肿回声。

超声提示：

阴茎海绵体局部断裂伴血肿形成

图 2-7 超声检查

诊断：①阴茎白膜破裂；②阴茎阴囊血肿形成。

治疗：急诊在腰麻下行阴茎探查术，取冠状沟下方环形切口，阴茎深浅筋膜之间阴茎脱套，至阴茎根部可见右侧海绵体白膜长约1.0 cm 破裂口（图 2-8），局部海绵窦挫伤明显，探查未见明显阴茎背动静脉及神经损伤，无尿道损伤，证实为阴茎白膜破裂、阴茎血肿形成，遂以 3-0 可吸收线沿阴茎长轴间断缝合破损白膜，局部缝合严密，探查局部无明显渗漏，清除阴茎血肿，4-0 可吸收线缝合Buck 筋膜（图 2-9）及皮肤伤口，弹力绷带包扎阴茎，术后保留尿管（图 2-10）。术后给予头孢呋辛抗感染治疗，给予七叶皂苷钠及迈之灵消肿治疗，定期伤口换药，术后 1 周拔除尿管，伤口拆线出院。术后 3 周复诊见包皮炎性增厚（图 2-11），上翻困难（图 2-12），右侧海绵体根部可触及直径约 1 cm 硬结，口服迈之灵及他莫昔芬治疗，术后 3 个月行包皮环切术，预后良好。

随访：随访 12 个月，患者阴茎勃起硬度Ⅲ级，无阴茎弯曲，性生活满意。

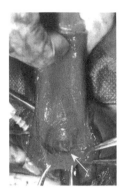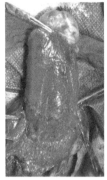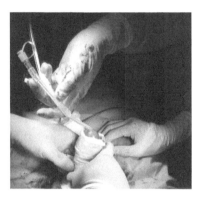

图 2-8 白膜破裂　　图 2-9 修补术后　　图 2-10 包扎导尿

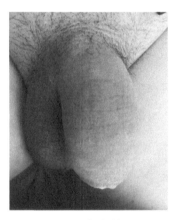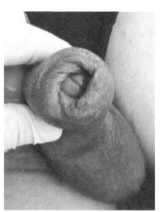

图 2-11 包皮增厚　　图 2-12 包皮上翻困难

病例分析

阴茎断裂是阴茎海绵体白膜的破裂，白膜是由弹力纤维、网状纤维和胶原纤维组成的双层结构，内层为环形纤维束支撑并包容阴茎海绵体组织，外层为纵向排列结构纤维，但在 5～7 点处缺损，也是白膜损伤易发部位。白膜完整性是阴茎勃起功能良好的解剖前提，白膜不仅赋予阴茎良好的伸展性和组织张力，而且参与调节阴茎海绵体静脉闭锁功能，维持阴茎勃起状态。白膜疲软状态厚度为

2 ～ 3 mm，勃起后变薄，为 0.25 ～ 0.5 mm，脆性增加，钝性损伤易导致白膜破裂。

阴茎断裂有明显外伤史，发生于阴茎勃起状态，性生活时损伤多见，突然听到"咔嚓"声后，即刻出现阴茎疲软伴有疼痛，随后出现阴茎和（或）阴囊会阴部皮下淤血，导致临床医生很难确定白膜破损情况，阴茎海绵体彩超检查能够准确判断白膜的连续性，定位白膜损伤部位及大小。性生活损伤史、突发阴茎疼痛伴疲软、阴茎或阴囊皮下淤血结合阴茎彩超检查可明确阴茎白膜破裂。

阴茎断裂确诊后急症行阴茎白膜修补术和血肿清除术。术中可全面了解白膜损伤情况，若白膜破损处探查困难，海绵体注射美兰有助于寻找破裂口，注意阴茎背动静脉及神经损伤的探查，留置导尿管有助于判断是否存在尿道损伤，以 3-0 或 4-0 可吸收线沿阴茎长轴间断缝合阴茎白膜破损数针，阴茎根部用止血带临时结扎，海绵体内注入生理盐水观察有无阴茎弯曲及局部渗漏，以预防术后阴茎硬结症和阴茎弯曲的发生。

陈国晓报道阴茎断裂夏季发病率高，与粗暴性交、暴力手淫和勃起时碰撞硬物有关。女上位和后入位容易发生阴茎断裂，前者用力方向不受自我控制，阴茎滑脱阴道后易被女性"坐"折，后者因体位变化，阴茎滑脱顶在臀部或骶尾骨上而造成损伤，与性生活粗暴有关，其次是粗暴手淫，阴茎海绵体较尿道海绵体损伤多见，与充血多、硬度强有关。该患者属于性活跃人群，因其采用后入路方式且性生活粗暴而导致阴茎断裂的发生。

阴茎断裂白膜毁损严重者，建议早期药物治疗抑制夜间勃起，氯米帕明 25 mg bid 抑制快动眼（rapid eye movement，REM）睡眠，压制夜间勃起发生，效果显著；应用雌激素抑制夜间勃起起效慢，用药周期长，容易发生激素水平紊乱，效果不确切。建议术后早期

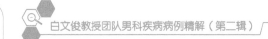

（1周内）口服他莫昔芬 10 mg bid，可有效预防瘢痕形成，减少白膜纤维化，降低阴茎硬结症形成和阴茎侧弯及下弯的发生概率；术后阴茎勃起硬度不足或不持久者尽早（1个月内）行阴茎康复治疗，可选择万艾可 25 mg qd 或希爱力 5 mg qd，术后 1 ~ 2 个月逐步恢复正常性生活，避免阴茎勃起功能障碍发生。

本病需与阴茎异常勃起鉴别，详细询问病史，检查血常规及海绵体血气分析以明确诊断，彩色双功能多普勒超声（color duplex doppler ultrasound，CDDU）有助于明确海绵体血流情况，避免漏诊低流量阴茎异常勃起，导致发生永久性海绵体损伤及纤维化，给患者带来不可逆的损失。

白文俊教授点评

阴茎损伤比较少见，包括阴茎皮肤损伤、阴茎海绵体损伤及尿道海绵体损伤等类型。阴茎海绵体白膜损伤并不少见，多数是白膜的局部部分裂伤（部分纤维束断裂，海绵体腔保持完整），通常发生于性交当中，突然听到断裂声和局部疼痛，随之阴茎疲软或性交停顿，阴茎局部常无肿胀或淤斑，少数后期出现阴茎硬结及疼痛。阴茎海绵体完全裂伤比较少见，属男科急症处理范畴，以性生活损伤史和典型症状确诊，海绵体超声检查能明确白膜损伤部位及程度，急诊行阴茎皮下血肿清除及白膜修补术，术中探查有无重要的神经、血管损伤（海绵体动脉等），做相应的修复，并避免遗漏尿道损伤。阴茎海绵体修复术后应早期使用药物及器械治疗 [术后 1 ~ 2 周开始，如磷酸二酯酶 -5 抑制剂（phosphodiesterase-5 inhibitor，PDE-5i）、他莫昔芬和负压助勃等]，以预防海绵体纤维化、海绵体硬结症和勃起功能障碍的发生。

参考文献

1. 陈国晓，张祥生，郭应禄. 阴茎折断临床单中心 25 年诊疗体会及分析. 中华创伤杂志，2018，34（3）：236-241.

2. R BARROS, L SCHULZE, A A ORNELLAS, et al. Relationship between sexual position and severity of penile fracture. Int J Impot Res，2017，29（5）：207-209.

（刘贵中）

021　阴茎硬结症

病历摘要

患者，男性，50 岁，工人，2019 年 2 月 15 日初诊。主诉：阴茎多发性硬结，勃起时疼痛 1 个月。患者诉 1 个月前发现阴茎多个硬结，勃起后疼痛，疲软状态疼痛缓解，勃起阴茎无弯曲，因勃起疼痛影响性生活，遂来就诊。

既往史： 体健，否认阴茎外伤史。

体格检查： 阴茎外观正常，牵拉长度约 12 cm，阴茎背侧中段可触及多个结节及条索状物，质地硬，表面光滑，压痛（＋），余检查未见明显异常。

辅助检查： 阴茎海绵体彩超示阴茎海绵体多发钙化，内可见多发点状强回声，排列成条索状，长约 5.0 cm，后方无声影，血流信号未见异常。

诊断： 阴茎硬结症。

治疗：枸橼酸他莫昔芬片 10 mg，2 次 / 日，口服；维生素 E 软胶囊 100 mg，2 次 / 日，口服。

随诊：2019 年 3 月 19 日复诊：患者诉阴茎硬结明显减小，勃起时疼痛消失，性欲较前降低。体格检查：阴茎外观正常，阴茎前 1/3 处背侧及腹侧触及 2 个约黄豆大小结节，质地硬，表面光滑，压痛（−）。性激素：未见异常。口服药物疗效明显，继续口服枸橼酸他莫昔芬片及维生素 E 软胶囊治疗。

2019 年 4 月 10 日复诊：患者诉阴茎硬结较前进一步减小，性欲较前降低，勃起不足，勉强完成性生活。体格检查：阴茎外观正常，阴茎前 1/3 处背侧触及 1 个约黄豆大小结节，质地韧，表面光滑，无压痛。向患者及配偶交代，性欲减退考虑为口服他莫昔芬的不良反应。患者及配偶要求继续服药治疗阴茎硬结，性欲降低及勃起不足暂不予治疗，继续口服枸橼酸他莫昔芬片及维生素 E 软胶囊治疗。

2019 年 5 月 12 日复诊：患者诉阴茎硬结较前减小，现性欲较前明显降低，勃起不足，勉强完成性生活。体格检查：阴茎外观正常，阴茎前 1/3 处背侧触及 1 个约黄豆大小结节，质地韧，表面光滑，无压痛。彩超：左侧海绵体内距冠状沟约 1.5 cm 处可见局部区域回声略增强，范围约 0.6 cm×0.5 cm，边界不清，欠规则，无包膜，内回声欠均匀，CDFI（−）。停服枸橼酸他莫昔芬片，继续口服维生素 E 软胶囊治疗。

2019 年 6 月 13 日回访：患者诉阴茎背侧可触及 1 个约绿豆大小结节，已停服枸橼酸他莫昔芬片 1 个月，性欲恢复正常，阴茎勃起正常，勃起时无疼痛及弯曲。

病例分析

阴茎硬结症又称 Peyonie's 病（Peyronie's disease，PD）、阴茎纤维性海绵体炎、海绵体纤维化等，是一种以阴茎白膜纤维性斑块为特征的良性病变。本病目前被公认为是阴茎微血管损伤与修复造成纤维蛋白沉积导致的，常引起阴茎畸形伴有不同程度的勃起功能障碍、阴茎弯曲或勃起时疼痛。根据疾病进展可分为两个阶段，第一阶段为急性进展期，也称早期、炎症期，主要表现为炎性表现、勃起疼痛和阴茎弯曲畸形。第二阶段为稳定期，也称成熟期、静止期，主要临床表现为阴茎弯曲畸形的稳定与勃起时疼痛消失，部分患者伴有勃起功能障碍。

阴茎硬结症病因尚不明确，可能与遗传因素、外伤和炎症相关，纤维蛋白沉淀可能是启动创伤愈合反应的关键。转化生长因子 -β（transforming growth factor，TGF-β）在本病发病过程中起重要意义，能促进胶原蛋白的翻译和合成，蛋白多糖和纤维连接蛋白的合成，抑制胶原蛋白酶活性，发挥抗纤维化作用。

阴茎硬结症目前常用的治疗方法有口服药物、局部用药、体外冲击波、局部注射及手术治疗。本患者阴茎有结节，勃起疼痛，勃起后无明显弯曲。根据病程较短，轻度纤维化，没有明显变形弯曲，考虑为炎症期。给予枸橼酸他莫昔芬片与维生素 E 口服治疗，经治疗疗效明显。枸橼酸他莫昔芬片为抗雌激素药，能促进纤维细胞释放转化生长因子 TGF，抑制成纤维化，使弹性纤维减少，胶原纤维增多，对于早期炎性阴茎硬结症有益。推荐剂量为 10 ～ 20 mg，2 次 / 日，口服。维生素 E 可清除自由基，具有抗氧化作用，能缓解疼痛，改善阴茎的弯曲度和减小阴茎硬结的体积。低剂量对于阴茎硬结症无明显效果，应用剂量为每日 200 ～ 300 mg，分 2 次口服，疗程 3 ～ 6 个月。

白文俊教授点评

    阴茎硬结症通常称为阴茎海绵体硬结症，其病理改变主要在白膜及相邻的海绵体组织。阴茎硬结症的病因尚不明确，可能是局部创伤导致的炎症反应（疼痛）和修复异常，最终以胶原纤维代替平滑肌和弹力纤维，并有钙盐沉积，斑块形成（硬结），勃起时阴茎弯曲。急性炎症斑块期给予口服他莫昔芬与维生素 E，起到抗纤维化与抗氧化清除自由基作用，止痛并散结。服药后患者性欲降低，考虑与他莫昔芬导致的雌雄激素作用失衡相关，如果患者能耐受则维持治疗。如果药物治疗效果不佳，可采用低能冲击波、负压牵引或手术治疗，以清除硬结或矫正弯曲。

参考文献

1. 白文俊. 白文俊教授团队男科疾病病例精解. 北京：科学技术文献出版社，2018.
2. 王群，李先承，王小刚，等. 体外冲击波治疗在男科疾病中的应用. 医学与哲学，2018，39（607）：12-14，39.
3. 朱秀波，阴茎硬结症研究进展. 中华男科学杂志，2013，19（4）：355-359.

（陈朝晖　王晓利）

笔记

022 隐睾

病历摘要

患者，男性，26岁，身高173 cm，体重52 kg。2017年2月因双侧隐睾就诊于当地医院未发现睾丸，应用绒毛膜促性腺激素治疗半年后腹股沟可触及睾丸，但睾丸未降至阴囊。2018年2月因双侧隐睾、小阴茎就诊。

家族史： 患者父、母亲表型正常，家族中姐弟四人，其中大姐表型正常，并分娩一正常男婴，二姐患有不孕症，曾检查为幼稚子宫，弟弟患有双侧隐睾和小阴茎。

体格检查： 喉结不显，声音细尖，无胡须、腋毛，P2G1（图2-13），SPL 4 cm。

辅助检查： 彩超检查示双侧睾丸1～2 mL，前列腺、精囊腺体积小（图2-14），嗅觉正常。当地医院曾检查染色体46，XY，Y染色体微缺失未见异常，彩超提示双侧睾丸位于腹股沟，左手骨龄片15岁（图2-15）。2018年8月检查垂体MR未见异常，除外垂体病变。隐睾相关基因检测结果阴性（图2-16）。性激素检查结果如表2-5所示。

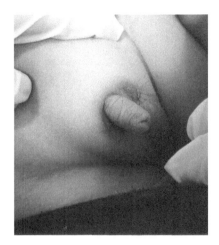

图 2-13 患者生殖器外观

  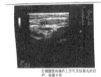 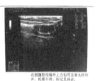

图 2-14 超声检查结果

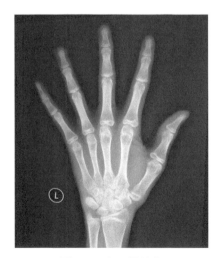

图 2-15 左手骨龄片

II 检测结果详述

未检测到临床相关的致病突变	基因信息	本项目检测针对引起特发性低促性腺激素性性腺功能减退症(IHH)相关的 29 个基因热点突变，基因列表见下文。
	变异位点信息	IHH 相关的 29 个基因，在检测范围内未检测到临床相关的致病突变。
	遗传咨询	1.本项目仅包含 IHH 相关 29 基因的热点突变，不排除检测范围外存在其他变异，建议可扩大检测范围，必要时可进行全染色体检测或全基因组测序，以明确是否存在其他大片段异常或变异导致合并 IHH 的遗传性疾病或综合征。 2.建议到专业的遗传咨询机构进行咨询。

III 检测基因列表

ANOS1	AXL	CHD7	DCC	DUSP6
FGF17	FGF8	FGFR1	GLI2	GNRH1
GNRHR	HS6ST1	IGSF10	KISS1R	KLB
NR0B1	NRSA1	NSMF	PIN1	PNPLA6
PROKR2	PROP1	SEMA7A	SOX2	SPRY4
SRA1	TAC3	TACR3	WDR11	

图 2-16　隐睾相关基因检测

表 2-5　性激素检查结果

检测日期	检查项目	检验结果	参考范围	单位
2018.1	T	0.9 ↓	8.36 ~ 28.7	nmol/L
2018.1	E_2	73	0 ~ 146.1	pmol/L
2018.1	LH	0.17 ↓	1.5 ~ 9.3	IU/L
2018.1	FSH	2.1	1.4 ~ 18.1	IU/L
2019.4	T	31.52 ↑	6.07 ~ 27.10	nmol/L

诊断：①双侧隐睾；②小阴茎；③家族性低促性腺激素性性腺功能减退症。

治疗：行双侧睾丸下降固定术，术后给予口服十一酸睾酮 80 mg bid，绒促性素 2000 IU 和尿促性素 75 IU，每周 2 次皮下注射治疗，其弟双侧睾丸发育差，且手术下降困难，遂行双侧睾丸切除术，口服十一酸睾酮 80 mg bid。

疾病转归及随访：随访 2 年余，患者继续应用绒促性素联合尿促性素双促治疗，自行停服十一酸睾酮胶丸，复查 SPL 8 cm。

病例分析

隐睾是男性生殖系统常见的先天性畸形疾病，发病率高，新生儿发病率为 3.4% ～ 5.8%，早产儿发病率约为 30%，出生后睾丸仍有下降可能，6 个月后睾丸下降机会明显减少，1 岁后患儿发病率下降至 0.66%。隐睾可以发生在单侧或双侧，右侧多见。隐睾发生于腹膜后至腹股沟管位置多见，也可见异位隐睾，找不到睾丸时多位于腹腔内或为无睾症。睾丸下降不全使患者生育能力减弱，生殖细胞肿瘤（总体发生率不超过 1%）、睾丸扭转、腹股沟疝和心理问题发生率增加。隐睾、尿道下裂、生殖功能障碍组成了睾丸发育不全综合征。

该患者系低促性腺激素性性腺功能减退症，考虑继发性性腺功能减退症，垂体或下丘脑病变，检查垂体 MR 除外垂体结构性病变。低促性腺激素性性腺功能减退是导致该患者在胚胎期发生睾丸下降不全的主要原因，青春期出现性腺功能减退，合并小阴茎。2017 年初次就诊后未发现睾丸，推测当时睾丸位于腹腔内，应用 hCG 皮下注射半年，双侧睾丸下降至腹股沟，证实 hCG 治疗有效，增加了睾丸下降固定手术成功率。该患者兄妹四人，三人有异常表型，符合家族性遗传疾病，其包括常染色体显性遗传、常染色体隐性遗传方式和性染色体连锁遗传方式。因患者父、母亲表型无异常，隐性遗传性疾病可能性大，父母均携带隐性遗传致病基因，可能为常染色体隐性遗传或 X 染色体连锁遗传疾病。单基因病符合孟德尔定律，常染色体隐性遗传疾病，如父、母亲均为携带者，子代 25% 发病，50% 携带，25% 正常；X 染色体连锁遗传疾病母亲为携带者，男孩

50% 发病，女孩 50% 携带。多基因病不符合孟德尔定律，与高龄产妇、基因突变、环境污染、母体孕期有害因素等有关。我们通过对该患者检查隐睾相关的 29 个已知的致病基因，未发现致病的基因突变，建议进一步查全基因组外显子检测以明确致病基因。

一、睾丸的分化与发育

胚胎第 4 周出现性腺嵴，以后发展为原始性腺，包括皮质和髓质，胚胎 7 ～ 8 周在 *SRY* 基因作用下，中肾管发育，副中肾管退化，髓质出现精曲小管雏形（睾丸索）和支持细胞，原始性腺间充质细胞分化为胚胎支持细胞，睾丸索间结缔组织分化为胚胎期间质细胞，初具睾丸形态，皮质萎缩。母体胎盘 hCG 刺激胎儿睾丸间质细胞开始分泌睾酮，至胚胎 12 周男性生殖器分化完成，垂体和下丘脑发育成熟。下丘脑开始产生 GnRH，垂体前叶分泌 LH 和 FSH 与母体 hCG 共同作用，睾酮在外周组织 5α- 还原酶作用下转化为 DHT，DHT 与雄激素受体结合发挥作用，阴茎睾丸进一步生长发育。胚胎 22 周在支持细胞诱导下原始生殖细胞逐渐分化为精原干细胞。

出生后由于体内较高睾酮水平，阴茎睾丸进一步生长发育，新生儿生殖母细胞分化为成年黑色精原细胞。6 个月至青春期前，睾丸处于静默状态，睾酮处于去势水平，3 ～ 4 岁初级精母细胞分化完成，10 岁精子细胞分化，青春期下丘脑 GnRH 神经元活化，垂体分泌 LH 和 FSH 增加，睾丸分泌睾酮增加，睾酮与生长激素协同作用，促进附属性腺和第二性征发育，FSH 与支持细胞受体结合，启动 G 蛋白偶联腺苷酸环化酶，胞内 cAMP 水平增加，活化蛋白激酶 A，PKA 诱导支持细胞分化转移因子 AP2 和 NFB 核转移，后者与 AMH 远端启动子上特殊反应原件结合，增加 AMH 表达。男性首次射精约发生在青春期启动后 12 个月，首次射精后 24 个月精液量、精子数量、精子活动力达到成人水平。

笔记

二、睾丸的下降

睾丸下降过程通过下丘脑 - 垂体 - 性腺轴调控，正常的 HPG 轴是睾丸下降的必备条件，睾酮、DHT 对睾丸下降十分必要。睾丸的下降过程分为非依赖于雄激素的腹腔内段和雄激素依赖的腹股沟、阴囊下降阶段。腹腔内下降阶段在胚胎 10 ～ 15 周完成，睾丸下降至内环口处，受 AMH 调控，睾丸引带和生殖腹股沟韧带发挥重要作用；腹股沟、阴囊下降阶段在胚胎出生前和生后 3 个月，受睾丸引带移行、腹内压控制，雄激素在此阶段起重要作用，睾酮在 5α - 还原酶 Ⅱ 作用下生成作用更强的 DHT，睾酮和 DHT 与 AR 结合发挥作用，DHT 与 AR 发挥更强的亲和力，激发下游的基因系统。雄激素增加输精管、精索血管长度，增大阴囊，通过腹壁肌肉正向作用增加腹压，通过雄激素敏感神经元发放冲动，诱导生殖股神经末梢释放 CGRP，作用于睾丸引带上相应受体，LGR8/GREAT 在睾丸引带高表达，与 INSL-3 结合为 INSL3-LGR8 配体受体复合物，在曲细精管细胞膜表面结合，促进 G 蛋白活性，使内膜表面腺苷酸活性增强，细胞内 cAMP 升高，促进睾丸引带退化，导致睾丸下降。

三、隐睾发病机制

低促性腺激素性性腺功能减退症是隐睾最重要的发病机制之一，是大脑多种神经核与下丘脑神经内分泌细胞间相互作用的结果，受环境和代谢因素影响，瘦素和褪黑素对 Kisspeptin 及 G 蛋白偶联受体 -54（GPR-54）的调节，与 HPG 的适时活化有关。Kisspeptin 是 *KISS1* 基因的产物，与受体 GPR-54/KISS1R 结合，通过刺激 GnRH 释放而增加 LH 和 FSH 的分泌，调控性腺轴。KISS-1 神经元受环境和代谢因素影响，而瘦素和褪黑素参与了 Kisspeptin 的调控。受体基因突变是小阴茎发生的重要分子生物学基础，GnRH、LH、FSH、睾酮受体均属于 G 蛋白受体家族，基因突变导致遗传性受体功能异常。GnRH 及其受体突变引起低促性腺激素性性腺功能减退症，男性病患表现为青春期发育迟缓、小阴茎、隐睾。

GnRH 分泌受数个基因调控，其中 GnRH 受体基因、*KAL* 基因、*GPR54* 最重要，低促性腺激素性性腺功能减退症 50% 的患者被发现有 GnRH 受体基因突变；*KAL* 基因突变导致发生卡尔曼综合征，表现为下丘脑 GnRH 分泌或合成不足，LH 和 FSH 减少，伴随有嗅觉减退或消失；*GPR54* 基因突变导致激素信号传递异常，发生低促性腺激素性性腺功能减退症。*SRD5A1* 和 *SRD5A2* 编码的 5α - 还原酶催化 T 转化为作用更强的 DHT，当发生 *SRD5A1* 或 *SRD5A2* 基因突变、5α - 还原酶功能障碍、DHT 减少时，胚胎时期容易发生尿道下裂、隐睾和小阴茎。隐睾可能合并 *PROK2/CHD7/FGFR1/SPRY4* 等基因的表达异常，以及由 *EGR4* 和 *PITX1* 调节异常导致的 LH 功能缺陷。*PROK2* 基因在隐睾发生的病理生理过程中起着至关重要的作用，单侧隐睾可能意味着双侧睾丸的病变。促性腺激素治疗能够诱导附睾睾丸的下降，但可能会诱导失败或不完全下降。

隐睾发育主要受温度影响，生殖细胞发育受损不可逆。母体和环境因素可能影响睾丸的发育与下降，足月儿散发或特发，隐睾少见。早产儿多见的可能原因：①睾丸下降前出生；②化学因素，影响性激素水平，如邻苯二甲酸盐、杀虫剂、己烯雌酚和二噁英等；③母体肥胖；④孕期过量饮酒、吸烟、化妆品影响；⑤先兆子痫、唐氏综合征、Prader-Willi 综合征和 Noonan 综合征。

四、鉴别诊断

1. 无睾症与隐睾症

（1）机制：①无睾症：*SRY* 基因异常导致睾丸无分化或分化

异常，以致发育前发生萎缩；睾丸发育后出现扭转、血管栓塞等，睾丸血流障碍致睾丸完全萎缩退化。②隐睾症：在胚胎 28 ～ 40 周睾丸下降过程通过下丘脑 - 垂体 - 性腺轴调控，低促性腺激素性性腺功能减退是隐睾的主要原因；INSL3 或其受体 *LGR8* 突变，导致睾丸引带分化障碍。

（2）临床表现：无睾症患儿无青春期发育，表现为小阴茎、无须少毛、声音细尖、喉结不显、青春期身材矮小；隐睾症患者表现较无睾症患儿轻微，但常常出现男性第二性征不足。

（3）内分泌检查：① hCG 试验：试验第一天 8：00—10：00 采血，采血后立即肌内注射 5000 IU hCG，于 48 小时和 72 小时采血，正常者睾酮水平应升高 1.5 ～ 2.5 倍，如果不能达到此标准，说明原发性性腺功能减退，考虑隐睾症；如果仍处于去势水平，提示无睾症。② AMH 由睾丸支持细胞分泌，青春期前升高，青春期后降低，其为睾丸支持细胞是否存在的敏感指标，AMH 正常说明有睾丸，AMH 测不到提示无睾症。③ INSL3 由睾丸间质细胞分泌，青春期前低，青春期升高，其为睾丸间质细胞的特有指标，测不到提示无睾症。

（4）影像学检查：对于隐睾症 70% 位于腹股沟，体检可触摸到，30% 患者触摸不到，需要 B 超检查，敏感度及特异性分别为 45% 和 78%；CT、MRI 可以进一步了解睾丸大小、部位及发育情况，鉴别隐睾症和无睾症。

（5）手术探查：开放或腹腔镜手术探查对本病，特别是不可触及的隐睾和影像学阴性的隐睾有诊断价值。术中可探查精索血管以盲端终止，考虑无睾症，需终身补充睾酮；睾丸血管向腹股沟管内延续或者见到睾丸，考虑为隐睾症。

2. 回缩性睾丸

患儿取平卧位或双腿交叉卧位，在腹股沟采用"挤牛奶样"手法从内环口向阴囊方向推挤睾丸，若睾丸被推入阴囊，且松手后睾丸能在阴囊内停留，称为回缩性睾丸，并非真性隐睾；同法推挤，松手后睾丸又回缩腹股沟，称为滑动性睾丸，属隐睾范畴。缩睾症见于婴儿，外界寒冷，睾丸随提睾肌收缩至腹股沟，对于缩睾症每年要检查睾丸，因为有 2% ～ 50% 患者会发生继发性睾丸不下降。

五、治疗

1. 药物治疗

药物促隐睾下降治疗应该在出生后 6 ～ 12 个月内进行，最迟 18 个月，未满 6 个月且可触及隐睾尚有自行下降至阴囊可能，不建议手术治疗。hCG 或 GnRH 治疗隐睾症基于睾丸下降需要睾酮促使下降，治疗成功率为 6% ～ 75%，平均 20%，隐睾位置越高，激素治疗成功率越低，经过治疗成功下降的睾丸仍有约 20% 可再次回缩上升。激素治疗短期不良反应包括阴囊潮红、色素沉着、阴毛和阴茎生长、勃起频繁等。

双促从上游补充，对下丘脑 - 垂体 - 睾丸轴有正性作用，影响激素的分泌，通过 HPG 轴影响人身体发育的变化。双促治疗，既符合小儿生理，又最大限度保护下丘脑和垂体功能。成人已发育成熟，使用双促已不能影响睾丸韧带，从治疗的角度达不到预期的下降目的，理论上用药无作用。虽然 hCG 在大鼠双侧隐睾治疗中有促进生精细胞凋亡的报道，但对于该患者而言，骨龄 15 岁，应用 hCG 促进睾丸分化成熟并下降，增加了睾丸下降固定术成功的机会，建议用药前充分评估患者预期效果及获益情况。

推荐隐睾激素治疗方案：LH-Rh 25 μg/d，肌内注射，持续

28 天，若失败或不完全下降；hCG 调至 500 IU，肌内注射，2 次 / 周，连用 4 ～ 5 周，如未下降，改用睾丸下降固定术 + 双侧睾丸活检，如双侧无精原细胞，使用 LH-RH 10 μg，喷鼻，连续 6 个月。

AUA 不建议应用激素促进睾丸下降，推荐 6 ～ 18 个月内手术治疗，对于早产儿，通过矫正年龄确认手术时机。

2. 手术治疗

（1）隐睾手术指征：①不可触及腹腔内型和高位腹股沟型隐睾；②可触及腹股沟隐睾合并腹股沟斜疝或鞘膜积液；③临床怀疑睾丸缺如或发育不良需要腹腔镜探查；④怀疑隐睾恶变。

睾丸下降固定术是治疗隐睾首选，成功率为 95%，并发症发生率约为 1%，采用开腹或腹腔镜手术。腹腔镜术中探查可见三类：①所有精索结构存在，且进入腹股沟管（常见）：开放手术，修复腹股沟管，关闭开放的鞘状突，切除萎缩睾丸或未发育的睾丸结构或行睾丸下降固定术。②精索和输精管存在，其盲端位于腰肌：无任何睾丸残迹（睾丸萎缩或无睾症），无须进一步手术。③腹腔内睾丸伴有或不伴开放腹股沟管口：如果睾丸小且萎缩，进一步行腹腔镜睾丸切除或睾丸下降固定术。

Ⅰ期适合于睾丸距离内环口不超过 2 cm；隐睾位于腹股沟内环口超过 2 cm，如Ⅰ期睾丸下降固定手术失败，行 Fowler-Stephens 分期手术。Ⅰ期手术采用腹腔镜下距离睾丸 1 ～ 2 cm 处离断或结扎精索血管，等待睾丸建立侧支循环，半年后Ⅱ期手术将睾丸固定于阴囊底。手术充分游离睾丸和精索，分离提睾肌避免睾丸再次回缩，将睾丸无张力降入阴囊，避免缝线穿过睾丸实质和精索扭转。

睾丸固定术后两个主要并发症是睾丸萎缩和复位。睾丸缺血、精索过度分离骨骼化及电刀灼烧容易导致睾丸萎缩，保留血管睾丸萎缩率为 5%，不予保留血管睾丸萎缩率为 20% ～ 30%；腹膜后剥离不全、腹股沟游离不充分、提睾肌纤维离断不全容易导致睾丸回缩，隐睾复发。

白文俊教授点评

睾丸下降的控制性因素很多，比较明确的是解剖因素、腹压、睾丸分化发育及睾酮、胰岛素样生长因子 -3、抗苗勒管激素和降钙素基因相关肽等，上述任何因素异常，均可能导致隐睾。临床上发现，部分隐睾的发生与低促性腺激素性性腺功能减退症（hypogonadotropic hypogonadism，HH）有关，即因下丘脑或垂体以上部位的病变、结构或功能异常所致。对 HH 隐睾患者，应首先采用核磁或 CT 排查下丘脑及垂体的病变或结构异常。如垂体未发现明确病变和结构异常，考虑下丘脑及以上部位功能异常，尤其是家族性发病者（如该例患者），推荐相关的基因检测，不必做染色体核型分析。考虑到婴儿期有微小青春期性腺轴的活化（促进生殖母细胞分化，促睾丸下降），隐睾可以自然观察到半岁。半岁后睾丸仍不下降者，可用 hCG 注射治疗（500 ～ 1000 IU，每周 2 次，总量 10 000 IU），既促下降，亦可能弥补微小青春期的缺失或不足。1 岁后隐睾仍不下降者，建议行睾丸下降固定术保护生精功能。隐睾导致无精子者，可选择睾丸显微取精术 +ICSI 以解决生育问题。

参考文献

1. TREVISAN C M，MONTAGNA E，DE OLIVEIRA R，et al. Kisspeptin/GPR54 system：what do we know about its role in human reproduction. Cell Physiol Biochem，2018，49（4）：1259-1276.

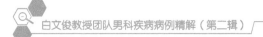

2. SIJSTERMANS K，HACK W W，MEIJER R W，et al. The frequency of undescended testis from birth to adulthood：a review. Int J Androl，2008，31（1）：1-11.

3. JERZY K，NIEDZIELSKI，EL BIETA，et al. Undescended testis-current trends and guidelines：a review of the literature. Arch Med Sci，2016，12（3）：667-677.

4. 张海洋，宋翠萍，张冰，等 . 人绒毛膜促性腺激素对内分泌型双侧隐睾大鼠生精细胞凋亡的影响 . 实用儿科杂志，2012，27（5）：384-385.

（刘贵中）

023　隐睾恶变

病历摘要

熊某，男性，32 岁，已婚，生育子女 3 人，因发现左侧腹股沟区包块 3 个月，加重 3 天伴疼痛入院。患者自诉 3 个月前洗澡时发现左侧腹股沟区有一鸽蛋大小的包块，可活动，无疼痛及会阴部坠胀感等不适，未予重视，3 天前患者突感左侧腹股沟区肿块增大，伴有胀痛不适，无畏寒发热，无腹痛、腹胀，就诊于当地医院行超声检查示左侧隐睾，未予治疗，患者遂来我院就诊。

体格检查：左侧腹股沟区隆起，局部无红肿及分泌物，可触及大小约为 5 cm×4 cm 的不规则包块，边界不清，活动度较差，有压痛（图 2-17）。

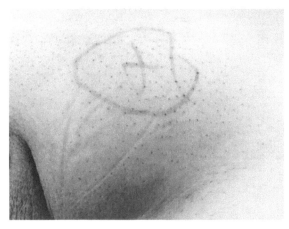

图 2-17　术前腹股沟区肿块

辅助检查： ①实验室检查结果如表 2-6 所示。②腹部 CT：左侧腹股沟肿块，考虑左侧隐睾并鞘膜积液，癌变可能，双侧腹膜后淋巴结肿大。③ PET-CT：左侧隐睾癌变，左侧腹膜后异常聚集考虑为转移可能。

表 2-6　实验室检查结果

检查项目	检测结果	参考值	单位
AFP	59.27	< 20	μg/L
β -hCG	47.37	< 10	μg/L

诊断： ①左侧隐睾并癌变；②左侧睾丸鞘膜积液。

治疗： 在硬膜外麻醉下行左侧睾丸探查术，备左侧睾丸癌根治性切除术。术中见左侧睾丸位于腹股沟内环口处，约为 5.0 cm×4.0 cm（图 2-18），肿瘤张力较大，与周围组织粘连明显，仔细剥离左侧睾丸与周围组织，在内环口处顺利切除左侧睾丸，切开左侧睾丸鞘膜可见大量暗红色的液体流出，左侧睾丸下极可见大小约为 2.0 cm×1.0 cm，圆形包块，质地坚硬，边界清晰，表面无渗血及溃烂，侵犯左侧附睾（图 2-19）。术中冰冻报告为睾丸精原细胞瘤，故蒸馏水浸泡切口后逐层缝合。左侧腹膜后淋巴结肿大建议行放疗。

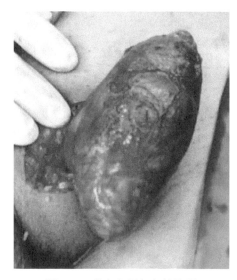

图 2-18 术中左侧睾丸整体观

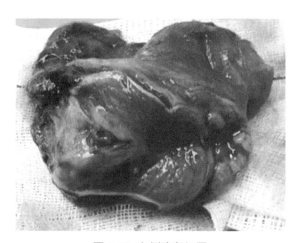

图 2-19 左侧隐睾切开

术后病理报告： 左侧睾丸大小为 5.0 cm×2.8 cm×2.0 cm，切面灰红，内见一结节状肿物，大小为 3.0 cm×3.0 cm×2.8 cm，切面多彩状，灰白、灰红及暗红交替，以灰白色为主，略呈胶冻状，边界不清。肿瘤为实性片状，腺样及乳头样生长，肿瘤细胞核大，呈合体样，细胞边界不清，核染色浅，核仁明显，呈泡状核，核分裂象易见，可见坏死，间质大量浆细胞，淋巴细胞浸润。免疫组化结果：CD30（+），CD117少量（+），CK7少量（+），D2-40（腔缘+），SAL4（+），PLAP（+），OCT-3/4（+），CKpan（+），睾丸胚胎性癌（图2-20）。

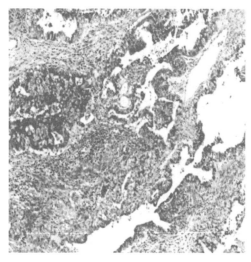

图 2-20　术后病理切片

此病理类型为高度恶性的非精原细胞瘤，建议患者行腹膜后淋巴结清扫术，患者及家属要求转入上级医院进一步手术治疗，转入中山大学第一附属医院住院后行淋巴结清扫术，术中见左侧腹主动脉旁1颗淋巴结增大，术后病理报告：左侧精索旁淋巴结未见癌，左侧腹主动脉旁淋巴结（1/22）肿大为淋巴结转移癌，结合常规病理及免疫组化诊断为胚胎性癌转移，腹主动脉与下腔静脉间淋巴结：淋巴结未见癌（0/13），术后常规给予4周期BVP化疗方案。

术后随访：术后3个月随访，患者在肿瘤内科继续给予BVP化疗方案。体格检查：双侧腹股沟淋巴结无肿大。胸片：肺部无异常。

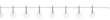 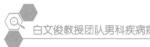

行腹部 CT 肝脏无异常，腹膜后淋巴结无肿大，β-hCG 及 AFP 无升高。

术后半年随访：双侧腹股沟淋巴结无肿大；胸腹部 CT：肺部、肝脏无异常，腹膜后淋巴结无肿大，β-hCG 及 AFP 无升高。

病例分析

睾丸在正常发育过程中会从腹膜后（双肾位置）逐渐下降至阴囊，如果没有出现下降或下降不全，阴囊内没有睾丸或只有一侧有睾丸，称为隐睾症，临床上也称为睾丸下降不全或睾丸未降。隐睾是小儿泌尿生殖系最常见的先天畸形之一，多表现为单侧，并以右侧未降为主，约 15% 为双侧。早产儿发病率约为 30%。隐睾时因睾丸长期留在腹腔内或腹股沟管里，受体内"高温"的影响，容易造成男性不育；另外，隐睾由于睾丸生长环境改变及发育上的障碍，会使睾丸细胞发生恶变而形成恶性肿瘤。

隐睾是睾丸肿瘤独立的危险因素，隐睾者睾丸癌的发生率是正常睾丸的 20 ~ 40 倍。双侧隐睾的癌变概率大于单侧隐睾，研究发现单侧隐睾恶变率约为 2.4%，而双侧隐睾恶变率为 9.3%，双侧腹腔内睾丸恶变发生率高达 30%。睾丸肿瘤分原发性和继发性两类，绝大多数都是原发性的，继发性极为罕见。按病理类型又分为生殖细胞肿瘤、非生殖细胞肿瘤和睾丸继发性肿瘤，其中以生殖细胞肿瘤最多见，占 90% ~ 95%，非生殖细胞肿瘤占 5% ~ 10%，生殖细胞肿瘤以精原细胞瘤最常见，占睾丸原发性肿瘤的 40% ~ 50%，其他为非精原细胞瘤（胚胎癌为 20% ~ 30%；畸胎瘤约为 10%；绒毛膜上皮癌、卵黄囊肿瘤等）及混合性生殖细胞瘤。非生殖细胞瘤分为间质细胞瘤、支持细胞瘤、性腺间质瘤、混合瘤等。睾丸肿瘤发病有 3 个年龄高峰：婴幼儿期以良性畸胎瘤及卵黄囊瘤多见，20 ~ 40 岁可见各类型睾丸肿瘤，但仍以精原细胞瘤为多，70 岁以后主要为精原细胞瘤。本例患者为成人的隐睾并癌变，病因考虑与隐睾密切相关，其发病年龄为 32 岁，与文献报道相符。

睾丸癌变常表现为睾丸渐进的、无痛性的增大，并有沉重感，以及睾丸肿胀、变硬。精原细胞瘤肿大的睾丸往往保持睾丸的轮廓，质地一致，而畸胎瘤则呈结节性肿大，软硬不一致。约有 10% 的患者因睾丸内出血或梗死而感觉疼痛，10% 的患者可能出现转移症状，如腹膜后淋巴转移块较大，压迫神经根出现腰背部疼痛。肺部转移可出现咳嗽、胸闷及呼吸困难，十二指肠转移可出现厌食、恶心和呕吐，骨转移可引起骨痛等。儿童有睾丸肿块，可伴有性早熟症状和体征，成年男性出现女性型乳房及性欲减退时应考虑睾丸间质细胞瘤。本例患者以发现左侧腹股沟区肿块，突发疼痛就诊，疼痛性质为胀痛不适，考虑为左侧睾丸肿瘤继发鞘膜积液及少量出血导致睾丸鞘膜内压力增大所致。

肿瘤标志物在睾丸肿瘤诊断和预后的过程中有重要的意义，甲胎蛋白（alpha-fetoprotein，AFP）和 β-hCG 是最有价值的两个特异性指标，美国临床肿瘤学会推荐采用 AFP 和 β-hCG 联合检测的方式对男性生殖细胞肿瘤进行诊断和随访。最近的研究发现，83% 的精原细胞瘤中 β-hCG 表达阳性，72% 的非精原细胞瘤中 β-hCG 表达阳性。血清 AFP 在 50% ～ 70% 的非精原细胞瘤患者中可见升高，卵黄囊瘤的血清 AFP 水平也均升高，70% 的胚胎癌和 60% 的畸胎癌患者血清 AFP 水平升高。AFP 检测的价值在于将其与患者临床症状和其他检查相结合诊断非精原细胞瘤、睾丸癌。由于精原细胞瘤不分泌 AFP，故血清 AFP 升高，则可排除精原细胞瘤。

隐睾在 1 岁以上显微镜下可见到生精上皮的超微结构变化，

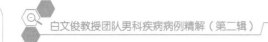

2 岁后即可于光镜下见到结构改变，目前认为隐睾下降固定术应在 2 岁前实施，因为绝大多数隐睾的生精上皮在青春期后发生萎缩，故 2 岁后再行隐睾下降固定手术对预防隐睾恶变没有意义。隐睾恶变的治疗一般以手术为主，辅以放疗和化疗。一旦确定为睾丸肿瘤，应先行根治性睾丸切除术，之后根据病理检查结果决定进一步治疗方案。非精原细胞瘤的手术方式为根治性睾丸切除术和腹膜后淋巴清扫术。放射治疗对精原细胞瘤极为敏感，胚胎癌和恶性畸胎瘤对放射线的敏感度较低，绒毛膜上皮癌对放射线极不敏感。放射治疗能够杀灭肿瘤组织，而对邻近的正常组织不产生明显损害，目前临床广泛应用。睾丸肿瘤对化疗效果好，一般认为化疗对精原细胞瘤有一定效果，对胚胎癌和绒毛膜上皮癌也有效，尤其是几种药物联合使用，效果更好，对畸胎瘤效果较差，对于晚期或复发病例，化疗也有一定作用。

因此，对局限性精原细胞瘤可采用根治性睾丸切除术和腹膜后外放射治疗，治愈率可达 90% 以上。对有转移的精原细胞瘤则采用化疗，最有效的三联药物是顺铂、博来霉素和依托泊苷，缓解率约 90%。对局限性非精原细胞瘤，在根治性睾丸切除术后密切随访或行腹膜后淋巴结清扫术。高级别的非精原细胞瘤在根治性睾丸切除术后采用化疗，而后行腹膜后淋巴结切除术。采用综合治疗疗效较单一治疗更为理想。

🩺 白文俊教授点评

隐睾的主要危害是睾丸生精功能障碍和睾丸肿瘤，其共同机制是生精细胞分化异常。隐睾恶变者应早期行睾丸根治性切除术，并根据临床分期和病理情况决定后续的放化疗及腹膜后淋巴结清扫术。

有生育需求的隐睾恶变患者，可以术前冻精。目前常用的方法有：
①精子冷冻：适用于青春期后的男性，在进行化疗及放疗前，常规
行精子冷冻，解冻后可以用人工授精或者试管婴儿的方式让其配偶
受孕。②睾丸组织冷冻保存：适用于青春期前患有睾丸恶性肿瘤的
男性，采取健侧睾丸组织活检并冷冻，需要生育时，将睾丸组织取出，
进行人工培养，有望产生精子行卵胞浆内精子注射（intracytoplasmic
sperm injection，ICSI）解决其生育问题。未保存精子或睾丸组织的
隐睾恶变患者，可在手术及放化疗后定期检查患者的射精功能和精
液质量，射精无精液（腹膜后淋巴结清扫后）者可采用前列腺精囊
腺输精管壶腹按摩取精，无精子者可行睾丸穿刺取精或显微取精，
以配合辅助生殖技术。一般认为，化疗和放疗结束后半年以上的精
子安全可用。

参考文献

1. DINA CORTES, JØRGEN THORUP, JAKOB VISFELDT. Multinucleated spermatogonia in cryptorchid boys possible association with an increased risk of testicular malignancy later in life. APMIS, 2003, 111（1）：25-30.

2. KUO J Y, HUANG W J, CHIU A W, et al. Clinical experiences of germ cell tumor in cryptorchid testis. Kaohsiung J Med Sci, 1999, 15（1）：32-37.

3. BERKMEN F, ALAGOL H. Germinal cell tumors of the testis in cryptorchids. J Exp Clin Cancer Res, 1998, 17（4）：409-412.

4. CORTES D, THORUP J, VISFRLD J. Cryptorchidism：aspects of fertility and neoplasms. a study including data of 1335 consecutive boys who underwent testicular biop sysimultaneously with surgery for cryptorchidism. Horm Res, 2001, 55（1）：21-27.

5. HOSHI S, SUZUKI I, ISHIDOYA S, et al. Significance of simultaneous determination of serum human chorionic gonadotropin （hCG） and hCG-beta in testicular tumor patients. Int J Urol, 2000, 7（6）：218-223.

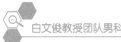
6. GILLIGAN T D, S EIDENFDLD J, BASCH E M, et al. American society of clinical oncology clinical practice guideline on uses of serum tumor markers in adult males with germ cell tumors. J Clin Oncol, 2010, 28（20）: 3388-3404.

7. 李小梅. 哈里森肿瘤学手册. 北京：人民军医出版社，2010.

（胡海兵）

024　睾丸表皮样囊肿

病历摘要

　　患者，男性，64 岁，汉族，已婚，司机。主诉：发现左侧睾丸肿物 30 余年。患者自诉 30 年前无意中发现左侧睾丸有一绿豆大的肿物，无任何自觉症状，未给予治疗，一直临床随访。近 1 个月以来发现左侧睾丸明显增大，伴坠胀隐痛感，遂就诊。门诊完善阴囊超声、肿瘤标记物、核磁共振等相关检查后考虑左侧睾丸肿瘤，为进一步诊治而收住入院。

　　既往史：高血压 9 年，1 年前开始口服厄贝沙坦、络活喜等降压药物，血压控制在 150/90 mmHg 以下；无糖尿病、高脂血症等病史；无毒物接触史及吸烟、饮酒等其他不良嗜好。

　　婚育及家族史：体健，生育 2 子，父亲因食道癌亡故，母亲健在。

　　专科查体：阴囊皮肤色泽正常，局部无发热，左侧睾丸大小为 9 cm×8 cm，与附睾界限不清，质地较硬，触痛（＋），透光试验阴性。右侧睾丸附睾未触及异常。

辅助检查：①实验室检查如表2-7所示。②超声检查：左侧睾丸75 mm×65 mm，包膜回声清晰、完整，内部回声呈中等亮度的细小密集光点，回声尚均匀；CDFI：未见明显血流信号。超声提示左侧阴囊囊性不均质性占位。③睾丸MRI：提示左侧睾丸异常形态及信号，考虑精原细胞瘤，请结合临床（图2-21）。

　　诊断：左侧睾丸占位性病变，成熟畸胎瘤？精原细胞瘤？

表 2-7　实验室检查结果

检查项目	结果	参考值	单位
β-绒毛膜促性腺激素	0.10	0～2.60	IU/L
糖类抗原 12-5	10.10	0～35	U/mL
糖类抗原 15-3	5.60	0～31	U/mL
细胞角蛋白 19 片段	2.17	0～3.3	ng/mL
甲胎蛋白	1.24	0～8.78	ng/mL
癌胚抗原	1.80	0～5	ng/mL
糖类抗原 19-9	2.70	0～37	U/mL
总前列腺特异性抗原	2.36	0～4	ng/mL
游离前列腺特异性抗原	0.617	0～0.93	ng/mL
FPSA/TPSA 比值	0.26	＞0.16	

笔记

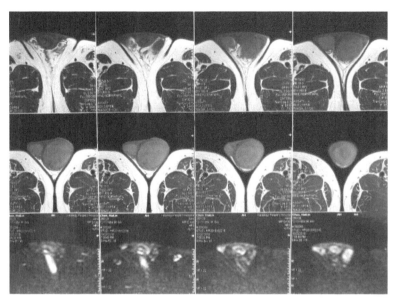

图 2-21　睾丸肿瘤在 MRI 的表现

鉴别诊断：

（1）皮样囊肿：囊壁由被覆鳞状上皮的纤维组织构成，有皮肤附属器，隶属成熟畸胎瘤，而睾丸表皮样囊肿无皮肤附属器，不属于畸胎瘤。

（2）睾丸卵黄囊瘤：亦称睾丸内胚窦瘤，是儿童最常见的睾丸恶性肿瘤，多见于 2 岁以内儿童，CT 和 MRI 上表现为实性肿瘤，可合并不规则液化坏死区，增强后实性部分轻度不均匀强化。睾丸卵黄囊瘤恶性程度高，可有腹股沟及腹膜后淋巴转移或远处转移。90%以上的睾丸卵黄囊瘤血清 AFP 增高，有助于与其他睾丸肿瘤鉴别。

（3）睾丸精原细胞瘤：是最常见的睾丸恶性肿瘤，常见于中青年，少数肿瘤血清 hCG 增高。睾丸精原细胞瘤易发生淋巴转移，最常见的转移部位是腹膜后淋巴结。CT 上表现为密度均匀的等信号或低密度软组织肿块，少数病灶合并液化坏死及钙化密度，边界清楚；MRI 检查显示 T_1WI 表现为均匀的等信号或稍低信号，T_2WI 表现为等信号或稍高信号，增强后轻、中度强化，部分病灶呈分隔样强化，可见腹膜后或盆腔淋巴结增大。

（4）睾丸结核：常继发于附睾结核，可伴有低热，结核菌素试验呈阳性。B 超显示睾丸内低回声肿块，形态不规则，无明显包膜，液化坏死时肿块内可出现无回声区；CDFI 显示肿块内部及周边可探及血流信号。

（5）睾丸畸胎瘤：常见于 5 岁以内的儿童，呈不均质囊实性或实性肿瘤，典型睾丸畸胎瘤含有钙化及脂肪组织，CT 和 MRI 检查可见脂肪及钙化的密度及信号。

（6）睾丸血肿：有明确的外伤及疼痛出血史，诊断一般不困难。

治疗方案：

（1）两种手术方案：①行根治性睾丸切除术；②病灶部位手术切除，术中快速冰冻，根据冰冻结果决定是否做根治术。

（2）术前讨论：①患者男性，64 岁，发现睾丸渐进性增大的肿物 30 余年，病史较长，已完成生育。②患者自述近一个月发现肿物迅速增大，伴明显坠胀感及隐痛，追问病史有自行口服抗生素史，效果不佳。③超声提示肿物为无血流的均质性占位，与周围组织尚有一定界限。睾丸 MRI 提示左侧睾丸异常形态及信号。实验室检查：PSA、糖类抗原 CA12-5、CA15-3、CA19-9、AFP、hCG 和 CEA 均在正常范围内。④专科查体：阴囊皮肤色泽正常，局部无发热，左侧睾丸大小为 9 cm×8 cm，与附睾界限不清，质地较硬，触痛可疑，透光试验阴性。⑤根据以上几点，术前诊断倾向于睾丸良性肿瘤（考虑成熟畸胎瘤），其最大特点是超声显示无血流信号，但超声诊断在不同的医生之间可能存在差异，原因是睾丸肿瘤的超声诊断尚未规范化。另外，因睾丸肿瘤在 MRI 的图像信号复杂，缺乏明确的特异性鉴别征象，但 MRI 提示存在不均匀信号，虽实验室检查结果阴性，亦有可能存在精原细胞瘤或其他恶性肿瘤，故睾丸恶性肿瘤不能完全排除。⑥患者完成各种检查并通过不同渠道咨询不同上级医院医生后认为：若按良性肿瘤保留睾丸，此肿瘤体积较大，手术难以确保正常的睾丸组织完整保留。如果术中一旦发现是恶性肿瘤，探查易致肿瘤扩散，且因病理检查水平参差不齐，可能存在术中、术后不符合现象，后期需二次手术，增加患者身心痛苦，故患者要求无论肿瘤为良性、恶性，均按第一种手术方案治疗。⑦综合上述各种情况最后确定意见为：目前考虑睾丸良性肿瘤（成熟畸胎瘤），但恶性肿瘤（精原细胞瘤）等不排除，由于肿瘤体积较大，正常睾丸组织不能触及，考虑睾丸受压萎缩，保留睾丸意义较小。且患者已生育，另一侧睾丸正常，术后根据雄激素检查结果可适当补充外源性睾酮维持性功能。参考王华礼等的观点：术前术中肿瘤病变的大小、位置、与周围组织有无浸润应作为是否行保留睾丸组织手术的首选条件，且保留睾丸组织手术必须在与患者及家属充分沟通后进行。综合病情并充分尊重患者及家属意愿后选择第一种手术方案，即根治性左侧睾丸切除术。

治疗经过：患者在全麻下行左侧睾丸根治性切除术。

（1）手术过程：平卧位常规消毒铺巾后取左侧腹股沟斜切口（长约 6 cm），寻得精索，将精索血管分束离断并结扎，上提睾丸，探查左侧睾丸肿瘤大小约 8 cm×5 cm，完整切除睾丸、附睾及附属结构后送病检。

（2）术后病理结果：左侧睾丸表皮样囊肿并有异物肉芽肿形成，曲细精管萎缩（图 2-22）。

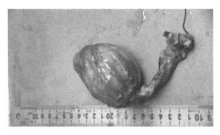

左侧睾丸大体　　　　　　　　　　左侧睾丸切面大体

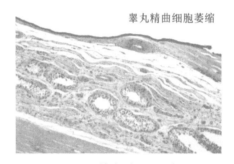

睾丸精曲细胞萎缩

HE 染色（4×100）

图 2-22　睾丸切除后，病灶的大体照片和病理表现

病例分析

　　睾丸表皮样囊肿（testicular epidermoid cyst，TEC）是较为少见的睾丸良性肿瘤，其发生率约占睾丸肿瘤的 1.0%。睾丸表皮样囊肿虽为囊性病变，但因其内充填大量角化物质使其张力增高，因此，临床触诊及 B 超图像不易做出囊性病变的诊断，而多以睾丸恶性肿瘤行睾丸切除。B 超图像仅表现为囊性均质性肿块，而彩色多普勒及能量图显示无血流信号，可支持囊性病变的诊断。睾丸表皮样囊肿与身体其他部位的表皮囊肿不同，是发生在睾丸内的、单胚层构成的、最简单的成熟畸胎瘤，多发于 10～40 岁，表现为无痛性睾丸肿块。

　　目前睾丸表皮样囊肿的诊断仍沿用 Price 提出的诊断标准：①肿物位于睾丸实质内；②囊内有大量角化屑或无定形物质；③囊壁有

完整或不完整的纤维结缔组织包膜，内层被覆复层鳞状上皮；④囊内无毛囊、皮脂腺等皮肤附属器或其他畸胎瘤成分；⑤睾丸组织内无瘢痕组织。睾丸超声是诊断睾丸表皮样囊肿的主要手段之一，准确率高达 90%。其超声表现主要分 4 类：①螺纹征型：呈"洋葱皮样"强弱回声交替排列。②周边回声增强或钙化型：声像图表现肿物中央回声减低而周边呈环形回声增强。③混合型：肿物呈形态不规则的中低回声，其内有斑块状强回声伴或不伴声影，无明显包膜。④致密钙化型：为边缘清晰的不规则密集强回声伴声影而无明显肿物结构。以上 4 种超声表现与同期其他睾丸肿瘤声像图特点比较，其中螺纹征型、周边回声增强或钙化型仅见于表皮样囊肿，为其特异性超声表现，其余亦可见于睾丸恶性肿瘤。

睾丸表皮样囊肿病理表现为充满角化物并内衬成熟鳞状上皮的一种类实性病变，其发病机制可能为表皮包含囊肿或生精小管，或睾丸网的鳞状化生，亦有学者猜测为单胚层的成熟畸胎瘤，属于一种良性肿瘤。但如合并其他畸胎瘤成分或睾丸瘢痕，则有恶变可能，Weitzner 等报道 5 例中有 1 例发展为绒毛膜癌。睾丸肿物中恶性肿瘤比例较高，故对睾丸肿物多采取积极的治疗方式。有学者主张睾丸肿瘤恶性居多，当术前诊断不明确时，为避免恶性肿瘤活检时造成血行播散，或术中冰冻病理检查误诊可能，认为按恶性肿瘤处理较为安全。

此患者术前行超声、CT 及阴囊 MRI 检查，定性诊断不明确，可能因超声医生业务水平有限等原因，超声图像并无上述文献中所描述的特征性表现，但超声及 CT 倾向于良性病变，而阴囊 MRI 不排除恶性病变，辅助检查存在争议。患者诉近 1 个月以来左侧睾丸体积明显增大，伴坠胀及隐痛感，故不完全排除恶性肿瘤的可能性。但对侧睾丸功能良好，且患者年龄大、病程长、已婚生子，为避免误诊、漏诊等造成不必要纠纷，经过术前充分的讨论并与患者沟通，

笔记

在权衡保留睾丸与全切的利弊后确定手术方案为（经腹股沟入路）左侧睾丸根治术。手术过程顺利，从术后大体标本和病理诊断发现，此患者正常睾丸组织已严重萎缩，绝大部分被病变组织覆盖，故睾丸全切方案适宜，术后病理为良性病变，患者表示满意。目前患者术后精神心理状态良好，性功能较术前并无明显变化，疗效满意。

综上所述，临床上对于睾丸表皮样囊肿的诊断与治疗需根据患者的年龄、生育状况、生活质量、病灶大小、影像学资料等综合考虑选择个体化治疗方案，使患者获益最大化。

白文俊教授点评

睾丸表皮样囊肿：超声特征性表现为肿块呈圆形或椭圆形，边界清晰，内部由高低回声相间而成，呈"洋葱圈样征"，超声检查时应与睾丸恶性肿瘤、睾丸囊性病变、睾丸血肿等相关疾病鉴别。根据 Price 诊断标准，其中前 4 条可与畸胎瘤鉴别，第 5 条与精原细胞瘤鉴别，瘢痕组织可能代表着自动消失的精原细胞瘤。值得注意的是，睾丸表皮样囊肿如合并其他畸胎瘤成分或睾丸瘢痕，则可能发生转移性胚胎癌、畸胎癌或绒毛膜上皮癌。近年随着对睾丸疾病的深入研究，表皮样囊肿如瘤体较小或双侧同时存在，行瘤体剔除术是首选方案。对于年轻、未育的男性，保留睾丸对其男性第二性征、性功能、生育功能、心理健康均具有积极意义。睾丸切除后对患者的影响是多方面的，在生殖器外观上表现为阴囊空虚，患者自觉不适，严重者可引起性功能障碍，如性欲下降，甚至引起性格及行为改变。此患者病史较长，已生育 2 子，且睾丸坠胀明显，从术后病理情况分析，睾丸正常组织基本受压萎缩，保留睾丸意义较小，虽为良性病变，但病灶体积较大，已影响日常活动，且随时间推移，这种影响会愈发明显，在对侧睾丸功能良好的情况下全切手术适宜。

参考文献

1. 王华礼，王永超，郭静，等 . 睾丸肿瘤 42 例临床分析 . 中国男科学志，2017，31（6）：42-44.

2. GRUNERT R T，VAN EVERY M J，UEHLING D T. Bilateral epidermoid cysts of the testicle. J Urol，1992，147（6）：1599-1601.

3. 谢新刚，李尚明，王国，等 . 彩超诊断右睾丸表皮囊肿 1 例 . 中国超声医学杂志，2003，19（1）：35.

4. E B PRICE J R. Epidermoid cysts of the testis：a clinical and pathologic analysis of 69 cases from the testicular tumor registry. J Urol，1969，102（6）：708-713.

5. KETUL PATEL，MARIA E SELLARS，JANE L CLARKE，et al. Features of testicularepider-moid cysts on contrast-enhanced sonography and real-time tissue elastography. J Ultrasound Med，2012，31（1）：115-122.

6. 侯毅，崔立刚，王金锐，等 . 睾丸表皮样囊肿的声像图表现及与病理改变的关系 . 中华超声影像学杂志，2007，16（1）：62-64.

7. 回允中 . 阿克曼外科病理学（上卷）. 8 版 . 沈阳：辽宁教育出版社，1999：1265.

8. WEITZNER S. Epidermoid cyst of testis. Tex State J Med，1964，60：495-497.

（马伟国　刘贵中　白文俊）

第三篇
男性性功能障碍

025　男性性功能障碍

病历摘要

患者，男性，47岁，主因"性欲减退、性兴奋低、勃起困难7～8年"就诊。7～8年无诱因出现性欲减退、性兴奋低、勃起困难，不能插入完成性生活，晨勃不明显，服用中药治疗，效果不佳，睡眠及情绪正常。

既往史： 2型糖尿病病史6年，口服药物血糖控制尚可，空腹血糖6～8 mmol/L，餐后2小时血糖8～9 mmol/L，未做糖尿病并发症相关检测，无其他病史。HAD：3+4分。

体格检查： P5G5，双侧睾丸17 mL，质地正常，阴茎牵拉长度为 10 cm，无精索静脉曲张，双侧输精管可触及。

辅助检查：激素检查结果如表 3-1 所示。

表 3-1　激素检查结果

检查项目	检查结果	参考值	单位
LH	6.43	1.24 ~ 8.62	IU/L
T	14.74	6.07 ~ 27.1	nmol/L
PRL	14.23	2.64 ~ 13.13	ng/mL
PSA	0.44	0 ~ 4	ng/mL

诊断：①性欲减退；②性兴奋低下；③勃起功能障碍；④ 2 型糖尿病。

治疗：①多巴丝肼 0.25 g/ 次，3 次 / 日，提高性欲及性兴奋。②他达拉非 20 mg/ 次，1 次 /3 日，改善勃起。③ 10 天后复诊性欲好转，性兴奋仍低，勃起无改善，调整他达拉非 5 mg/ 次，1 次 / 日，性生活前服用枸橼酸西地那非 100 mg，余治疗不变。④ 1 个月后复诊性欲好转，性兴奋仍低，勃起硬度略有改善，但性生活仍不成功。

🗒 病例分析

男性性功能障碍属于一种综合征，常见于性欲减退、勃起功能障碍、早泄、性兴奋及性高潮低下、射精功能障碍等。可以单独或多种表现同时存在，也可以相互影响，病因也不完全相同，所以需按照不同发病原因和症状给予综合性分析及治疗。结合此病例，患者主要表现为性欲减退、性兴奋低、勃起功能障碍。

性欲是由性感激发的性准备状态，在情感和内在驱动力的策动下，产生性兴奋和对性对象及性生活的冲动或欲望，存在个体、环境和时段差别，受自身及外界多种因素影响。人类的性欲中枢位于大脑边缘系统的伏隔核，基本细胞类型是中型多棘神经元，这类神经元产生的神经递质是 γ- 氨基丁酸，而中脑边缘通道腹侧被盖区的多巴胺调节伏隔核的神经元活动，刺激伏隔核区域可产生性欲，诱发快感，同时需要性激素及多种因素参与的复杂生理过程。

性欲减退可以表现为性兴趣及性兴奋低下，常见的原因如下：

（1）精神心理因素：是最常见的原因，包括焦虑抑郁状态、夫妻感情不和睦、工作压力大、不成功的性生活史和社会、人际关系不协调等。

（2）引起性欲减退的疾病：①内分泌疾病，如男性性腺功能低下、高泌乳素血症、甲状腺疾病、肾上腺疾病等。②代谢系统疾病，如糖尿病、慢性肾衰竭、肝硬化等慢性病。③精神神经系统疾病，如抑郁症、脑血管病、小脑萎缩、帕金森病、多发性硬化、精神分裂等。

（3）性激素：睾酮、雌激素是调节性欲重要的性激素，性欲减退主要是 T/E_2 作用的平衡关系改变，包括激素的浓度与受体拮抗的程度，然而 T/E_2 平衡点因人而异，影响程度也不同。

（4）中枢神经系统：多巴胺系统与 5- 羟色胺系统严格的平衡关系可能决定了性欲表现，多巴胺系统提高性欲及性兴奋，去甲肾上腺素影响性唤起和性高潮，5- 羟色胺系统在性反应的消退期发挥作用，过多活跃可致性欲减退或性高潮延缓。

（5）神经病变或损伤：如中枢或盆腔会阴神经的病变或损伤都可以直接或间接降低性兴奋，影响性欲。

（6）药物因素：①降低神经兴奋性的药物，如镇静剂。②使雄激素降低的药物，如抗肿瘤药物、抗雄激素药物等。③抗雌激素药物，枸橼酸氯米芬、来曲唑。④降压药物，如利血平、降压灵、安体舒通等。⑤抗过敏药，如非那根、扑尔敏、苯海拉明等。⑥胃肠道药物，如西咪替丁、雷尼替丁等。⑦部分精神兴奋剂和麻醉剂，如可卡因、酒精等。

结合此病例，推测患者性腺功能减退的可能原因：患者心理状态及性激素分泌均正常，有糖尿病病史，发生性功能障碍的可能原因为糖尿病所致，美多芭激活脑内多巴胺系统，补充中枢兴奋性神经递质，提高性兴奋程度，改善性欲低下，PDE-5抑制剂改善勃起硬度，但治疗效果不理想，可能是糖尿病引起阴茎勃起的神经递质改变，NO合成减少，以及动脉血管硬化供血不足、静脉血管闭合功能受损，程度较重且不可逆造成。

🏥 白文俊教授点评

男性的性反应包括了性欲、性唤起（包括勃起）、射精和高潮等环节或过程，其中任何一个环节出现问题即可能表现为性功能障碍，如性欲障碍（性欲减退或亢进）、勃起功能障碍、射精功能障碍（早泄或射精延迟不射精）和性高潮障碍（无高潮或快感缺失）。该患者表现为性欲减退和勃起困难，性生活不成功，病因和病理机制不清，推测可能与糖尿病相关，但缺乏相关检查检测（如阴茎海绵体血流和神经结构功能检查），只是推测。患者性功能障碍的治疗应该采取综合措施，如控制糖尿病、改变不良生活方式、心理疏导、口服药物（提高性欲，改善勃起，如美多芭、十一酸睾酮、PDE-5抑制剂等）等，如果足量、足疗程的口服药物效果不佳，可尝试负压助勃或阴茎海绵体药物注射改善勃起，也可根据病情和需要选择手术治疗（阴茎供血动脉手术或阴茎假体植入术）。

笔记

参考文献

1. 村晃 . 性欲减退 . 日本医学介绍，2001，7（22）：314-315.

2. 白文俊，于志勇，李睿 . 雄激素与勃起功能障碍 . 中国男科学杂志，2011，7（25）：65-68.

3. 李亚玮，刘麟玲，李富东，等 . 糖尿病诱导男性勃起功能障碍的研究与治疗 . 中国性科学，2018，27（3）：10.

4. 郭玉岩，王海燕，兰立强，等 . 糖尿病勃起功能障碍研究进展 . 实用糖尿病杂志，2012，1：7.

5. MARTIN MINER, AJAY NEHRA, GRAHAM JACKSON, et al. All men with vasculogenic erectile dysfunction require a cardiovascular workup. Am J Med，2014,127（3）：174-182.

（周文亮　吴　宁）

026　难治性勃起功能障碍

病历摘要

患者，男性，37 岁，商人。主诉：阴茎勃起硬度不佳两年。患者 2016 年 2 月开始出现性欲低，勃起反应慢，勃起硬度下降，能插入阴道但不能持续维持勃起，导致性生活基本不能顺利完成（平均每 10 次性生活约有 8 次不能顺利完成）。2016 年 5 月在外院行包皮环切术，术后 2 个月开始性生活但勃起障碍无好转。2017 年 3 月在我院门诊就诊，诊断 ED，性生活时硬度 3 度，IELT 约 3 分钟，IIEF 评分 7 分，手淫时硬度约 3 度，IELT 约 5 分钟。晨勃有，硬度 3 度。予以西地那非 100 mg 性生活前 1 小时口服，每周 1 ～ 2 次性生活，治疗 2 个月后门诊随诊症状改善，IIEF 评分 19 分，但硬度维持时间仍约 3 分钟。后患者因感情原因一直未正常规律性生活，并停止治疗。近 2 个月开始患者恢复规律性生活，因勃起不佳于 2018 年 3 月复诊。患者夫妻感情一般，亲密行为少，女方主动，压力大，体能精力下降，每天睡眠 6 ~ 8 小时，缺乏锻炼，性格较内向。

既往史：体健，无高血压、糖尿病史，不嗜烟酒。已婚，育有一子。

体格检查：身高 170 cm，体重 95 kg，BMI 32.8。外生殖器发育正常，包皮术后改变，阴茎牵拉长度 13 cm，左侧睾丸容积 14 mL，右侧睾丸容积 16 mL。

辅助检查：2018 年 3 月 T、E_2、LH、FSH、PRL 正常（表 3-2）；血甘油三酯 4.2 mmol，T_3/T_4、血糖、前列腺液常规检查均未见异常；IIEF 评分 9 分；RigiScan 检查（AVSS +Sildenafil 100 mg）：阴茎头部最大硬度 45%（图 3-1）；前列地尔 5 μg ICI+ 阴茎 CDDU：注射 8 分钟后阴茎勃起硬度 3 度，左侧阴茎海绵体动脉 PSV 45 cm/s，EDV 12 cm/s，RI 0.73，右侧阴茎海绵体动脉 PSV 35 cm/s，EDV 11 cm/s，RI 0.68；焦虑自评量表（self-rating anxiety scale，SAS）评分自测得分 42 分（SAS 标准分的分界值为 50 分，其中 50 ~ 59 分为轻度焦虑，60 ~ 69 分为中度焦虑，70 分以上为重度焦虑）。

表 3-2 患者血清激素水平

检验项目	检验结果	参考范围	单位
FSH	15.58	1.27 ~ 19.26	mIU/mL
LH	8.72	1.7 ~ 8.6	mIU/mL
T	4.40	2.8 ~ 8.0	ng/mL
E_2	62.00	20 ~ 75	pg/mL
P	0.42	0.14 ~ 2.06	pg/mL

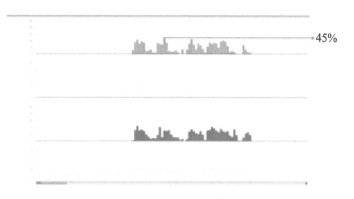

图 3-1　RigiScan 检查

诊断：①勃起功能障碍，静脉性？（患者拒绝行阴茎海绵体造影检查）；②高脂血症。

治疗过程及转归：①他达拉非 10 mg（1 次 / 日，口服）＋西地那非 100 mg（按需口服）；②口服降血脂药物，低脂饮食，控制体重；③每周 1 ～ 2 次规律性生活；④正确性生活科普教育。

4 周后复诊主诉与之前相比，勃起时硬度、晨勃、性欲均有改善，但维持勃起硬度的时间仍在 3 ～ 4 分钟，本月 9 次性生活中，有 3 次阴茎在射精前疲软，要求改善硬度维持时间。辅助检查：IIEF 评分：18 分；血甘油三酯：2.1 mmol/L；RigiScan 检查（AVSS +Sildenafil 100 mg）：阴茎头部最大硬度 68%，60% 以上硬度单次维持时间 5 分钟（图 3-2）；患者拒绝进一步行海绵体造影检测及任何手术治疗方案，故在原有治疗方案基础上运用性功能康复治疗仪中的真空负压勃起装置治疗，每周 5 次 ×4 周（图 3-3）。

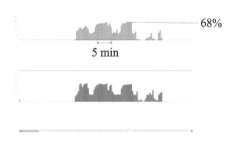

图 3-2 RigiScan 检查

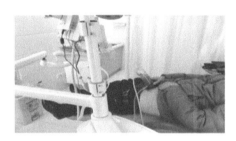

图 3-3 真空负压勃起装置治疗

8 周后复查患者主诉勃起维持时间平均可达 8 ～ 10 分钟，硬度 4 度，夫妻双方均感到满意。予以行 IIEF 评分：24 分；RigiScan 检查（AVSS +Sildenafil 100 mg）：阴茎头部最大硬度 98%，60% 硬度以上单次维持时间 26 分钟（图 3-4）。

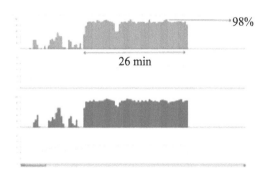

图 3-4 RigiScan 检查

随诊方案：继续规律治疗，定期随访。

治疗 12 周后患者主诉 IELT 时间均在 10 分钟，采用阶段性药物及物理治疗降级方案，维持治疗 1 个月，在第 16 周停用一切物理和药物治疗。

　　停止治疗后 8 周门诊随访 IELT 维持在 8 ~ 10 分钟，IIEF 评分：22 分，性生活时均能在射精前持续保持满意的勃起硬度。

病例分析

　　难治性 ED 是指单独应用 PDE-5i 治疗无效的 ED，除外 PDE-5i 使用不当的情形，如 PDE-5i 治疗剂量不适当、未按照说明服药、服药的同时摄入过多的油脂食物等，常与糖尿病、心血管疾病、前列腺癌根治术后及其他不明原因引起的 ED 有关。PDE-5i（西地那非、伐地那非、他达拉非）是目前治疗 ED 的一线药物，有研究表明三者对 ED 治疗的有效率分别为 79%、81%、78%，但仍有 11% ~ 44% 的患者对单独应用 PDE-5i 治疗无效，因此估计难治性 ED 的发生率为 20% 左右。

1. 发病机制

　　难治性 ED 的发病机制涉及多个方面，包括 NO-cGMP 信号通路障碍、RhoA/Rho 激酶信号通路的激活、PDE-5 活性及表达的降低和血管神经损伤等。在糖尿病性 ED 中发现阴茎海绵体内神经末梢发生结构和功能改变，正常功能的神经末梢减少，导致 nNOS 表达和活性下降，出现 NO-cGMP 信号通路障碍。糖尿病家兔模型中发现雄激素缺乏导致 PDE-5 表达和活性降低，造成 PDE-5i 治疗效果不佳，雄激素的补充则能增加 PDE-5 基因与蛋白的表达。根治性前列腺切除术（radical prostatectomy，RP）后 ED 的发生主要包括术中对血管神经的损伤、手术方式及患者术前的勃起功能等，RP 后阴茎海绵体出现缺氧，导致海绵体平滑肌纤维化及细胞凋亡的发生，同时海绵体神经损伤造成海绵体内 PDE-5 与 NOS 表达的减少。高血压性 ED 发病时患者血管内皮功能受损，体内氧化应激作用增强致使 L-Arg-NO-cGMP 通路受阻，同时 RhoA/Rho 激酶信号通路表达上调，最终导致海绵体平滑肌血管收缩加强。CO 被认为是继 NO 之后的另一种重要的气体信使分子，去势后大鼠阴茎海绵体 CO 含量显著降低，雄激素替代则可抑制 CO 含量下降，提示雄激素缺乏可使内源性 CO 释放减少。H2S 是又一种新型的气体信号分子，具有类似 NO 和 CO 的某些特征，内源性 H2S 具有促进勃起的功能，老年大鼠 ED 的发生与体内 H2S 通路的紊乱和雄激素缺乏有关。此外高脂血症、牙周炎等引起的难治性 ED 的发病机制尚不十分清楚，有待进一步研究。

2. 诊断

难治性 ED 的诊断需根据 ED 的发病原因详细询问病史、PDE-5i 抑制剂治疗史，排除 PDE-5i 使用不当的情形。同时可进行相应的功能检查，包括阴茎海绵体血流动力学检查、夜间勃起功能检测、IIEF-5 评分检测、勃起神经功能检查及体内激素水平的测定等。另外，建议对有心理疾病的患者进行心理评估。

3. 治疗

难治性勃起功能障碍（refractory erectile dysfunction，RED）治疗包括 PDE-5i 交替治疗、PDE-5i 联合雄激素治疗、PDE-5i 联合前列腺素治疗、真空助勃装置治疗、阴茎海绵体药物注射治疗、低能量冲击波治疗、阴茎血管手术治疗、阴茎假体植入手术治疗等方案，需根据患者具体病情和意愿来决定治疗方案。其中，在难治性 ED 治疗的过程中，绝大多数的门诊患者对有创治疗如海绵体药物注射、血管手术、阴茎假体植入等有一定的抵触心理，我们应优先运用药物治疗、物理治疗、心理治疗等副作用较小的治疗方案。该患者阴茎 CDDU 提示存在静脉漏的可能，因拒绝行海绵体造影检查无法进一步明确，如诊断为静脉漏在治疗上建议行静脉结扎术，但该手术的远期疗效存在一定的争议。负压吸引作为一种安全有效、非侵入性的方法，在 2015 年欧洲泌尿外科协会制定的性功能障碍指南中被推荐为 ED 的一线治疗方案。根据有无应用紧缩张力环，可将其分为负压勃起装置（vacuum erectile device，VED）和负压缩窄装置（vacuum constriction device，VCD）。Li 等认为 VCD 治疗 ED 的机制是：VCD 不仅通过缩窄环的力学性能来防止阴茎静脉血流出来维持勃起，而且还通过负压的吸引和刺激阴茎海绵体神经、肌肉、血管，导致神经递质一氧化氮（nitric oxide，NO）释放增多，同时海绵体里血流增加使得流体切应力升高，血液的流体切应力有助于内皮性一氧化氮合酶的激活和 NO 释放增加。而 NO 是 NO/cGMP 信号通路首要的信使分子，有助于阴茎海绵体的舒张。阴茎海绵体的舒张增加白膜的压力，阻止静脉血的流出，维持勃起。同时通过负压的抽吸作用，加快阴茎的血液循环，减少血栓的形成，扩张堵塞的血管，改善 ED 患者阴茎血管内皮细胞的功能，进而改善勃起功能，这就能解释许多 ED 患者使用没有缩窄环的 VED 仍然能够维持勃起的现象。VED 单纯通过增加血流来提高阴茎海绵体氧供，改善平滑肌细胞缺氧导致的损伤；VCD 通过紧缩张力环阻碍阴茎海绵体血窦血液流出，从而维持勃起状态以完成性交。负压治疗通过模拟人体自然勃起，可用于各种有创治疗和口服药物治疗无效的患者，其单独治疗 ED 的有效率为 65% ～ 90%。国内周少虎等采用负压装置治疗 ED 375 例，结果显示 ED 患者总有效率为 79%。负压吸引还可以联合 PDE-5i 其效果显著优于单独治疗。另外，Dardenne E 等认为患者能充分接受的情况下，阴茎假体植入手术能为难治性勃起功能障碍患者获得更高的满意率（71.1%）。Cormier J等对用高压氧治疗难治性勃起功能障碍病例进行研究亦为难治性勃起功能障碍患者提供了一个新的治疗手段。该病例患者的治疗过程中我们采用了PDE-5i交替治疗、真空负压吸引助勃装置、心理干预联合治疗方案，在治疗过程中，我们根据患者的反馈情况及时调整治疗手段，运用"鸡尾酒疗法"，多管齐下，以疗效为前提，灵活的将西药、心理治疗、物理治疗等多种方法混合应用，达到了比较满意的治疗效果。

白文俊教授点评

难治性勃起功能障碍（refractory erectile dysfunction，RED）是指常规药物治疗无效或效果不佳的勃起功能障碍。RED的原因和机制比较复杂，可能是性欲严重减退或性取向异常；性经验少、性生活不规律、有操作焦虑或性生活焦虑；双方感情不和、女方配合不好或不配合；有焦虑抑郁等情感障碍或精神分裂症及合并用药者；有器质性病变（心血管疾病、代谢疾病、神经系统疾病或相关区域手术或创伤后等）；其他原因，如用药剂量、时机和方法不得当，以及不明原因和机制。对难治性勃起功能障碍患者，应该针对不同原因和机制，采取综合治疗方法，才可能奏效。

参考文献

1. SOMMER F，ENGELMANN U. Future options for combination therapy in the management of erectile dysfunction in older men. Drugs Aging，2004，21（9）：555-564.

2. HATZIMOURATIDIS K，BURNETT A L，HATZICHRISTOU D，et al. Phosphodiesterase type 5 inhibitors in postprostatectomy erectile dysfunction：a critical analysis of the basic science rationale and clinical application. Eur Urol，

2009，55（2）：334-347.

3. 刘继红，凌青. 高血压与勃起功能障碍相互关系研究进展. 中华男科学杂志，2011，17（8）：675-681.

4. 刘竞，姜睿. 血红素氧合酶在去势大鼠阴茎海绵体的表达. 中华男科学杂志，2009，15（3）：212-217.

5. SRILATHA B，MUTHULAKSHMI P，ADAIKAN P G，et al. Endogenous hydrogen sulfide insufficiency as a predictor of sexual dysfunction in aging rats. Aging Male，2012，15（3）：153-158.

6. ZUO Z，JIANG J，JIANG R，et al. Effect of periodontitis on erectile function and its possible mechanism. J Sex Med，2011，8（9）：2598-2605.

7. ENCHUN LI，JIANQUAN HOU，DAWEN LI，et al. The mechanism of vacuum constriction devices in penile erection： the NO/cGMP signaling pathway. Med Hypotheses，2010，75（5）：422-424.

8. QIAN S Q，GAO L，WEI Q，et al. Vacuum therapy in penile rehabilitation after radical prostatectomy： review of hemodynamic and antihypoxic evidence. Asian J Androl，2016，18（3）：446-451.

9. SHAMLOUL R，GHANEM H. Erectile dysfunction. Lancet，2013，381（9861）：153-165.

10. LEWIS R W，WITHERINGTON R. External vacuum therapy for erectile dysfunction： Use and results. World J Urol，1997，15（1）：78-82.

11. 周少虎，张滨，谢建兴，等. 应用负压调适装置治疗男子性功能障碍（附 870 例临床报告）. 中国性科学，2007，16（9）：16-18.

12. CHEN J，SOFER M，KAVER I，et al. Concomitant use of sildenafil and a vacuum entrapment device for the treatment of erectile dysfunction. J Urol，2004，171（1）：292-295.

13. DARDENNE E，MANACH Q，GRANDE P，et al. Satisfaction and surgical outcomes in patients undergoing penile prosthesis implantation for drug-refractory erectile dysfunction： mid-term results in a single center French cohort. Can J Urol，2019，26（6）：10039-10044.

14. CORMIER J，THERIOT M. Patient diagnosed with chronic erectile dysfunction refractory to PDE 5 Inhibitor therapy reports improvement in function after hyperbaric oxygen therapy. Undersea Hyperb Med，2016，43（4）：463-465.

（吴畏）

027 心理性勃起功能障碍

病历摘要

患者，男性，28岁，工人。主因婚后不能性生活1年，于2018年11月20日就诊。患者婚后多次尝试性生活，不易勃起，勉强勃起后硬度差，插入困难，阴道内射精未能成功。患者平素性格内向，多次性生活失败导致同房时注意力不能集中，对性生活产生恐惧感，焦虑、失眠，夫妻关系不和谐。曾院外口服中药、PDE-5抑制剂等药物治疗，效果均不明显。现患者晨勃少，腰酸乏力，饮食、小便可，大便不成形。

既往史：体健，有手淫、遗精史，婚前无性接触史，手淫约每周1次。否认吸烟史，少量饮酒。父母均体健，否认家族遗传病史。

体格检查：胡须、喉结、阴毛等第二性征发育可，阴茎、双侧睾丸、附睾无明显异常。舌淡苔薄白，脉沉细。

实验室检查：性激素六项、甲状腺功能未见异常，NPT检测阴茎勃起持续时间短。

诊断：勃起功能障碍。中医证属脾肾阳虚证。

处理：①他达拉非片5 mg，1次/日，口服。②中医方剂：蜈蚣2条，仙灵脾20 g、蛇床子15 g、韭菜子15 g、川芎15 g、熟地黄15 g、当归12 g、白芍20 g、蒺藜30 g、干姜8 g、肉苁蓉20 g、炙黄芪20 g、党参15 g、白术12 g、陈皮15 g、醋柴胡12 g。水煎服，每天分两次口服。

复诊：2018年12月7日复诊：未性生活，自觉精神稍好转，晨勃增强，反应改善，持续时间短，大便渐成形。处理：巩固治疗，尝试性生活。

2018 年 12 月 20 日复诊：精神好转，大便基本成形。尝试性生活 1 次，未成功。患者诉不能耐受口服中药汤剂。处理：①他达拉非片 5 mg，1 次/日，口服；西地那非 100 mg，性生活前口服（按需服用）。②鱼鳔补肾丸 15 丸，2 次/日，口服。

2019 年 1 月 16 日复诊：晨勃可，精神可，但对性生活紧张，未性生活，行 GAD-7 和 PHQ-9 患者健康问卷评分检测，所得结果分别为：12 分、13 分，为中度焦虑、抑郁状态。处理：①他达拉非片 5mg，1 次/日，口服；西地那非 100 mg，性生活前口服（按需服用）。②鱼鳔补肾丸 15 丸，2 次/日，口服。③曲唑酮 50 mg，口服（按需服用）。

2019 年 1 月 28 日复诊：性生活前均服用西地那非 100 mg，性生活 2 次，第一次未成功，第二次服药曲唑酮 50 mg 后性生活满意，时间约 5 分钟。处理：原方案巩固治疗。

2019 年 2 月 14 日复诊：每周 1 ～ 2 次性生活，硬度可，服用曲唑酮 50 mg，性生活时间约 5 分钟；服用曲唑酮 100 mg，射精困难。现妻子已怀孕。处理：①他达拉非片 5 mg，1 次/日，口服。②曲唑酮 50 mg，口服（按需服用）。

病例分析

勃起功能障碍是成年男性最常见的性功能性疾病。据美国马萨诸塞州 1994 年的男性老龄化研究资料（massachusetts male aging study，MMAS）表明，40 ～ 70 岁男性勃起功能障碍的发病率为 52%，且随着年龄增长，勃起功能障碍的发病率亦随之增高。勃起功能障碍已经成为一个男性广泛关注的问题。勃起功能障碍按其程度分为轻、中、重三度，按病因分为心理性勃起功能障碍、器质性勃起功能障碍和混合性勃起功能障碍三大类。勃起功能障碍的病因错综复杂，包括精神心理因素、内分泌性病因、代谢性病因、血管性病因、神经性病因、药物性病因等。本病例患者自幼内向，有手淫史，手淫能正常射精。无性经历，缺乏性经验，新婚性生活，心理紧张，身体疲累和意外事态干扰，以及夫妻双方缺乏默契等导致性生活失败，属于心理性勃起功能障碍。这种勃起功能障碍多为一时性的，正确对待或处理及时，可迅速恢复性功能，但处理不及时或处理不当也可致永久性勃起功能障碍。患者院外曾口服包括 PDE-5 抑制剂在内的大量药物，并多次尝试性生活失败，导致对性生活产生恐惧感，焦虑、失眠，夫妻关系不和谐。

PDE-5 是一种胞内酶，是阴茎海绵体组织中含量最高的磷酸二酯酶，可催化降解 cGMP 为 GMP。PDE-5 抑制剂能够降低 PDE-5 的活性，使胞内 cGMP 的浓度增加，从而引发和维持阴茎勃起。目前，PDE-5 抑制剂是目前治疗 ED 的一线药物，临床上较常用的有西地那非、他达拉非及伐地那非，其使用方法包括"按需治疗"和"规律治疗"。PDE-5 抑制剂禁止与硝酸盐联用。枸橼酸西地那非是最早被批准用于治疗阴茎勃起功能障碍的 PDE-5 抑制剂，半衰期（$t_{1/2}$）在 4 小时左右，无论患者年龄、种族、体重指数，以及 ED 严重程度、时间长短和病因如何，均可应用。他达拉非因其 17.5 小时的长半衰期，是目前唯一被美国食品药品监督管理局（food and drug administration，FDA）和中国国家食品药品监督管理总局（China food and drug administration，CFDA）批准用于每日 1 次治疗 ED 的 PDE-5 抑制剂。他达拉非 5 mg（每日 1 次）可改善血管内皮功能和性交以外的勃起，使性生活没有时间顾虑、性生活更自然。多项研究表明 OAD 治疗方案疗效稳定，并不会因长期用药后出现疗效下降。对于无论何种原因引起的勃起功能障碍，PDE-5 抑制剂总有效率可达 80% 左右。本病例患者曾服用过 PDE-5 抑制剂，仍未能成功完成性生活，考虑与心理紧张、自身焦虑抑郁状态有关。

对于考虑有焦虑和抑郁状态患者，世界卫生组织推荐的广泛性焦虑量表（GAD-7）、健康问卷（PHQ-9），因其简洁和对焦虑或抑郁诊断敏感性与特异性可靠，被国内外广泛应用于综合医院及基层医疗进行焦虑或抑郁诊断与疗效评估。GAD-7 量表为 4 级评分的 7 个项目自评量表，5 分为轻度焦虑、10 分为中度焦虑、15 分为重度焦虑；PHQ-9 量表为 4 级评分的 9 个项目自评量表，5 分为轻度抑郁、10 分为中度抑郁、15 分为重度抑郁。多项研究结果表明 GAD-7 和 PHQ-9 心理测评自评量表诊断焦虑或抑郁可信度强、检出率高，且检测内容简单，患者容易理解和接受，花费时间少，是适用于评估综合医院门诊患者精神心理状态的测评工具。本例患者 GAD-7 和 PHQ-9 健康问卷评分结果分别为 12 分、13 分，为中度焦虑、抑郁。故考虑给予抗焦虑抑郁治疗，并收到了疗效。

多数抗抑郁药物通常会出现抑制勃起功能的情况。曲唑酮属抗抑郁和抗焦虑药物，是一种三唑吡啶衍生物，其化学和药理学上与其他目前可用的抗抑郁药不同。曲唑酮可抑制 5- 羟色胺、去甲肾上腺素的再摄取，从而增强患者的性欲并延长患者阴茎勃起时间。曲唑酮可以延长夜间勃起的持续时间，有报道服用抗精神药物引起的阴茎异常勃起或长期勃起 79% 是由于服用曲唑酮引起的，这是促使研究使用曲唑酮治疗勃起功能障碍一个重要原因。曲唑酮对性功能的主要影响为增强性欲和阴茎勃起功能，其治疗勃起功能障碍的机

制主要是可以阻断 α_2 受体，引起阴茎海绵体血管扩张，从而使阴茎勃起，硬度增加，持续时间延长。曲唑酮可选择性阻断 H_1 受体，有较强的镇静作用，可通过缓解患者抑郁、焦虑等负面情绪，逐渐形成积极的相互促进作用，故能治疗焦虑和抑郁引起的阳痿及器质性阳痿，对于因心理因素导致的勃起功能障碍效果更佳。有报道，曲唑酮对于服用 5- 羟色胺摄取抑制剂导致的勃起功能障碍患者性功能恢复有效。曲唑酮口服吸收良好，空腹服用约 1 小时到达最高血药浓度，吃饭时饭后服用约需要 2 小时。主要经尿排泄，少量经胆汁至粪便排泄，血浆半衰期短，为 4 ～ 9 小时。曲唑酮是三唑吡啶类抗抑郁药，无 M 受体阻断作用，也不影响 NA 的再摄取，所以对心血管系统无显著影响。其主要的不良反应是使用初期可能出现不同程度的困倦、头晕、头痛、乏力、震颤、口干及便秘等，患者均可耐受，且使用一段时间后即可消失。动物实验表明，雌鼠在妊娠期和哺乳期继续给药，对生育力、交配能力、妊娠及产后没有不良反应，但仍建议服药期间避免受孕。

白文俊教授点评

心理性 ED 是基本排除了躯体疾病，并结合问诊和身体情况及精神心理测试而得出的初步诊断。该类患者的治疗包括心理疏导、性生活指导、生活方式调整和口服药物。本病例患者性经验缺乏，自幼内向，性生活时精神紧张导致初次性生活失败，由此产生更大的心理压力，精神过度紧张，加上夫妻关系不和谐，导致一年不能正常进行阴道内性生活。经中药和 PDE-5 抑制剂等药物治疗，性生活时能勃起，但不能持久，不能插入阴道内，因而畏惧性生活。患者自诉性生活时精神紧张，加用曲唑酮（抗焦虑抑郁，又有促勃起作用）

后，自觉心态放松，不易疲软。经过几次成功性经历，患者心情愉悦，夫妻感情增强，妻子成功受孕。治疗成功后，建议患者尝试逐步减药量，直至完全康复（停药后仍能维持满意的性生活）。对治疗中试孕的患者，应考虑药物对精子和胚胎的影响，必要时告知。

参考文献

1. FAGIOLINI A，COMANDINI A，KASPER S. Rediscovering Trazodone for the Treatment of Major Depressive Disorder. Cns Drugs，2013，27（8）：677-677.

2. HARIA M，FITTON A，MCTAVISH D. Trazodone. A review of its pharmacology，therapeutic use in depression and therapeutic potential in other disorders. Drugs Aging，1994，4（4）：331-355.

3. THOMPSON J W，WARE M R，BLASHFIELD R K. Psychotropic medication and priapism：a comprehensive review. J Clin Psychiatry，1990，51（10）：430-433.

4. TATARI F，FARNIA V，NASIRI R F，et al. Trazodone in methandone induced erectile dysfunction. Iranian Journal of Psychiatry，2010，5（4）：164-166.

5. KREGE S，GOEPEL M，SPERLING H，et al. Affinity of trazodone for human penile alpha1-and alpha2-adrenoceptors. BJU Int，2000，85（7）：959-961.

6. MARCOLI M，MAURA G，TORTAROLO M，et al. razodone is a potent agonist at 5-HT$_{2c}$ receptors mediating inhibition of the N-methyl-D-aspartate/nitric oxide/cyclic GMP pathway in rat cerebellum，1998，285（3）：983-986.

7. R C ROSEN，R M LANE，M MENZA. Effects of SSRIs on sexual function：a critical review. J Clin Psychopharmacol，1999，19（1）：67-68.

8. 翁史晏，顾牛范. 曲唑酮治疗勃起功能障碍. 中国新药与临床杂志，1999，18（3）：177-178.

9. 喻山东. 曲唑酮的作用谱. 神经疾病与精神卫生，2007，7（5）：391-392.

10. 庞军，梁佳，钟语红，等. 曲唑酮联合低剂量西地那非治疗合并勃起功能障碍的早泄患者的临床观察. 中国性科学，2012，21（8）：25-28.

11. STRYJER R，SPIVAK B，STROUS R D，et al. Trazodone for the treatment of sexual dysfunction induced by serotonin reuptake inhibitors：a preliminary open-label study. Clinical Neuropharmacology，2009，32（2）：82-84.

l

12. 吴靓，周芳，车晓艳，等．勃起功能障碍患者心理现状调查及心理调适．中华男科学杂志，2018，24（8）：760-764.

13. 王轩久，王艳玲，杨磊，等．西地那非联合曲唑酮治疗早泄并发勃起障碍的疗效观察及可靠性研究．中国性科学，2018，（10）：110.

14. 陈长浩，石洲宝，祁雪艳，等．曲唑酮在非抑郁症领域中的应用．中国临床研究，2014，27（012）：1537-1538.

15. 冯艳春，刘娜，刘继霞，等．用 GAD-7 和 PHQ-9 调查分析综合医院住院患者的焦虑抑郁状况．齐齐哈尔医学院学报，2015（32）：4926-4927.

16. 徐维芳，彭澔，陈柄全，等．GAD-7 和 PHQ-9 自评心理测评量表评估心内科门诊患者焦虑、抑郁状态．世界最新医学信息文摘，2018，18（16）：12-14.

（李建新）

028　女性排卵期并发的男性应激性勃起功能障碍

病历摘要

患者，男性，38 岁。主诉：勃起不坚 1 年。2012 年与妻子婚后，育有 1 女，拟再生育未避孕未育 2 年，近 1 年来，性生活频率 0～1 次/周，性生活时勃起不坚，尤其在女方排卵日当天加重明显，插入困难，勃起无法维持，不能完成性交。患者平素手淫勃起硬度正常，能正常射精，晨勃正常，性刺激可勃起，硬度较差。自述口服中药（具体成分不详）治疗未见明显改善。患者发病以来性欲低，夫妻感情一般，排尿无异常，伴有乏力、困倦、腰疼等症状。

既往史：体健，无高血压、糖尿病史，未服用任何药物。无烟酒等不良嗜好。妻子身体健康。

体格检查： 血压正常。第二性征正常。阴茎发育正常，双睾丸体积约 15 mL，质地正常，附睾、输精管可触及，左侧精索静脉曲张Ⅲ度，加腹压增粗明显，平卧位缓解。

辅助检查： 血常规、尿常规、肝功能、血糖、血脂未见明显异常；内分泌五项检查未见异常（表 3-3）；精液相关检查未见明显异常（精子密度：24×10^6/ mL，PR：37%，NP：22%；精子形态正常：6%）；阴囊彩超示左侧精索 Vasalva 试验可见多个血管增粗，左侧最大管径为 0.36 cm，可见明显反流。IIEF 评分：18 分；焦虑抑郁量表评分：68 分。

表 3-3　内分泌五项检查结果

检查项目	检查结果	参考范围	单位
FSH	6.98	$1.50 \sim 12.40$	IU/L
LH	6.31	$1.70 \sim 8.60$	IU/L
PRL	334.84	$86.0 \sim 324.0$	mLU/L
E_2	17.60	$25.80 \sim 60.70$	ng/L
T	10.09	$9.90 \sim 27.80$	nmol/L

初步诊断： ①勃起功能障碍；②左侧精索静脉曲张。

治疗结果及转归： ①给予药物治疗：他达拉非（希爱力）。剂量：每日晨起服用他达拉非 5 mg（1 次 / 日），性生活前 1 小时口服他达拉非 10 mg（按需服用）。②规律性生活（每周 2 ～ 3 次）。

1 个月后复诊效果良好，改为隔日晨起服用他达拉非 5 mg；按需服药 10 mg；2 个月后复诊效果显著，改为按需服药 10 mg；3 个月后复诊勃起功能完全恢复，停药；4 个月后复诊性生活和谐，其妻已孕。

📋 **病例分析**

1. ED 的发病机制

勃起功能障碍（erectile dysfunction，ED）具体发病机制尚未完全明确，但目前研究的机制主要包括：

（1）机体活性氧化物质增加，一氧化氮（nitricoxide，NO）合成减少，导致阴茎海绵体的勃起功能下降。

（2）血脂异常诱发阴茎血管动脉粥样硬化，进而降低了阴茎血管的血流量，引发 ED。

（3）雄激素缺乏和性腺功能减退。

（4）机体慢性炎症状态引发血管内皮损伤和功能受损，导致阴茎局部海绵体 NO 生成减少，进而促进 ED 的发生。

（5）紧张、焦虑等情绪导致中枢多巴胺、肾上腺素能神经元和 5- 羟色胺神经通路紊乱，阴茎海绵体神经性 NO 合成酶合成释放 NO 减少。

本病例发病的机制主要还是由于紧张、焦虑等情绪导致，阴茎海绵体神经性 NO 合成酶合成释放 NO 减少，进而患者出现勃起功能障碍。

2. ED 的诊疗策略

5 型磷酸二酯酶（phosphodiesterase type-5，PDE-5）抑制剂是目前治疗 ED 的一线药物，临床上较常用的有西地那非、他达拉非及伐地那非，其使用方法包括"按需服药"和"规律服药"。长期、规律治疗正是针对近年来对 ED 发病机制深入认识的基础上发展起来的，可供 ED 患者选择的一种新的治疗方式。规律服药效果欠佳者可选择在性交当日增加服药量。按需治疗与规律给药主要根据患者的自身发病机制，按需给药见效快、效果明显，经济、安全；规律服药需要一定的时间才能达到血药高峰浓度,如他达拉非5 mg,1次/日,口服,需要连续服药5日,血药浓度才能达到稳定状态,费用相对较高一些。

(1)提高患者对ED治疗重要性和必要性的认知:ED影响男性整体健康,其病因涉及神经、血管、内分泌及精神心理等多方面,是男性最常见的性功能障碍之一,积极治疗是十分必要的。首先,ED会给男性身心带来重要危害,打击男性的自信心和降低生活满意度,积极治疗ED可满足男性的生理需要,也是男性精神层次的重要需求;其次,ED剥夺了女性追求美满性生活和幸福婚姻的权利,严重影响家庭的和睦和稳定,积极治疗可以起到维护家庭、社会稳定的重要作用;最后,ED往往是某些全身疾病(如高血压、冠心病、糖尿病)的前兆,积极治疗ED有助于全身疾病的早发现和早期治疗,以免造成严重后果。ED是可以治疗的疾病,而且部分患者是可以治愈的。

(2)加强对药物使用方法及注意事项的教育:口服他达拉非是治疗ED的有效方案,可根据ED的严重程度、年龄、病因和治疗效果进行剂量调整。他达拉非对生育具有安全性。他达拉非不是作用于中枢神经的药物,因此不是"春药",无成瘾性,这在长达2年以上的双盲对照研究中已经得到证明,服用后不能直接勃起或提高性欲,只有在有效的性刺激下才起效。

(3)对患者和性伴侣的期望值教育和心理指导:纠正ED患者不佳的勃起状态,使其恢复正常的勃起状态并完成性生活,目前临床上常用的治疗方法有很多,包括按需服用PDE-5抑制剂、海绵体内药物注射、假体植入等。然而因ED的病因错综复杂,任何对男性勃起过程产生危害的不利因素都可能导致ED,单纯针对症状的治疗只能表面上缓解患者的病症，难以摆脱药物依赖，难以满足患者及其伴侣的预期，若能针对其病因进行干预，纠正其病理生理过程，达到所谓的"治本"，这是我们所期待的。

治疗起始应当让患者认识到 ED 首先是一种功能障碍，而非器质性疾病。尽管一些器质性疾病可导致 ED，仍可以通过合理治疗达到功能恢复，获得满意性生活，大多数患者通过治疗可以达到最终彻底摆脱药物。

白文俊教授点评

ED 的原因很多，但多数患者不能明确，只能大概说可能是什么原因，可能不是什么原因，如本例患者经病史收集及检查未发现明确的器质性因素（身体原因），可能是"应急性交"导致的大脑勃起信号短期压制。ED 的诊断很明确（患者都告诉医生了），相关的特殊检查不是必需的，多数情况下病因诊断不重要，重要的是如何尽快、更好地恢复勃起功能，完成满意的性生活。ED 是一种功能障碍，而不应当定义为疾病，更不应当作慢性病管理。ED 的治疗目标是恢复勃起功能，完成满意的性生活，没有治愈之说，只有能否恢复、恢复的程度与恢复的持久性差异。口服药物为男性勃起功能障碍的一线治疗，以 PDE-5 抑制剂为主，临床上较常用的有西地那非和他达拉非，具体方法包括规律服用和按需服用。PDE-5 抑制剂规律服药适用于性生活频繁，性生活时机难以把握，或手术创伤后及异常勃起后勃起功能康复者，多数患者适于按需服药，如本例患者。

参考文献

1. FONSECA V, JAWA A. Endothelial and erectile dysfunction, diabetes mellitus, and the metabolic syndrome: common pathways and treatments? American Journal of Cardiology, 2005, 96（12）: 13-18.

2. CORONA G, MANNUCCI E, FORTI G, et al. Following the common association between testosterone deficiency and diabetes mellitus, can testosterone be regarded as a new therapy for diabetes? . International Journal Andrology, 2009, 32（5）: 431-441.

3. OSUNA J A, GOMEZ-PEREZ R, ARATA-BELLABARBA G, et al. Relationship between BMI, total testosterone, sex hormone-binding-globulin, leptin, insulin and insulin resistance in obese men. Archives of Andrology, 2006, 52（5）: 355-361.

4. SVARTBERG J, DENISE VON MÜHLEN, JORDE S R. Waist Circumference and Testosterone Levels in Community Dwelling Men. The Troms Study. European Journal of Epidemiology, 2004, 19（7）: 657-663.

5. TRAISH A M, FEELEY R J, GUAY A. Mechanisms of obesity and related pathologies: androgen deficiency and endothelial dysfunction may be the link between obesity and erectile dysfunction. The FEBS journal, 2009, 276（20）: 5755-5767.

6. FISHER W A, EARDLEY I, MCCABE M, et al. Erectile dysfunction（ED）is a shared sexual concern of couples I: couple conceptions of ED. The journal of sexual medicine, 2009, 6（10）: 2746-2760

7. SAND M S, FISHER W, ROSEN R, et al. Erectile Dysfunction and Constructs of Masculinity and Quality of Life in the Multinational Men's Attitudes to Life Events and Sexuality （MALES） Study. Journal of Sexual Medicine, 2010, 5（3）: 583-594.

8. GANDAGLIA G, BRIGANTI A, JACKSON G, et al. A systematic review of the association between erectile dysfunction and cardiovascular disease. European urology, 2014, 65（5）: 968-978

9. AL-HUNAYAN A, AL-MUTAR M, KEHINDE EO, et al. The prevalence and predictors of erectile dysfunction in men with newly diagnosed with type 2 diabetes mellitus. BJU international, 2007, 99（1）: 130-134

（代晓微）

029 性交不射精症

病历摘要

患者，男性，22岁，身高175 cm，体重85 kg，性欲强，睡眠良好，晨勃好，勃起硬度正常，因性生活无性高潮和不射精就诊，曾有手淫射精史。

既往史： 糖尿病病史5年，平素胰岛素皮下注射，空腹血糖9～10 mmol/L，餐后血糖10～14 mmol/L。

体格检查： P5G5，SPL 12 cm，双侧睾丸18 mL，包皮过长，附睾、输精管及精索静脉触诊未见异常，HAD：3+5分。

诊断： 性交不射精症。

治疗： 行为治疗＋心理疏导，调整胰岛素用量，控制血糖平稳（空腹＜8 mmol/L，餐后＜10 mmol/L），增加运动，减轻体重，口服美多芭0.25g tid，用药2周有性高潮发生，射精量少，不足1 mL；联合米多君5 mg tid，1个月后性高潮及射精正常，后药物逐渐减量，直至停药。

转归： 随访1年，该患者勃起功能和射精正常，爱人成功受孕。

病例分析

不射精症是阴茎勃起功能正常，可以正常阴道内性交，但不能达到性高潮并获得性快感，不能射出精液；广义的不射精症是无精液射出，可伴有性高潮和（或）"射精"感觉发生，包括无精液症和逆向射精。

糖尿病导致全身血管内皮功能受损、小动脉硬化、海绵体供血不足；高血糖对内分泌影响表现为性腺轴紊乱、睾酮减少、雌激素升高、雌雄比例失调；长期高血糖刺激发生神经脱髓鞘、糖原堆积、神经鞘膜细胞和基底膜细胞增厚、神经营养障碍及传导异常，阴茎感觉减退发生不射精；射精除有神经控制外，还有一部分输精管肌源性收缩，当交感神经和副交感神经受损时表现突出，常见于糖尿病。该患者不射精症为性交不射精症，曾有手淫射精史，考虑为功能性不射精。结合病史考虑该患者不射精与长期高血糖损害有关，其交感神经受损，表现为泌精障碍，出现动力性梗阻；副交感神经受损，表现为腺体分泌不足。两者共同作用导致后尿道压力不足，性交无法达到性高潮阈值，射精中枢无法启动，表现为不射精。早期控制血糖平稳，减少或逆转高血糖造成的神经功能损害，应用米多君改善动力性梗阻，预后良好。

1. 不射精

不射精分为原发性不射精和继发性不射精，原发性不射精是清醒时从未有过射精；曾在阴道内有正常射精史，后因多种因素影响而发生不射精，称为继发性不射精。不射精患者没有精液进入女性生殖管道，常常导致不育。

不射精根据病因分为功能性不射精和器质性不射精。功能性不射精多见，占不射精的 90%，主要与精神心理因素有关，射精抑制与年龄关系密切，年轻患者与性技巧缺失、性生活环境不佳、性疲劳有关，受文化和宗教信仰影响，长期抗高血压药物、精神类药物、α - 肾上腺素阻滞剂或长期大量饮酒容易发生不射精。器质性不射精少见，见于生殖器畸形、射精管梗阻、尿道狭窄、垂体肿瘤病变和脊髓病变等，T10 ~ T11 以上的病变一般不影响勃起功能，但与不射

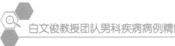

精有关，L2 以下病变泌精与射精均受影响，骶髓病变会出现各种形式的射精功能障碍。根治性前列腺切除术是另一个导致不射精的主要原因，恶性睾丸肿瘤实施腹膜后淋巴结清扫术，损伤交感神经纤维，导致射精功能障碍，功能缺陷的范围与神经损伤的程度和严重性有关，可能出现逆向射精、不射精或不泌精。

2. 逆向射精

逆向射精患者有性高潮发生，有"射精"感觉，但精液射入膀胱内，而不是经尿道射出体外。有性高潮和"射精"感觉而无精液者，应考虑本病的可能。"射精"后即可留取前段尿液标本，离心沉淀后显微镜观察，如发现大量精子，证实为逆向射精。逆向射精是由于膀胱颈功能失常，射精发生时关闭不严，逆向射精是唯一机制明确的射精功能障碍疾病，常见于糖尿病，与先天性疾病（脊柱裂、先天性尿道瓣膜或膀胱憩室、膀胱颈挛缩等）和后天获得性疾病（尿道狭窄、脊髓损伤、膀胱结石、恶性肿瘤膀胱颈切除术后）有关。逆向射精发病率呈逐年上升趋势，2/3 的患者在经尿道前列腺切除术后出现逆向射精，1/3 的患者在膀胱颈切开术后出现逆向射精，膜后淋巴结清扫术、胸腰段交感神经切除术均可能发生逆向射精。

3. 无精液症

无精液症是有性高潮和"射精"感觉，但无精液射出，临床表现为"空射"。睾酮去势水平以下常发生无精液症，见于克氏综合征、卡尔曼综合征、特发性低促性性腺功能减退症等；无精液症也见于精道梗阻性病变，双侧射精管梗阻见于苗勒管囊肿或射精管囊肿，囊肿压迫射精管导致完全性梗阻，表现为无精液症。

4. 不射精治疗

不射精症就诊后积极寻找病因，对因治疗是关键。不射精治疗以行为治疗、心理治疗、性治疗为主，以西药、手术、中药为辅的综合治疗，促进射精，达到自然妊娠。

（1）行为治疗：功能性不射精常见于夫妻感情不和、性生活不和谐、性欲减退、阴道松弛或不湿滑，合并精神心理问题，如过度紧张、焦虑、抑郁，甚至逃避性生活，继发勃起功能障碍。宣传性解剖及性知识，正视不射精，重视性健康，夫妻共同参与、鼓励支持、增强信心，促进性和谐。学习性爱技巧、调整外在形象、选取合适体位，加强对阴茎头的刺激强度，通过性爱视频、声音及想象等提高性兴奋性，增加性生活参与的积极性，性前戏有助于增加阴道湿滑，激发女性性高潮，女性性兴奋，诱发子宫勃起，阴道才能收缩有力，加强阴茎头刺激程度。性交持续时间、性交抽动次数和频率对不射精也很重要，其中阴茎抽插频率直接影响对阴茎头的刺激强度，对射精治疗起关键性作用。

（2）性治疗：通过视、听、嗅、触觉等刺激手段获得并享受性快感，缓解性交顾虑与恐惧，解除患者性交压力。性感集中训练有助于提高患者对性反应的自身感觉，增强性兴奋性，进行到性接触时鼓励女方用手或口刺激阴茎，当有射精紧迫感时把阴茎插入阴道，若有一次成功的阴道内射精，可能永久改变射精功能障碍。改变性爱姿势加强对阴茎刺激，如女上位、后入路或侧方入路，性爱姿势多样化有利于提高兴奋性，增加抽插频率及次数有利于射精。女性同时加强盆底肌训练，提高阴道括约肌收缩能力。只要心理放松，刺激力度到位，一般均可克服射精功能障碍。

（3）药物治疗：①左旋多巴激活脑内多巴胺系统，补充中枢兴奋性神经递质，提高性兴奋程度，改善性欲低下，常用美多芭（0.25～0.5g tid）；②卡麦角林、溴隐亭是多巴胺受体激动剂，可增强多巴胺作用；③金刚烷胺增加多巴胺释放，促进射精。④ 5- 羟色胺受体广泛分布于中枢神经和外周神经系统，其中受体 5-HT$_{1A}$、5-HT$_{1B}$ 和 5-HT$_{2C}$ 与射精密切相关，位于脑干、下丘脑、脊髓，以及射精结构前列腺、精囊、输精管和尿道，5-HT$_{2C}$、5-HT$_{1A}$ 的受体决定射精的速度，5-HT$_{1A}$ 激动剂如坦度螺酮（10 mg tid）等，提高射精中枢兴奋性，促进射精。⑤安非他酮（150 mg bid）对去甲肾上腺素、5- 羟色胺、多巴胺再摄取有较弱的作用，可促进患者射精。⑥麻黄素（25 ～ 50 mg tid）增加突触间隙去甲肾上腺素，增强输精管平滑肌收缩力，可将不泌精转变为逆向射精。⑦米多君（5 ～ 10 mg tid）是 α - 受体激动剂，增加输精管平滑肌张力，改善泌精障碍，收缩膀胱颈，将逆向射精转变为前向射精，药物治疗成功与否依赖于残存控制精囊腺、输精管、前列腺和膀胱颈部交感神经纤维的完整性和数量，α - 肾上腺素能兴奋剂易升高血压，注意监测血压变化，长期用药可能产生耐药性和依赖性。

睾酮缺乏患者精液量减少，去势水平（< 50 ng/dL）常常表现为无精液症，补充睾酮至生理水平后有精液产生，如患者有生育需求，以补充内源性睾酮为主，常用氯米芬（25 ～ 50 mg qd）、他莫昔芬（10 mg bid）、来曲唑（1.25 ～ 2.5 mg qd），不建议直接补充外源性睾酮，因其负反馈抑制性腺轴，导致 LH 和 FSH 下降，精子发生异常。低促性性腺功能减退患者给予绒促性素（1000 ～ 2000 IU q72h）和尿促性素（75 ～ 150 IU q72h）治疗，适合于卡尔曼综合征和特发性低促性性腺功能减退症。合并严重焦虑抑郁心理疾病患者建议于心理专科医生就诊，疏导心理问题，轻症者可口服舍曲林、氟西汀、帕罗西汀、劳拉西泮等药物抗焦虑及抑郁治疗，效果显著。

（4）其他治疗：膀胱颈手术后引起逆向射精，药物治疗无效，

可通过膀胱颈重建手术解除逆向射精。蒋平等应用中医加针灸治疗
32 例不射精患者，总有效率在 84.38%。低频电脉冲治疗不射精有效
率在 70%，电磁刺激震动按摩治疗不射精治愈率为 67.7%。有学者建
议不射精患者禁欲 2 个月，既不能过性生活，也不能手淫，期待患
者射精阈值降低，性兴奋提高，禁欲 2 个月后进行性生活前需要进
行充分的性幻想和性刺激等综合治疗，但准备期间发生夜间遗精可
能使得准备工作前功尽弃。经直肠电刺激取精、阴茎震动刺激取精、
输精管壶腹部按摩取精、尿液离心提取精子行人工受孕，有助于男
性不育症治疗。

白文俊教授点评

人的射精过程是神经控制的肌肉动作反射，诱发射精的刺激包
括三方面：大脑中枢兴奋性（多巴胺系统）增高、阴茎局部（阴茎
背神经）刺激足够、输精管道（主要是前列腺、精囊腺及交感神经
控制）张力符合要求，三者缺一、二，就可能发生射精延迟或不射精。
反之，三种刺激反应过强、过快，则可能发生早泄。不射精病因复
杂，表现大同小异（性交时射精延缓或不射精，清醒状态下不射精，
或特殊方式射精），治疗应个体化。不射精患者通常不能明确器质
性病变，可能与精神心理因素有关，可采用以行为治疗和药物治疗
为主的综合治疗，预后良好。常用药物组合是美多芭 [提高大脑兴奋
性（射精的控制器端）+PDE-5 抑制剂（维持勃起，阴茎是射精的感
受器）+ 米多君（增加前列腺、精囊腺张力，促其收缩，射精的感受
器和效应器端]。对顽固性不射精症保守治疗无效，且有生育需求者，
首选输精管壶腹按摩取精联合 AIH 或 ICSI，反复按摩取精失败或精
子质量不好者，采用附睾或睾丸穿刺取精 +ICSI，解决生育问题。

参考文献

1. 白文俊.白文俊教授团队男科疾病病例精解.北京：科学技术文献出版社，2018.

2. 蒋平，余欣慧.针灸中药结合治疗不射精症的研究.中西医结合研究，2016，8（1）：31-32.

3. 刘凯峰，陈国宏，俞洪涛，等.低频电脉冲治疗不射精的临床观察.中国男科学杂志，2011，25（4）：56-57.

4. 孟战战，王者晋.电磁刺激震动按摩治疗功能性不射精症及机理探讨.生物医学工程学杂志，2004，21（1）：74-75.

5. CAVALERO T M S，PAPA F O，SCHMITH R A，et al. Protocols using detomidine and oxytocin induce ex copula ejaculation in stallions. Theriogenology，2019，140：93-98.

6. ALAN W，SHINDEL. Anejaculation：Relevance to sexual enjoyment in men and women. The journal of sexual medicine，2019，16（9）：1324-1327.

（刘贵中）

030　性欲亢进

病历摘要

患者，男性，45岁。主诉：性欲亢进20年。该患者于20年前起即出现性欲亢进，每日均需要性交1～2次，最多时每日4次，无法与异性性交时常出现烦躁、焦虑，必须通过手淫缓解性欲，多年来患者已有多名异性性伴侣。年轻时误以为自身精力旺盛，性欲强烈为正常现象，随年龄增长发觉自身欲望明显高于同龄人，发现异常，来我院就诊。患者病程中无头痛或视力异常，无睾丸肿大或

笔记

疼痛，无毛发分布异常，无头晕、心慌、间歇性无力等症状。既往无高血压或糖尿病史。无神经系统病变或激素使用史。查体未见明显异常。

辅助检查：激素六项未见异常（表 3-4），血常规、肝功能、肾功能、血脂、血糖正常。HAD：2+2 分。

表 3-4　激素六项检查

检验项目	检验结果	参考范围	单位
FSH	3.70	1.5 ～ 12.4	mIU/mL
LH	2.68	1.7 ～ 8.6	mIU/mL
T	4.07	1.93 ～ 8.36	ng/mL
E_2	39.50	25.8 ～ 60.7	pg/mL
P	0.11	0.050 ～ 0.149	ng/mL
PRL	14.40	4.04 ～ 15.20	ng/mL

诊断：性欲亢进。

治疗及转归：舍曲林 50 mg 每晚 1 次。服药后连续随访 3 个月患者自觉性欲望已明显下降。

病例分析

本例患者诊断为性欲亢进，通过激素六项、血常规、肝肾功能、心理测评量表检查未见明显器质性或精神疾病线索，故选择 5-羟色胺再摄取抑制剂舍曲林治疗，从小剂量开始，如随访中发现疗效不满意可逐步增加药物剂量或更换药物至疗效满意后维持治疗 3 ～ 6 个月，根据患者反馈情况以最小有效剂量维持治疗 2 ～ 3 年后试行停药，症状反复者可考虑长期用药，也可以选择镇静类药物如巴比妥类和苯二氮䓬类药物治疗，但目前尚无具体用药规范和相关研究报道。

1. 性欲亢进

性欲亢进是指性冲动显著增加，超过正常性交欲望，出现频繁的性兴奋现象，对性行为要求迫切，性交频度明显增加。有报道在一些单侧颞叶切除术后患者中有性唤起频率和强度明显增强的现象，伴有明显的焦虑、情绪不稳定、易怒、食欲增加等。

青年人正常性生活每周 2～3 次，随年龄增长性交欲望及频度会逐渐下降，新婚夫妇或婚后久别重逢者性生活频数稍有增加。性欲亢进主要是性中枢兴奋过程增强所致，但大多数属于生理性改变，或对性知识认识不足，其次为内分泌病变，纹状体或下丘脑病变改变多巴胺和 5- 羟色胺通路和性激素在神经系统中的表达可能导致性欲增强。亨廷顿蛋白基因突变也可能导致性欲亢进，该蛋白广泛存在于人体各组织，但在脑和睾丸中表达水平最高，其突变可能导致纹状体和睾丸病理改变而影响性欲。此外，某些慢性疾病如肝功能异常所致性激素结合蛋白合成减少的患者可能有性欲亢进现象，在肾衰竭血液透析患者中性欲亢进比率为 6%，肾衰竭血液透析患者性唤起次数更多，性交频率明显增加。精神疾病、热恋、受性刺激过多也可导致性欲亢进，个别药物如左旋多巴、金刚烷胺等可增加中枢神经系统内多巴胺数量使性欲增强，补充性激素类药物也可能使性冲动次数增加。

也有学者认为性欲亢进是自我抑制能力病理性下降的结果，有颞叶肿瘤的患者手术后经过短暂的抑制期（3～6 个月）后出现明显性欲亢进、性交次数增加的报道。老年痴呆和各种脑损伤也可以表现出不同程度的性欲亢进。

2. 病因

引起性欲亢进的原因可分为器质性和心理性两类。器质性包括垂体病变、肾上腺病变、睾丸肿瘤、肝肾功能不全、颞叶病变、神经梅毒、大量使用雄激素制剂、吸毒等。如女性患肾上腺肿瘤或卵巢肿瘤导致分泌性激素增加时可以出现性欲亢进。心理因素者可见于某些强迫症、躁狂症、精神分裂症及偏执性精神病。

3. 临床表现

性欲亢进的主要临床表现为患者沉湎于性欲冲动之中，频繁要求性交，如性要求得不到满足，容易出现情绪不稳定、焦虑、烦躁，频繁通过手淫缓解性欲，常伴有性关系紊乱。女性患者因得不到性满足而精神恍惚，性欲产生时完全不能自制，这种性兴奋出现得过频、过快、过剧，就是性欲亢进，需要专业治疗。

4. 诊断

一般认为，一个人的性欲望在夫妻双方间可以得到满足，虽然个别人有婚内性交次数增多现象，但没有不良后果，就不能视为不正常。由于每个人体质、神经生理特点、自身激素水平、受教育程度、生活环境均有差异，很难区分正常的性欲与性欲亢进，因而尚无确切性欲亢进诊断标准。

诊断时应注意性交频率与症状持续时间不是性欲亢进的诊断指标，部分夫妻适应高频度的性交方式，只有当患者由于性张力过高而按捺不住性欲望，以致产生一系列情绪、行为或性对象的改变时，才能视为病态。

应当注意到患者在 6 个月内是否存在以下情况：①在性交或手淫上消耗的时间是否干扰到患者其他重要社会活动，而且反复出现这种情况，难以自控；②患者情绪状态如何，是否伴随有焦虑、抑郁、

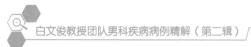

烦躁、易怒等不良情绪；③患者是否在巨大的工作或生活压力下出现性交次数增加的情况；④患者是否试图进行自我控制而经过多次努力没有成功；⑤不考虑自己或他人身体和情感上的伤害而反复进行包括有风险的性行为。

5. 鉴别诊断

（1）器质性病变所致性欲亢进：大脑相关区域器质性病变，如下丘脑、垂体、颞叶等部位病变（炎症、结节性硬化、肿瘤等），肾上腺或睾丸肿瘤等引起的性腺轴异常，性激素改变可通过性激素六项检查排除器质性病变。肝炎、肝硬化、肾衰竭等多有明确的病史及原发病表现，可以通过肝肾功能检查明确诊断，同时应当仔细分析性激素六项，了解基础疾病是否已经影响到性腺轴。

（2）精神疾病所致性欲亢进：多有明确精神疾病病史，如精神分裂症，抑郁及焦虑评分可见明显异常。

6. 治疗

首先要查明引起性欲亢进的原因，若无器质性病变，可以通过减少性刺激，同时进行心理治疗和性教育，多参加体育活动，分散精力等方法减少患者性冲动。

药物治疗：可以选用抗抑郁、抗焦虑药物或镇静类药物缓解患者的性冲动。本例患者即选用了抗抑郁药物 5- 羟色胺再摄取抑制剂舍曲林。舍曲林可增加中枢神经 5- 羟色胺数量，改变多巴胺和 5- 羟色胺通路，能有效治疗抑郁、焦虑型精神疾病，在对精神疾病患者治疗的过程中发现此类药物可降低男性性兴奋程度，并有延长射精潜伏期的作用。目前在男科领域主要应用于治疗早泄，对本例患者试行治疗性欲亢进有效。当男性患者性欲亢进严重、其他药物治疗无效时也可以试用抑制性腺轴药物，如雌性激素。

因性欲亢进尚无明确诊断标准，正常性欲与病理状态界限模糊，且患者就诊率较低等，目前仍缺少大宗临床研究数据，具体用药方案、疗程仍缺少临床依据，治疗目标可以以同龄人群平均性交频度为参考，以减轻患者因性欲亢进所致生活不便和情绪异常为主。可以从小剂量用药开始，治疗 3 ～ 6 个月后根据患者反馈情况适度增减剂量，并以最低有效剂量维持治疗。有学者将性欲亢进归入强迫性精神疾病范畴，疗程可参考精神疾病，治疗 2 ～ 3 年后可试行停药观察，症状出现反复者可考虑长期小剂量维持药物治疗。

对器质性病变引起的性欲亢进，可针对原发病变进行治疗，同时可配合小剂量药物治疗缓解症状。

白文俊教授点评

性欲亢进属于性功能障碍之一，界定性欲亢进与正常性欲尚无明确统一标准。男性的性欲程度受种族、文化、个体体质、年龄、心理、环境及健康状况等多方因素影响。性欲亢进应当排查器质性病变与精神心理性疾病，并参考同龄人群平均性交频率和性欲程度谨慎诊断。性欲亢进是否需要治疗，采取何种治疗方案，可根据性欲亢进对患者心理和生活的影响程度、患者治疗意愿、伴侣对性交频率的耐受程度及疗法的安全性等综合因素考量决定。具体治疗手段有减少性刺激、心理疏导、性腺轴降调（如去势）、抗焦虑抑郁药物（如选择性 5- 羟色胺再摄取抑制剂）和抗精神药物（如多巴胺受体阻滞剂）等，也可通过手淫或充气娃娃等达到一定程度性满足。

参考文献

1. STEIN D J. Classifying hypersexual disorders：compulsive，impulsive，and addictive models. Psychiatr Clin North Am，2008，31（4）：587-591.

2. JOHN BANCROFT，ZORAN VUKADINOVIC. Sexual addiction，sexual compulsivity，sexual impulsivity，or what? Toward a theoretical model. J Sex Res，2004，41（3）：225-234.

3. RINEHART，N J，MCCABE，M P. Hypersexuality：Psychopathology or normal variant of sexuality? Sexual & Marital Therapy，1997，12（1）：45-60.

（傲日格乐）

031　性早熟伴频繁射精

病历摘要

患儿，男性，11 周岁，主因频繁射精半个月就诊。患者近半个月来每日射精 6～7 次，无明显性冲动，感睾丸疼痛，不影响学习及生活。就诊时患者意识清晰，对答切题，无明显焦虑，自诉生活中未接触性刺激图片、视频等不良。最近感心烦、易急躁，有时会摔东西，事后感后悔。对身体状况感到担心，近期饮食、睡眠可，就诊过程交谈中情绪尚平稳安静。追问病史，患儿 9 岁时即出现阴毛生长、变声等第二性征发育特征。

体格检查：身高 160 cm，体重 59 kg，外生殖器发育 P3G4，SPL 9.5 cm，双侧睾丸触诊约 12 mL，质韧，无触痛，未扪及包块及结节，精索静脉无曲张。

辅助检查：①泌尿系彩超：双肾、输尿管、膀胱未见明显异常。②阴囊超声：双侧睾丸、附睾未见明显异常。③垂体增强 MRI：垂体左侧较右侧饱满，强化不均匀，左侧可见斑片状稍低信号影，边界欠清晰，范围约 7 mm×6 mm（左右径 × 前后径）。④腰椎 MRI 未见明显异常。⑤左手 X 线正位片：骨龄 15 岁。⑥ HAD：5+6 分。⑦性激素如表 3-5 所示。

表 3-5　性激素检查

检测项目	检测结果	成年男性参考值	单位
FSH	3.73	$1.5 \sim 12.4$	mIU/mL
LH	3.06	$0 \sim 8.6$	mIU/mL
PRL	10.40	$0.9 \sim 12.9$	ng/mL
E_2	24.10	$11.3 \sim 43.2$	pg/mL
T	2.11	$0.025 \sim 4.320$	ng/mL

诊断：男性性早熟；射精频繁；焦虑状态。

治疗：①心理疏导；②舍曲林 12.5 mg，口服，qn，抗焦虑治疗。

随访：1 个月后电话随访，患儿焦虑情绪缓解，射精频繁症状明显好转，近 1 周来无射精、遗精发生。

病例分析

1. 性早熟

性早熟是指任何一个性征出现的年龄早于正常人群平均值 2 个标准差。女孩 8 岁前、男孩 9 岁前出现第二性征发育，或女孩 10 岁前出现月经可诊断为性早熟。根据下丘脑 - 垂体 - 性腺轴功能是否提前启动，通常分为中枢性性早熟（真性性早熟）和外周性性早熟（假性性早熟）。近年来，儿童性早熟的发病率明显上升。由于性激素提前分泌，此阶段性早熟儿童生长速度明显加块，身高较同龄儿童高。另外由于性激素刺激，性早熟儿童的骨骺会提前闭合，成年后身高要较靶身高低。性早熟同时也会影响儿童的性格及心理，可导致儿童出现心理障碍，性格压抑，产生自卑、恐惧、烦躁不安等情绪，严重影响儿童身心健康。中枢性性早熟为下丘脑对性激素的负反馈敏感性下降，促性腺激素释放激素过早增加分泌所导致，或中枢神经系统异常（外伤、放疗、化疗、下丘脑错构瘤、中枢神经系统感染、脑积水等）引起。外周性性早熟多见于性腺肿瘤（如睾丸间质细胞瘤、畸胎瘤等）、肾上腺疾病（肾上腺肿瘤、先天性肾上腺皮质增生症等），或摄入含激素的药物、食物等。

第二性征提前出现、血清促性腺激素达到青春期水平、性腺增大是诊断儿童性早熟的必要依据，此外，青春期前儿童身高生长加速、骨龄超实际年龄 1 年以上。儿童性早熟，早期诊断、早期治疗通常预后较好，成年后最终身高可明显改善。对于中枢性性早熟，一般应用促性腺激素释放激素类似物（gonadotropin releasing hormone agonist，GnRH-a）给予治疗，目前国内可供儿童使用的缓释型 GnRH-a 制剂有曲普瑞林和醋酸亮丙瑞林。对于性腺肿瘤、肾上腺肿瘤所致的假性性早熟患儿应尽早手术切除原发病灶。此外，科学减肥、避免儿童过早接触情色视觉刺激及色情读物，可防止儿童性发育提前。

2. 射精相关的因素

射精的神经调控有 3 级，即中脊髓上中枢脊髓射精启动中心及射精相关的交感、副交感神经及躯体运动控制中心。射精是一个复杂的生理过程，涉及一系列复杂的神经反射，由腰骶部脊髓中的脊髓射精中枢调控，该中枢通过协调交感神经、副交感神经和运动神经的输出活动完成射精过程。同时，脊髓射精中枢也受到脑干、中脑和下丘脑等高级中枢的调控，发挥促进或者抑制射精的作用。射精过程由多种递质参与，如多巴胺、5- 羟色胺、去甲肾上腺素（norepinephrine，NE）、乙酰胆碱（acetylcholine，ACh）等。外周感受器（阴茎、前列腺、精囊腺）将感觉信号上传，然后脊髓上中枢给脊髓射精启动中心一个兴奋性（多巴胺介导）或抑制性（5- 羟色胺介导）的下行信号，随后脊髓射精启动中心通过协调躯体运动神经及自主神经给效应器发出指令，产生射精相关反应，最后下位效应器官将射精后的相关信息在上传至上位中枢，产生抑制作用，射精过程完成。多巴胺在射精活动中发挥着重要的作用，它能够促进性行为的发生，尤其表现在运动和性觉醒功能方面。将多巴胺直接注入脊髓后，虽对阴茎反射无明显影响，但能够促进射精过程，该作用依赖于 5- 羟色胺能下行神经纤维。多巴胺与 5- 羟色胺之间的平衡与射精潜伏时间相关。多巴胺激动剂提升射精反射，临床上已用于治疗 ED、射精困难（左旋多巴、溴隐亭治疗射精延迟、不射精）。多巴胺拮抗剂可阻滞射精，三环类抗抑郁药可以抑制人的性欲、勃起及射精，对于解决临床上早泄治疗的问题具有积极作用。

5- 羟色胺作用十分复杂，部分 5- 羟色胺受体亚型能够促进阴茎勃起或射精，中枢 5- 羟色胺受体敏感性（$5-HT_{2c}$ 受体低敏感、$5-HT_{1A}$ 受体高敏感）或受体基因多态性等可促进射精。但 5- 羟色胺及其兴奋剂对于射精主要起抑制作用。长期接受 5- 羟色胺再摄取抑制剂治疗后射精时间延长。除上述神经递质外，催产素、去甲肾上腺素、β 内啡肽等也在射精过程中发挥重要作用。

焦虑的发病与中枢 NE、5-羟色胺和 γ -氨基丁酸（γ -aminobutyric acid，GABA）等多种神经递质有关。$5-HT_{1A}$ 受体与 $5-HT_{2A}$ 受体激

笔记

活均能导致焦虑。焦虑症患者大脑整体功能下降，GABA 相对功能显著下降，5- 羟色胺和 NE 相对功能升高。GABA 是脑内的抑制性神经递质，5- 羟色胺和 NE 是脑内兴奋性神经递质。焦虑时 5- 羟色胺和NE升高则兴奋功能升高，脑内 GABA 水平下降则抑制功能不足，脑内神经递质的不平衡导致兴奋抑制失去平衡。

射精过频多为阴茎敏感性及精神心理因素引起，如外周环境刺激频繁、阴茎敏感性过高、射精阈值低、射精反射过度活跃（泌精、射精、球海绵体肌反射过于敏感）、中枢过度兴奋等。本例患者 11 岁，主因射精过于频繁就诊，推测发病机制如下：①生理方面，患者性腺轴活化，性腺发育趋于完善，机体内雄性激素的升高促使患者对异性产生好奇心和渴望心理，易受到外界各种环境因素刺激，产生性幻想、过度兴奋而产生性冲动。②心理方面，心理年龄与生理年龄差异较大，患者对自己生理上与同龄人的差异太大不能接受，承受能力差，产生焦虑。③性格、人格方面，对性的认识不足，性生理成熟时缺乏相应的性知识，对性生理和性健康知识的了解不足和缺乏，不能正确对待自己的身体变化和反应，产生不良的情绪体验。此外，患者射精刺激阈值低、精神过度紧张也是导致发生射精频繁的原因。

近年来儿童青春期启动提前及性早熟病例较前增多，多数原因不明。性早熟患儿骨骺过早闭合影响靶身高，性早熟患儿就诊需关注患儿身高水平。该例患者性早熟原因不明确，建议每年定期复查，行性激素检查及骨龄检查，如身高发育欠佳可口服来曲唑延迟骨骺闭合或应用生长激素促进升高发育，改善最终身高。由于患者目前症状主要表现为频繁射精，情绪上表现为焦虑，考虑患者心理年龄小而男性生理功能完善已达到性成熟，刺激阈值低，自控能力差，另外与同龄人相比较的早熟生理（视为"生理异常"）可能给患者带来心理压力和焦虑。故治疗上以心理疏导和抗焦虑为主，让患者正确认识生理发育时期身体的变化，同时避免生活环境中与性诱惑有关的图片、视频等不良刺激，并辅以舍曲林口服抗焦虑治疗，临床治疗效果良好。

白文俊教授点评

该患者就诊的主要问题是频繁射精，可影响学习和日常生活，治疗述求是尽快控制或消除射精的频率或感觉。患儿在当地医院做了全面检查，包括大脑和脊髓的核磁、泌尿系超声、血液生化及性激素等，未明确频繁射精的原因，也未发现器质性病变。经过仔细询问病史及交流，考虑其频繁射精与焦虑和中枢过度兴奋（多巴胺系统）有关。与心理科医生商讨决定，使用 5-HT 再摄取抑制剂舍曲林治疗，起始低剂量（12.5 mg/ 每晚），提高射精阈值，控制射精感觉。患儿服药效果良好，待射精完全控制后，建议其逐渐减药量，直至彻底停药。在诊疗中发现患儿性发育较早（性成熟度和骨龄超前），身高稍矮（160 cm，15 岁男孩平均值是 168.8 cm），在频繁射精控制后，建议其去儿童生长发育门诊就诊。

参考文献

1. 张薇，杨琍琦. 性早熟儿童行为问题的研究进展. 医学综述，2014，20（4）：695-698.

2. 陈赟，陈建淮. 男性射精的中枢性神经机制研究进展. 中华男科学杂志，2018，24（11）：963-966.

3. 白文俊，于志勇. 射精与射精功能障碍. 中国临床医生，2012，9：16-18.

（龙　伟　王界宇）

032　性高潮后病态综合征

病历摘要

患者，男性，23 岁，未婚，主因射精后全身酸痛伴疲劳感半年余就诊。患者于半年前开始性生活，自觉每次性生活射精时抽动次数约 20 多次，射精量多，射精数秒后感全身疲惫，四肢关节和肌肉酸痛无力，久坐感小腹酸胀不适，情绪急躁、易怒，需 2～3 天才能恢复。患者性欲可，2～3 周一次，近半年来睡眠欠佳，晨勃时有时无。

既往史：否认疫区旅行居住史，无烟酒等嗜好。5 年前患有蛋白尿，已治愈，无其他疾病史。

体格检查：外生殖器发育正常，P5G5，SPL 11 cm，双侧睾丸 14～15 mL，质韧，附睾无触痛，未扪及结节，未触及精索静脉曲张，医院焦虑和抑郁量表（hospital anxiety and depression scale, HAD）：5+5 分。

辅助检查：阴囊彩超示双侧睾丸大小正常，实质回声均匀，精索静脉未见明显曲张；精液常规：精液量 4.2 mL，pH 7.4，精子浓度 28.8×10^6/mL，PR+NP：43%，PR：34%。性激素检查如表 3-6 所示。

表 3-6　性激素检查结果

检测项目	检测结果	参考值	单位
LH	3.26	1.24～8.62	IU/mL
FSH	8.52	1.27～19.26	IU/mL
PRL	6.08	2.64～13.13	ng/mL

续表

检测项目	检测结果	参考值	单位
T	5.23	$1.75 \sim 7.81$	ng/mL
E_2	12.50	< 47	pg/mL

诊断：性高潮后病态综合征（post-orgasmic illness syndrome，POIS）。

治疗：口服舍曲林 50 mg qn，双氯芬酸钠缓释片 75 mg（性生活前 2 小时口服）。

病例分析

POIS 是一种射精后出现的流感样、过敏反应和精神症状等多种病态症状集中表现的罕见、复杂的疾病。目前估计发病率为 $0.25\% \sim 1\%$。在以往的个案报道中，患者在射精后多表现为流感样症状，类似于肌痛、疲劳或强烈的兴奋、头痛、皮肤红斑、眼眶发热，或局部的过敏等症状，上述症状通常在射精后数秒到数小时之后迅速发作。由于每次射精后症状反复发作，通常容易导致患者出现注意力不集中、易怒等表现。POIS 症状亦有发生于患者手淫后或者是患者夜间自发射精后的报道，通常持续 $2 \sim 7$ 天。在 POIS 的研究中，56% 的男性报道了持续性的 PE，其中阴道内射精潜伏期短于 1 分钟，预计 POIS 患者具有相对正常人群高 22.5 倍的终身 PE 风险。POIS 给患者造成生理和心理上的影响，为了控制上述症状的发生，大部分 POIS 患者减少或者是完全放弃了性生活，严重影响了患者生活质量。

POIS 的临床症状表现复杂且高度可变，其发病符合以下特征：①出现流感样症状、极度疲劳、全身虚弱、发热或出汗、情绪紊乱、记忆减退或注意力涣散、言语不连贯、鼻塞流涕或者眼睛发痒等表现；②所有症状在射精后数秒、数分钟或数小时内发生；③以上症状 90% 发生在射精后，症状持续 2～7 天，可自行消失。87% 的患有该疾病的男性在射精后 30 分钟之内即出现 POIS 症状，尽管 POIS 的表现因患者而异，但对患者个体来说症状保持相对稳定。

该病症的病因和发病机制一直缺乏详细研究。国外有专家认为男性对自己的精液过敏可能是 POIS 的主要原因之一，另有国外学者认为 POIS 是由一种紊乱的细胞因子或神经内分泌反应诱发的，这一猜想被给予预防性双氯芬酸后，患者 POIS 症状得到改善。国内学者倾向于认为这种症状是由心理因素引起的，脑内化学神经递质失衡可能是 POIS 的生理基础，心理状况是 POIS 发病的危险因素，他们认为，POIS 患者可能患有涉及内源性阿片受体的疾病，因为性高潮消耗了大量的内源性阿片样物质，导致类似于阿片撤退的症状。POIS 是一种罕见的病症，缺乏公认的治疗 POIS 的方法。已有 POIS 患者使用抗组胺药、选择性 5- 羟色胺再摄取抑制剂和苯二氮卓类药物治疗症状得到缓解。亦有 POIS 患者采用自体精液减敏治疗后 POIS 症状得到显著改善。此外部分病例使用非甾体抗炎药（双氯芬酸）治疗后成功缓解了症状。

本例患者每次射精后数秒即感全身疲惫、四肢关节肌肉疼痛，并出现急躁、易怒情绪，2～3 天后症状才能逐渐恢复，符合 POIS 诊断。结合患者典型的流感样症状及 HAD 评分，考虑神经内分泌反应及心理因素是引起上述症状的主要原因之一，故给予舍曲林抗焦虑及双氯芬酸钠对症治疗。患者遵医嘱服药 2 周后，POIS 症状明显得到缓解，全身疲惫感及四肢关节和肌肉酸痛症状较前明显减轻，无易怒表现，服药 4 周后上述症状消失，舍曲林药物减至半量，6 周后逐渐停药，随诊至今患者 POIS 症状无复发。

白文俊教授点评

　　POIS 是一种病因和病理生理机制不清的罕见病例，近年来报道有所增加。该综合征通常在射精后表现为流感样症状，起病迅速，一般持续 2 ～ 7 天后症状自行消失。有研究认为，POIS 可能与神经内分泌功能紊乱或免疫反应异常有关，治疗多以对症处理为主，遵循个体化原则，对症状较重者采用心理疏导联合抗焦虑、抗过敏治疗。

参考文献

1. MARCEL D WALDINGER，DAVE H SCHWEITZER. Postorgasmic illness syndrome：two cases. J Sex Marital Ther，2002，28（3）：251-255.

2. MARCEL D WALDINGER. Postorgasmic illness syndrome（POIS）. Trans Androl Urol，2016，5（4）：602-606.

3. SHIGETA K，KIKUCHI E，MATSUSHIMA M，et al. A clinical case of suspected postorgasmic illness syndrome. J Sex Med，2013，10（suppl 3）：220.

4. NANNAN JIANG，GUANGPENG XI，HONGJUN LI，et al. Postorgasmic illness syndrome（POIS）in a Chinese man：no proof for IgE-mediated allergy to semen. J Sex Med，2015，12（3）：840-845.

（龙　伟）

033　慢性粒细胞性白血病致阴茎异常勃起

病历摘要

患者，男性，33岁，因发现阴茎持续勃起4天入院。自诉4天前服用壮阳类药物（具体药名不详）后出现阴茎持续勃起，排尿困难，表现为排尿费力，无畏寒、发热、尿急、尿痛等症状，患者未引起重视，未给予任何治疗。

体格检查：阴茎呈四级硬度，龟头呈淡红色，阴茎背侧皮肤肿胀，呈淡紫色，皮温湿冷（图3-5）。阴茎背侧未触及动脉搏动，双侧睾丸及附睾未触及异常。

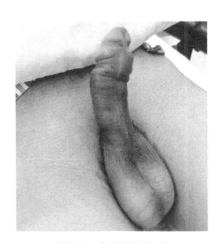

图 3-5　患者阴茎外观

辅助检查：实验室检查结果如表3-7所示，骨髓细胞学：慢性粒细胞白血病骨髓象，中性粒细胞占86.4%，比值明显升高，主要表达CD13、CD33、CD11b、CD15，部分表达CD16（38.7%）、CD10（33.9%），主要为未成熟的粒细胞表型，表型未见异常。

表 3-7　实验室检查结果

检测项目	检测结果	参考值	单位
阴茎血管彩超	阴茎海绵体内无血流，可见网格样改变，阴茎背动脉可见血流。	PS30，EDV ≤ 5，RI 0.8	cm/s
白细胞	433.87	（4.0 ～ 10）	$\times 10^9$/L
中性粒细胞总数	377.76	（2.0 ～ 7.9）	$\times 10^9$/L
红细胞	2.78	（4.0 ～ 5.5）	$\times 10^{12}$/L
血红蛋白	87	130 ～ 180	g/L
染色体核型	46，XY，t（9：22）（q34-q11.2）[10]，发现费城染色体	46，XY	
BCR/ABL 融合基因荧光原位杂交	计数 200 个细胞中：86% 的细胞 BCR/ABL 基因融合	BCR/ABL 基因不融合	

诊断：①阴茎异常勃起（低流量型）；②慢性粒细胞白血病。

治疗经过：急诊行阴茎海绵体远端分流术，术中采用 T 型分流术，挤压阴茎海绵体可见大量黑色血液流出，直至流出鲜红色血液及阴茎疲软为止，缝合龟头创面（图 3-6），术后转至血液科给予白细胞单采＋羟基脲 1.0 g＋碳酸氢钠片 1.0 g，口服，3 次 / 日。

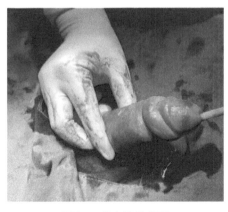

图 3-6　术中阴茎外观

转归：术后第 1 天阴茎呈二级硬度，阴茎海绵体及龟头呈淡红色，阴茎背侧可触及动脉搏动（图 3-7），术后连续白细胞单采 5 天，复查结果满意（表 3-8），阴茎完全疲软，阴茎皮肤及龟头呈淡红色，皮温正常，龟头创面基本愈合（图 3-8）。继续给予伊马替尼胶囊 400 mg，口服，1 次 / 日。

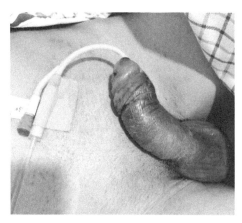

图 3-7　术后第一天

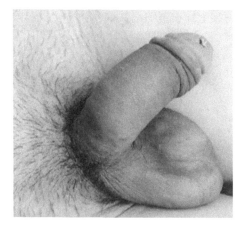

图 3-8　术后第 5 天

表 3-8　术后检查

检查项目	检测日期	检测结果	参考值	单位
阴茎血管彩超	术后 5 天	阴茎背动脉可见血流，阴茎海绵体内可见片状血流	PS30，EDV ≤ 5，RI 0.8	cm/s
pH	术后 5 天	7.463	7.35 ~ 7.45	
二氧化碳分压	术后 5 天	36.8	35 ~ 45	mmHg
氧分压	术后 5 天	95	75 ~ 100	mmHg
血氧饱和度	术后 5 天	98%	95% ~ 98%	
实际碳酸氢盐	术后 5 天	22	22 ~ 27	mmol/L
白细胞	术后 10 天	7.02	（4.0 ~ 10）	$\times 10^9$/L
中性粒细胞总数	术后 10 天	4.43	（2.0 ~ 7.9）	$\times 10^9$/L

随访情况： 经阴茎海绵体远端 T 型分流 + 白细胞单采、羟基脲等综合治疗后，术后第 8 天开始行阴茎康复治疗 [具体方案为：给予他达拉非 20 mg（口服，1 次 / 3 日）+ 阴茎负压治疗（1 次 / 日）]。术后 1 个月随访，患者自诉阴茎在性刺激下每次可持续勃起 1 分钟，勃起硬度为 2 级，但仍无法完成性交，继续给予原方案的阴茎康复治疗 + 伊马替尼胶囊 400 mg，口服，1 次 / 日。术后 6 个月随访，患者仍诉阴茎在性刺激下可勃起 1 分钟左右，但迅速疲软，无法完成性交，患者放弃继续康复治疗。

🗒 病例分析

阴茎异常勃起是一种少见的病理性勃起状态，其发生率约为 1.5/100 000，可以发生于任何年龄段包括新生儿阶段，但 5 ~ 10 岁的儿童和 20 ~ 50 岁的成人是本病高发年龄段。缺血性阴茎异常勃起可导致严重并发症，包括勃起功能障碍（erectile dysfunction，ED）、海绵体纤维化和阴茎畸形等，是男科常见的急症之一。

1. 定义

（1）传统定义：阴茎异常勃起是指与性欲和性刺激无关的，持续 4 小时以上的阴茎持续勃起状态。此定义受到广泛的认可，但有不足：①不够全面或确切，如间歇性（又称为复发性或反复发作性）的阴茎异常勃起（多为镰状细胞疾病或慢性粒细胞性白血病等所致）、睡眠相关性痛性勃起、肿瘤相关性异常勃起等未包括在内；②对非缺血性异常勃起，尤其是创伤导致者，4 小时时效意义不大；③对可能转化为缺血性者，4 小时时效可能延误处理。

（2）建议定义：与性欲和性刺激无关的阴茎增粗、变硬，勃起持续时间可为数小时、数天、数月或数年，对患者生理和（或）心理产生不良影响的病理性勃起。新定义含义更广，强化了对患者生理及心理的影响，并能够涵盖阴茎异常勃起的所有类型

2. 病因

低流量型阴茎异常勃起与全身许多疾病及高危因素相关：①药物因素是成人缺血性阴茎异常勃起最常见的原因，如罂粟碱、酚妥拉明及前列腺素 E。②血液疾病与阴茎异常勃起：最常见的是镰状细胞性贫血及慢性粒细胞性白血病，慢性粒细胞性白血病患者常发生过阴茎异常勃起，可能是这类患者血液中形态异常及数量显著增多白细胞阻塞白膜下小静脉，造成静脉回流障碍所致。镰状细胞性贫血是儿童缺血性阴茎异常勃起的常见原因，因镰状红细胞导致白膜下小静脉机械性阻塞，静脉回流障碍导致异常勃起的发生；其他血液疾病如地中海贫血及球形红细胞增多症均可引起血液黏滞性过高，海绵体内呈高凝状态导致阴茎静脉回流受阻而引发异常勃起。③血

栓性因素与阴茎异常勃起密切相关。研究发现应用肝素及华法林的血液透析患者停用药物后，患者体内血液处于高凝状态容易诱发异常勃起。此外，高脂血症、过敏性紫癜、肾病综合征、系统性红斑狼疮均存在血液高凝状态，有较强的血栓形成倾向，从而诱发阴茎异常勃起。④神经系统疾病及麻醉影响，梅毒所致神经系统感染、脑肿瘤、癫痫、酒精中毒及脑脊髓损伤等均有可能影响勃起中枢导致异常勃起。脑脊髓损伤（特别是高位脊髓损伤）也可引起阴茎异常勃起，椎间盘突出症、腰脊髓狭窄及极少数椎管狭窄或肿瘤压迫椎管的患者（马尾压迫综合征）可发生阴茎异常勃起；全身麻醉及区域性麻醉（硬膜外麻醉或脊髓麻醉）都可诱发阴茎异常勃起。⑤肿瘤原发或继发于外生殖器及盆腔器官的肿瘤浸润海绵体或压迫盆腔血管及神经导致阴茎静脉回流障碍，引起阴茎异常勃起，如膀胱癌、前列腺癌、尿道癌、阴茎癌、肾癌及乙状结肠肿瘤等。⑥特发性没有明确原因所致的阴茎异常勃起称特发性阴茎异常勃起，多为低流量型阴茎异常勃起。

3. 治疗

（1）病因治疗：对有基础疾病，如镰状细胞性贫血、慢性粒细胞性白血病或其他血液系统疾病的患者，应积极处理原发疾病，同时进行阴茎海绵体局部处理，如海绵体注射缩血管药物、穿刺减压或分流术等。

本例患者入院后血常规示白细胞明显升高，提示慢性粒细胞性白血病导致阴茎异常勃起，立即给予羟基脲＋碳酸氢钠治疗，行阴茎远端 T 型分流术后连续行白细胞单采及伊马替尼治疗，降低血液中的白细胞，改善机体内的微循环及阴茎海绵体内血液循环。

（2）海绵体注射药物治疗：海绵体注射拟交感神经药物能显著

提高低血流量型阴茎异常勃起的缓解率,适用于异常勃起时间＜12小时。常用的拟交感神经药物有间羟胺（阿拉明）、去氧肾上腺素（新福林）、肾上腺素及去甲肾上腺素等。间羟胺（阿拉明）是一种选择性肾上腺素能受体激动剂,无间接的神经递质释放作用,对阴茎异常勃起具有较好的治疗作用,心血管不良反应也较小。去氧肾上腺素、肾上腺素、麻黄素和去甲肾上腺素也有类似效果。在阴茎海绵体注射药物前:让患者取平卧位,可预防性应用抗高血压药物（如舌下含服硝苯地平片 10 mg）,具体方法为:①将间羟胺原液 0.1 mL（2 mg）注射海绵体内,而后按压注射点,轻柔按摩阴茎海绵体,若无效,可每间隔 20 分钟重复 1 次,一般间羟胺总剂量不超过 10 mg;②新福林＋生理盐水（1:10）,每次海绵体内注射 3～5 mL,而后按压注射点,轻柔按摩阴茎海绵体;若无效,可每间隔 5～10 分钟重复 1 次,新福林总剂量不超过 1 mg;③使用肾上腺素 10～20 μg/ 次或去甲肾上腺素 10～20 μg/ 次也可取得类似效果。该法对早期低血流量型阴茎异常勃起效果较好,与阴茎海绵体减压同时应用疗效更佳。阴茎海绵体内药物注射治疗期间建议密切观察患者病情,血压急剧升高引起的头痛、面色苍白、反射性心动过速、心律失常是其主要不良反应,对心血管风险较高的患者应慎用,并同时进行心电监护。阴茎海绵体内药物注射 1 小时,如果阴茎异常勃起仍无缓解,则需进一步治疗。

（3）阴茎海绵体减压治疗:适用于异常勃起时间小于 24 小时者。在局麻和无菌条件下进行。会阴部消毒后,阴茎根部阻滞麻醉,用粗注射针头穿刺阴茎海绵体,放出积血,直至流出的血液颜色变红、阴茎变软,以使阴茎海绵体内血流恢复正常,注意挤压阴茎海绵体脚。此后,应定期挤压阴茎海绵体以促进血液回流。此法可重复进行,有效率为 30% ～ 50%。海绵体注射或减压处理后，阴茎呈半勃起状态即可，一旦再次勃起可重复处理，并可以与海绵体注射拟交感神经药物联合使用。

（4）阴茎海绵体分流术：何时决定终止非手术治疗取决于异常勃起持续的时间及对上述治疗的效果。当阴茎海绵体内药物注射 1 小时勃起仍无缓解或持续异常勃起时间超过 24 小时，由于缺血和酸中毒损害了海绵体内平滑肌细胞对拟交感神经药物的反应性，可能会使得拟交感神经药物的效果明显降低。当上述治疗无效后，应立即考虑海绵体分流术。常用分流术式分为远端分流术（Winter 法、Ebbehoj 法、Al-Ghorab 法、T-shunt 法）及近端分流术（Quackles 法、Grayhack 法和 Barry 法）。建议首先选用远端分流术，近端分流术使用较少。Winter 方法就是用 Tru-cut 穿刺针于阴茎头部穿通至阴茎海绵体尖端。Ebbehoj 法就是用尖刀于阴茎头部穿通至阴茎海绵体尖端。Al-Ghorab 法是经阴茎头背侧冠状沟切口切至阴茎海绵体尖端。T-shunt 法是以 11 号尖刀自阴茎头一侧垂直刺入并穿破白膜，在白膜上切长约 1 cm 的切口，刀片左右旋转 90°切出"T"字形切口。Al-Ghorab 法及 T-shunt 法的疗效优于 Winter 及 Ebbehoj 法。Quackles 法是指近端阴茎海绵体与尿道海绵体吻合。Grayhack 法与大隐静脉吻合。Barry 法是阴茎海绵体与阴茎背深静脉吻合。近端分流术较远端分流术的技术要求高，并发症多，尤其是术后 ED 的发生率更高。长时间的异常勃起可导致海绵体平滑肌出现不可逆的纤维化，即使分流使阴茎疲软，但仍可因海绵体严重纤维化而导致阴茎短缩变形，给日后的阴茎假体植入术带来困难。因此，为了保留阴茎长度和减少手术并发症，可一起行阴茎假体植入术，并做好患者的知情同意和风险告知。

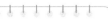
对于持续时间较长的阴茎异常勃起（＞48小时），以上分流术常难以达到满意疗效，采用T形分流＋海绵体隧道术或Al-Ghorab+海绵体隧道术对长时间难治性的异常勃起有较好效果，但此类术式对海绵体平滑肌损伤明显，可能增加术后ED的发生率。

（5）阴茎康复治疗：研究发现90%缺血型（持续勃起超过24小时）阴茎异常勃起的患者将失去再次勃起的能力。所以，早期诊断及治疗是阴茎异常勃起的关键，在治疗之后，合理配合适当的康复治疗对阴茎异常勃起患者勃起功能的预后有明显的促进作用。康复治疗的时机选择：患者尽量早期进行康复治疗，尤其对于非缺血型异常勃起处理后36小时可行康复治疗。目前常用的康复治疗方法包括口服PDE-5抑制剂，真空负压勃起装置，阴茎海绵体内药物注射。

白文俊教授点评

慢性粒细胞性白血病是导致阴茎异常勃起的较常见原因，由于粒细胞数量过多，造成血液黏滞，夜间勃起后难以消退，形成持续状态，发现时多已变为低流量型（阴茎海绵体缺氧酸中毒）。对该类患者应尽早积极干预，保护海绵体组织，挽救阴茎勃起功能，对因治疗是关键。急诊行海绵体减压及阴茎海绵体–尿道海绵体远端分流术，同时联合白细胞单采＋羟基脲＋伊马替尼等治疗（快速降低粒细胞数量）。治疗成功后（阴茎变软、疼痛缓解、海绵体血流恢复、局部酸中毒纠正），应早期（1个月内）进行阴茎康复治疗，常用足量PDE-5抑制剂和真空负压勃起装置，慎用阴茎海绵体内药物注射。如果阴茎海绵体已发生严重纤维化，则组织和功能康复效果较差，可选择假体植入。

参考文献

1. ELAND I A，VAN DER LEI J，STRICKER B H，et al. Incidence of priapism in the general population. Urology，2001，57：970-972.

2. LUE T F. Physiology of penile erection and pathophysiology of erectile dysfunction and priapism. In：WALSH P C，RETIK A B，VAUGHAN E D，et al，editors. Campbell'sUrology. Philadelphia：WB Saunders，2002，1610-1696.

3. 郭应禄，胡礼泉. 男科学. 第 1 版. 北京：人民卫生出版社，2004：732-738.

4. 李宏军，郭军，赵永平，等. 阴茎异常勃起诊治指南. 北京：人民卫生出版社，2013：273-291.

5. 白文俊，王晓峰. 现代男科学临床聚焦. 北京：科学技术出版社，2016：159-162.

6. 袁亦铭，彭晓辉，王刚，等. 静脉滴注藻酸双脂钠引起缺血性阴茎异常勃起的制剂探讨. 中华男科学杂志，2014，28（2）：37-39.

7. 郭应禄，周利群. 坎贝尔 - 沃尔什泌尿外科学. 北京：北京大学医学出版社，2009：870-878.

8. ZARGOOSHI J. Priapism as a complication of high dose testosterone therapy in a man with hypogonadism . Urol，2000，163（3）：907-911.

9. PETERSON A，WESSELLS H. Improving prospects for patients with priapism. Contemporary Urology，2002，14（2）：30-45.

10. 白文俊，王晓峰，陈国强. 阴茎异常勃起的诊断与处理. 中华泌尿外科杂志，2004，25（5）：47-48.

11. LIAN W，LV J，CUI W，et al. Al-Ghorab Shunt plus intracavernous tunneling for prolonged ischemic priapism. Journal of Andrology，2010，31（5）：466-471.

12. NEHRA A. Priapism，Pathophysiology and non-surgical management//PORST H，BUVAT J. Standard Practice in Sexual Medicine. Boston：MA Blackwell Publishing，2006：174-179.

13. RALPH D J，GARAFFA G，MUNEER A，et al. The immediate insertion of a penile prosthesis for acute ischaemic priapism. Eur Urol，2009，56（6）：1033-1038.

14. EMAD A SALEM，OLA EL AASSER. Management of Ischemic Priapism by Penile Prosthesis Insertion：Prevention of Distal Erosion. Urol，2010，183：2300-2303.

15. 梅骅，陈凌武，高新. 泌尿外科手术学. 3 版. 北京：人民卫生出版社，2007：572-575.

（胡海兵）

034 反复发作型阴茎异常勃起

病历摘要

患者，男性，26岁，主诉：反复阴茎异常勃起 2 次，于 2019 年 12 月 5 日就诊。

现病史：患者自诉 1 个月前清晨出现阴茎勃起，持续约 8 小时，就诊郑州大学第一附属医院，予以抽吸阴茎海绵体后缓解，首次阴茎异常勃起发作后将控制高血压的特拉唑嗪停用，2019 年 12 月 5 日早晨再次出现阴茎勃起，阴茎呈完全勃起，性生活高潮后阴茎勃起仍不能缓解，有勃起疼痛，来就诊时已勃起约 6 小时。

既往史：①患者既往性功能正常。② 2019 年 3 月被诊断为高血压 3 级，未规律使用降压药，2019 年 7 月 7 日因突发剧烈后背部疼痛，明确诊断为：主动脉夹层 B 型（Debakey Ⅲ型），并进行了急诊手术（经股动脉穿刺下腹主动脉支架植入术），术后口服波依定（非洛地平）5 mg，2 次 / 日，海捷亚（氯沙坦钾氢氯噻嗪片）50 mg，1 次 / 日，科素亚（氯沙坦钾片）50 mg，1 次 / 日，高特灵（特拉唑嗪）4 mg，每晚一次。2019 年 10 月后停用特拉唑嗪。③无阴茎注射药物史，无吸毒史，无盆腔、盆底、阴茎外伤史。

体格检查：身高 182 cm，体重 115 kg，BMI 34.7，血压 154/95 mmHg，阴茎勃起长度 13 cm，勃起硬度 4 级，阴茎有搏动感。

辅助检查：血常规检查：血红蛋白 161 g/L。阴茎海绵体血气分析如表 3-9 所示。阴茎彩色多普勒超声示双侧阴茎海绵体肿胀，内回声增粗不均，未探及明显彩色血流信号，未见明显血流信号。海绵体动脉未见明显血流信号。

表 3-9 阴茎海绵体血气分析

检验项目	检验结果	参考范围			单位
		正常动脉血	正常混合静脉血	缺血性阴茎异常勃起	
pH	6.74	7.40	7.35	< 7.25	
pCO$_2$	123.00	< 40	50	> 60	mmHg
pO$_2$	15.10	> 90	40	< 30	mmHg

诊断： 反复发作型阴茎异常勃起。

处理： ①抽吸阴茎海绵体获得血液，色呈暗红色，将第一管阴茎抽吸血液进行血气分析，根据血气分析结果诊断为缺血性阴茎异常勃起。②在阴茎根部注射间羟胺 2 mg，继续反复抽吸阴茎海绵体血液约 100 mL，观察阴茎勃起状态，约 30 分钟后阴茎逐步疲软。③与心内科医师共同讨论其降压方案，决定停用波依定。

随访： 患者继续使用如下降压方案：海捷亚（氯沙坦钾氢氯噻嗪片）50 mg，口服，1 次 / 日，倍他乐克（酒石酸美托洛尔片）47.5 mg，口服，1 次 / 日，氢氯噻嗪 25 mg，口服，1 次 / 日。未发生异常勃起期间，可以完成正常勃起及性生活。

2020 年 3 月 22 日再次频繁发生，2 个月之内反复发作，每周 1 ~ 2 次，有时可以通过转移注意力、掐龟头后自行缓解，约有 50% 的可能需要医疗干预，干预方式主要是抽吸阴茎海绵体及局部注射间羟胺。2 个月后患者异常勃起情况自行消失。

笔记

病例分析

阴茎异常勃起是指在无性刺激及性高潮的情况下，阴茎持续完全勃起或部分勃起4小时以上。当勃起时间超过4小时以上，缺血性阴茎异常勃起的病理生理学改变便会出现，故建议超过4小时以上的勃起，需去急诊寻求医疗帮助。

间歇性阴茎异常勃起主要表现为异常勃起复发。该术语最早用于描述患有镰刀形红细胞贫血（SCD）的男性患者出现复发的痛性勃起，患者常常因勃起持续数小时而无法继续入睡。异常勃起出现的频率及持续时间在不同病例中表现不一，但在SCD患者中是随年龄增长呈持续增加，最终发展成为完全无法自行缓解的缺血性阴茎异常勃起。患有缺血性阴茎异常勃起的患者，也有患间歇性阴茎异常勃起的风险。

病因推断：病例中患者早期口服特拉唑嗪来控制血压，该药物为选择性 α_1 受体阻滞剂，扩张小血管，能降低外周血管阻力，对收缩压和舒张压都有降低作用。特拉唑嗪可能是导致初次阴茎异常勃起的病因，初次发作时处理的时间是在勃起后8小时，处理时机偏晚，可能是后续反复发作性阴茎勃起的基础。

使用阴茎海绵体抽吸减压，应该反复抽吸放血，直至阴茎海绵体血液恢复为富氧血液，抽吸放血后合并阴茎海绵体窦内注射稀释后的 α-肾上腺素能受体激动剂，这样的联合治疗方式治疗缺血性阴茎异常勃起的成功率较高。可用的拟交感药物包括去氧肾上腺素、依替福林、麻黄碱、肾上腺素、间羟胺。以上药物在重复使用期间，应进行血压监测，以及用药之后均应进行血压和脉搏的连续监测。对于合并心血管疾病风险的患者，建议同时监测心电图。

白文俊教授点评

阴茎异常勃起较为少见，尤其是反复发作型。反复发作型异常勃起常见的原因是血液病，如慢性粒细胞白血病和镰状细胞贫血，其病理生理机制是血白细胞过多或红细胞形态异常，增加了血液的黏滞度，造成阴茎勃起消退障碍。反复发作型异常勃起与其他类型的异常勃起类似，勃起的启动通常是正常的，因为消退障碍就变成勃起持续状态，是否为低流量异常勃起（海绵体血流缓慢或停滞，海绵窦缺氧酸中毒），要看勃起持续时间和相关检查检验结果。阴茎异常勃起的病理生理学和病理解剖学改变是从量变到质变的过程：海绵体高血流→低血流→局部缺氧→酸中毒→海绵体纤维化，在不同阶段接诊和处理，临床表现和处理结果也不同。该例患者通常在清晨发现阴茎勃起坚挺，局部胀感明显，因自行挤压和冷敷不能缓解而就诊，通常在数小时内，并未到低流量状态。该患者经过全面的检查和检验，已除外血液病、凝血功能异常和血管手术并发症，其主要的伴发疾病是高血压，服用多种药物联合降压。据此分析，考虑患者反复发作的异常勃起（准确说应该是持续勃起）可能与降压药物有关，药物太多太强，患者对药物的敏感性也高，造成血管和海绵体平滑肌收缩乏力，干扰了阴茎勃起的消退。对其的治疗措施是调整降压药物种类，减少对平滑肌直接作用的药物（α-受体阻滞剂、ACEI 和 ARB）或减量，同时兼顾血压的正常稳定，调整用药后晨勃仍然频繁，但均能自行消退。

参考文献

1. MANASAWAN SANTANANUKARN，NATH PASUTHARNCHAT. Isolated intermittent neurogenic priapism：an unusual presentation in degenerative lumbar spinal stenosis. BMJ Case Rep，2019，12（4）：e228107.

2. JOSEPH E MAAKARON，BASSEM N MATTA，JEAN REBEIZ，ALI T TAHER，et al. Idiosyncratic intermittent nocturnal priapism occurring after quetiapine dose reduction. Aust N Z J Psychiatry，2013，47（11）：1087.

3. J BANCROFT. The endocrinology of sexual arousal. J Endocrinol，2005，186（3）：411-427.

4. 李铮，潘峰 . 坎贝尔 - 沃尔什泌尿外科学：第 6 卷男科学与性医学 . 11 版 . 郑州：河南科学技术出版社，2020：216-235.

（阿不来提·买买提明　李晓东）

第四篇
男性不育及相关疾病

035　精索静脉曲张伴不育症

病历摘要

患者，男性，30岁，主诉结婚3年未育，于2017年7月28日初诊。患者性功能正常，女方经妇科检查未见异常。患者诉2年前检出左侧精索静脉曲张，因恐惧而拒绝手术，近1年久立、劳作之后左侧阴囊时有坠痛，休息时减轻，平素无症状。刻下诊见：左侧阴囊坠胀，性欲较前降低，易疲劳乏力，情绪低落，舌暗红，苔白，脉沉弦涩。

专科查体：患者站立时左侧阴囊内可触及明显的蚯蚓状包块，平卧后包块逐渐消失，左侧睾丸约14 mL，质地偏软，附睾未及明显异常；右侧精索静脉未触及异常，右睾丸及附睾未及异常。

辅助检查：精液常规检查：精液量约 3.0 mL，完全液化，pH 7.2，精子密度 8.57×10^6/mL，a 级精子 13.82%，b 级精子 1.26%，活动率 32.26%。彩超提示左侧精索静脉内径约 3.2 mm，CDFI 瓦氏（Valsalva）试验血液返流明显，左侧鞘膜少量积液；右侧精索静脉内径约 0.19 cm，CDFI 显示瓦氏试验阴性。

　　诊断：西医诊断：①左侧精索静脉曲张；②男性不育。中医诊断：筋瘤、肾虚血瘀。

　　治疗方案：因患者拒绝手术治疗，给予补肾活血汤口服以活血通络，补肾生精。方药：熟地 20 g，山药 15 g，枸杞子 20 g，菟丝子 15 g，覆盆子 15 g，车前子 12 g，元胡 15 g，红花 10 g，赤芍 10 g，牛膝 10 g，当归 15 g，生黄芪 20 g，水蛭 3 g，柴胡 10 g，升麻 9 g。14 剂，每日 1 剂，早晚分服。并嘱其禁食辛辣刺激食物，调畅情志，避免穿紧身裤，避免久立及憋气用力动作。二诊：阴囊坠胀减轻，腰膝酸软明显好转。守方随证略加减连服 1 个月，患者阴囊坠胀消失，余症皆无。

　　治疗转归：经 3 个月治疗，复查精液正常。精液常规检查：精液量约 3.5 mL，完全液化，pH 7.2，精子密度 29.15×10^6/mL，a 级精子 20.57%，b 级精子 30.70%，活动率 75.83%。继续辨证治疗，其妻在第 5 个月怀孕。

📋 病例分析

　　精索静脉曲张（varicocele，VC）指精索蔓状静脉丛因各种原因引起回流不畅或因静脉瓣损坏引起血液倒流而形成局部静脉扩张、迂曲的一种疾病，在男性人群中的发病率为 10% ～ 15%，而在男性不育中发病率为 21% ～ 41%。现代研究发现精索静脉曲张通过多种机制降低精子的密度、活率及正常形态率。精索静脉曲张使睾丸部分生精小管精子发生阻滞、各级生精细胞数量和质量有所下降，以及精子DNA碎片率增加，从而导致男性生育力下降。目前精索静脉曲张引起的不育，临床上以手术治疗为主，疗效肯定，但也存在部分患者术后复发率高、配偶妊娠率不理想等情况。中医学认为，精索静脉曲张属于中医的"筋瘤""筋疝"等疾病范畴，瘀血阻滞，积聚脉络，血行不畅，血瘀日久，外肾（睾丸）失养，睾丸生精功能障碍，导致精液质量下降，而引起不育。中医药在本病的治疗上广泛，中药汤剂、中成药被广泛应用于临床，甚至手术后联合应用中医药治疗，积累了丰富的经验。

　　该患者结婚3年未育，左侧Ⅱ度精索静脉曲张，精液密度、活力均未达标，并时有左睾丸坠胀痛，有手术指征。但患者拒绝手术，要求采用药物保守治疗，中医药在治疗本病上有一定优势，给予中药汤剂补肾活血治疗，效果肯定，复查精液恢复正常，妻子怀孕。

白文俊教授点评

　　男性不育症的致病因素很多，少数是明确的，如染色体异常、基因突变和精索静脉曲张等，多数是不明确的，而且可能是综合因素。精索静脉曲张是导致男性不育的常见因素之一，其对睾丸生精功能的影响机制不清，有许多研究推测如睾丸血液循环障碍、局部温度升高、毒素反流、氧化应激异常和激素紊乱等。截至目前，精索静脉曲张的诊断方法和诊断标准（主要是超声）尚有差异，精索静脉曲张与男性不育的关系也存在一些争议。因此，对于精索静脉曲张与不育症的关系，我们提出以下标准：①明确的不育症；②临床型精索静脉曲张（体检Ⅱ度及以上）；③精液参数异常（精子浓

229

度、活力及形态，或精子结构和 DFI 等）；④精液参数异常与精索静脉曲张有比较明确的相关关系，即基本排除其他因素；⑤认真考虑女方不孕因素。对于精索静脉曲张导致不育的患者，可首先采用药物治疗（包括中药），改善睾丸生精环境、生精功能和精液参数，提高女方受孕率和胎儿质量。如果药物治疗效果不佳，精液参数无明显改善，患者阴囊坠痛明显，甚至发生睾丸萎缩者，应手术治疗。

参考文献

1. 吴阶平. 吴阶平泌尿外科学. 北京：科学技术出版社，2004.

2. 王海旭，周党侠，李砚，等. 精索静脉曲张不育患者的精液常规、精子动态参数和精浆生化指标分析. 现代泌尿外科杂志，2012，17（2）：125-128.

3. 许苑，徐庆阳，杨本海，等. 精索静脉曲张程度对性激素和精液参数的影响. 生殖与避孕，2007，27（11）：740-742.

4. TAHA A ABDEL-MEGUID, HASAN M FARSI, AHMAD AL-SAYYAD, et al. Effects of varicocele on serum testosterone and changes of testosterone after varicocelectomy: a prospective controlled study. Urology, 2014, 84 (5): 1081-1087.

5. YING-JUN WANG, RONG-QIU ZHANG, YAN-JUN LIN, et al. Relationship between varicocele and sperm DNA damage and the effect of varicocele repair: a meta-analysis. Reprod Biomed Online, 2012, 25 (3): 307-314.

6. 刘晃，唐立新，姚晓涛，等. 手术治疗精索静脉曲张不育症的效果观察. 中国综合临床，2011，27（2）：183-185.

（陈朝晖）

笔记

036 精索静脉曲张合并高 DFI 的治疗

病历摘要

患者，男性，34 岁，主诉：要二胎，未避孕未育 2 年。2010 年结婚，婚后同居，性生活正常，1～2 次/周，育有 1 女，8 岁，体健。2 年前开始备孕二胎，未避孕，至今未育。妻子 33 岁，月经规律，输卵管造影显示通畅。

既往史： 患者平素身体健康，否认高血压、高血脂病史，否认腮腺炎、结核、附睾炎病史，否认会阴部外伤史、睾丸附睾肿痛史，无高温、放射线等长期接触史。

体格检查： 男性表型，阴茎发育正常，SPL12 cm，双侧睾丸等大，体积约 18 mL，质地中等，附睾触诊未见异常，无增大和结节，输精管触诊无增粗和结节，左侧精索静脉Ⅱ度曲张，Valsalva 试验阳性，右侧精索静脉未触及异常，Valsalva 试验阴性。

辅助检查： ①精液常规（2017 年 2 月 20 日）：禁欲 3 天，精液量 3.08 mL，pH 7.4，20 分钟液化，黏稠度适中，浓度 $51.6 \times 10^6/mL$，PR 22.5%，NP 12.7%，IM 64.8%，精子存活率为 78%。②复查精液常规（2017 年 2 月 25 日）：禁欲 3 天，精液量 3.28 mL，pH 7.5，20 分钟液化，黏稠度适中，浓度 $154.6 \times 10^6/mL$，PR 10.5%，NP 13.8%，IM 75.7%。精子 DNA 碎片（SCD 法）分析报告：精子 DNA 碎片率为 71%。③精子快速染色法（Diff-Qiuck）及形态分析：精子正常形态百分比 5%，畸形精子指数 1.43，精子畸形指数 1.35。④精子膜表面抗体（MAR）IgG 检测：阴性。⑤生殖系统

彩超：右侧睾丸大小约 4.1 cm×3.1 cm×2.3 cm，左侧睾丸大小约 4.0 cm×3.5 cm×2.1 cm，形态可，实质回声均质，双侧附睾头大小约 0.9 cm×0.9 cm（右侧）、1.2 cm×1.0 cm（左侧），左侧附睾头可探及 2 个无回声，大者大小约 0.3 cm×0.2 cm，内透声可。右侧精索静脉走行可，内径宽约 0.07 cm，瓦氏动作未见反流信号。左侧精索静脉走行可，内径较宽处约 0.2 cm，瓦氏动作可见明显反流信号。结论：左侧附睾头囊肿，左侧精索静脉曲张（Ⅱ度）。

治疗过程和转归： ①性生活避孕；② "地中海" 饮食：水果、蔬菜、海鲜、谷物；③坚持适量运动，每天 1 万～2 万步；④规律性生活，2～3 次 / 周；⑤给予抗氧化治疗：左卡尼汀 10 mL bid po；维生素 E 100 mg bid po；辅酶 Q_{10} 30 mg bid po。

规律治疗 3 个月后复查精液常规示弱精子症，精子 DNA 碎片率为 80.6%（表 4-10）。药物加支持治疗效果不理想，拟改变治疗方案，积极同患者沟通后拟行精索静脉曲张手术。2017 年 6 月 14 日在全麻下行腹腔镜下左侧精索静脉高位结扎术，术中观察左侧精索静脉有 2 根明显增粗，直径约 0.5 cm。分离左侧精索动静脉后，保留动脉，4 号线结扎两道，hemo-o-lock 钳结扎。术后继续给予支持治疗及抗氧化治疗，后复查精液及 DFI 正常（表 4-1）。

2018 年 3 月患者配偶验孕棒测试早孕。2018 年 9 月 14 日随访患者，其配偶产检 B 超示：BPD 5.9 cm，HC 21.8 cm，AC 19.1 cm，FL 4.3 cm（符合 24 周妊娠）。超声印象：单胎中期妊娠，横位。2019 年 1 月足月顺产一女婴。

笔记

表 4-1 精液常规及 DFI

化验日期	检查项目	结果	参考值
2017.2.20	精液常规	精液量 3.08 mL，pH7.4，浓度 51.6×10^6/mL，PR：22.5%，NP：12.7%，IM：64.8%，精子存活率：78%，精子正常形态百分比 5%	精液量 1.5 mL，pH7.2，浓度 15×10^6/mL，PR32%，存活率 58%，正常形态百分比 4%
2017.2.25	精液常规	精液量 3.28 mL，PH7.5，浓度 154.6×10^6/mL，PR：10.5%，NP：13.8%，IM：75.7%	
	DFI	71%	
2017.5.27	精液常规	精液量 1.13 mL，pH 7.5，浓度 64.3×10^6/mL，PR：9.4%，NP：16.2%，IM：74.4%，精子存活率：78%，精子正常形态百分比 5.5%	
	DFI	80.6%	
2017.9.24	精液常规	精液量 1.57 mL，pH 7.5，浓度 140.4×10^6/mL，PR：19.6%，NP：17.2%，IM：64.1%	
	DFI	43.45%	
2017.12.1	精液常规	精液量 2.15 mL，pH7.5，浓度 216.4×10^6/mL，PR：19.6%，NP：22.7%，IM：57.6%	
	DFI	17.75%	

病例分析

　　精子 DNA 作为男性遗传物质，其主要作用是将完整的遗传物质正确的传递到卵子。评价精子 DNA 完整性的主要指标是精子 DNA 碎片指数（DFI）。精子没有细胞质，缺乏核酸内切酶和 DNA 聚合酶，成熟精子 DNA 发生损伤后，自身无法修复，其 DNA 损伤的概率明显高于卵子。因为精子自身没有修复机制，受精后卵母细胞帮助其修复，如果精子DNA损伤轻，卵母细胞修复能力强，则妊娠正常发育，否则可能发生胎停育或出生缺陷。DNA损伤几乎存在于所有精子中，不育男性容易存在精液常规正常，而DFI升高现象。统计显示，DFI升高时，性交受孕率明显降低。因此精子DNA损伤的检测作为精液常规的重要补充，已在很多生殖中心男科实验室开展。正常生育男性精子DFI的参考值为< 15%，精子DNA完整性好；15% ～ 30%为男性生育力减弱，精子DNA完整性一般；> 30%可致男性不育，精子DNA完整性差。

1. 检测方法

随着精子检测技术的完善和发展，精子染色质完整性的检测方法越来越多。目前国内开展的方法主要包括以下几种：间接法有精子染色质结构分析法（sperm chromatin structure assay，SCSA）、吖啶橙试验（acridine orange test，AOT）；直接法有彗星试验（comet assay，COMET）、精子染色质扩散试验（sperm chromatin dispersion，SCD）、末端转移酶介导的d-UTP切口末端标记法（terminal deoxynucleotidyl transferase-mediated d-UTP nick end labeling，TUNEL）等，其中精子染色质结构分析法目前是精子DNA完整性检测的常用方法。我中心前期应用彗星试验人工检测，后期使用Beckman coulter流式细胞仪SCSA检测。程锦军等对比了SCD法和SCSA法，两者对精子DFI检测具有较好的一致性。

2. 发生机制

精子碎片化的发生机制目前主要学说包括精子染色质包装异常、氧自由基损伤及精子凋亡异常。在精子形成过程中，精子核致密化，形成高度致密的染色质结构，使DNA翻译和RNA转录降低。同时精子对DNA的自我修复能力也明显降低，使细胞程序化死亡应对损伤的能力也明显降低。氧自由基（ROS）过多和抗氧化酶的平衡失调导致的 ROS 过多，会造成精子 DNA 单链或者双链断裂。敲除端粒酶催化 *TERT* 基因的小鼠，精子 DFI 比正常增加 6 倍，提示精子凋亡异常也是精子 DNA 损伤机制之一。

3. 临床意义及原因

精子 DNA 完整性对精子的受精能力有一定的影响，当精子进入卵细胞后，DNA 受损的精子还会影响到胚胎的发育能力，国内外都有研究表明，精子 DNA 的完整性与女性自然受孕率下降以及男性不育有较强的关联性。

精子 DNA 损伤会降低精子受精能力和胚胎发育潜能，从而降低妊娠率；同时有研究肯定了精子 DNA 碎片指数对男性不育结局的预测价值。精液中精子 DFI 与患者年龄、精子浓度及精子存活率均显著相关，精子 DFI 可以作为评估精液质量的一个重要指标，综合分析精子 DFI 及精液常规参数能够对男性生育力进行更全面的评估。

Venkatesh 等研究表明，当以 DFI = 30% 为阈值时，DFI < 30% 组的怀孕概率高于 DFI > 30% 组，因此在辅助生育治疗前进行 DFI 的检测，对优选优质精子有重要临床意义。蔡成云等通过 Meta 分析 15 篇 DFI 与辅助生殖结局关系认为，DFI 的增高会导致 IVF 临床妊娠率的下降，DFI 高低对 ICSI 临床妊娠率造成的差异无统计学意义。DFI 的增高会导致 IVF 及 ICSI 流产率增高。谭艳、林峰等通过 Meta 分析 DFI 对辅助生殖的影响认为 DFI 的增加会降低 IUI 临床妊娠率、IVF 临床妊娠率，并增加 IVF 和 ICSI 流产率；DFI 对 ICSI 临床妊娠率的影响无统计学意义。因此建议 DFI 较高时首选 ICSI 助孕技术。

分析其原因，可能与以下因素有关：一是精子的 DNA 受到破坏后可能会影响相应蛋白质的转录或合成，进而影响顶体酶原的生成，无法激活顶体酶，顶体酶的活性降低，影响 IVF 受精；二是卵母细胞对精子 DNA 具有一定的自我修复功能，但是当 DFI > 15% 仍可导致卵母细胞激活障碍，引起胚胎发育受限；三是 ICSI 受精方式中精子没有受到实验室诱发的损伤；四是与 IVF 比较，ICSI 避免了精子释放活性氧对卵母细胞造成的功能损伤，包括修复精子 DNA 碎片后的受精能力等；五是不同的研究人员采用不同的 DFI 检测方法，如 SCSA、SCD、AOT 等，以及 DFI 阈值的选择标准也不同，这些都会导致方法学异质性。

精索静脉曲张（varicocele，VC）是导致男性不育的重要病因之一。在男性人群中发病率为 15% ~ 20%，男性不育中 VC 发病率 25% ~ 40%，通过手术治疗可有效改善男性生育力。杨文涛等对比 55 例 VC 患者，DFI 明显高于正常人，手术后减少精子 DNA 损伤程度，增加配偶妊娠率。符浩等对比 98 例 VC 患者，高 ROS 组 DFI 显著高于低 ROS 组。邓天勤等对比 42 例单侧 VC 不育患者，术后 DFI 明显改善。张健等研究 68 名 VC 患者，Ⅰ度、Ⅱ度、Ⅲ度的 VC 患者术后精子 DFI 较术前均明显降低，且Ⅰ度、Ⅱ度的 VC 患者术后精子 DFI 下降较Ⅲ度 VC 患者更加显著，但 DFI 的下降与 VC 的分度似乎无明显的相关性。

国内外已有研究表明精浆 ROS 水平同 VC 不育患者 DFI 呈显著正相关。VC 患者静脉回流受阻或瓣膜失效、血液反流等异常因素导致睾丸组织及精液中产生过量的 ROS，损伤机体氧化防御系统。高浓度 ROS 直接损伤精子核内及线粒体内的 DNA 双螺旋结构，形成破损的片段和单链结构，使精子 DNA 的完整性遭到破坏。

美国 Marc Goldstein 主编的《男性不育的医学干预：手术与临床诊疗》中提示 DFI 升高与配偶流产率相关，但需要进一步研究，在没有深入研究界定 DNA 完整性检测的价值前，不应将其列入评价男性不育的常规检测。中华医学会男科学分会《男性生殖遗传学检查专家共识》中精子 DNA 完整性监测的适应证：女方反复自然流产、胎停育等的男性不育患者；采用 ART 多次未成功的男性不育患者；排除女方因素的特发性男性不育患者（无精子症除外）推荐进行；大龄、拟行 ART 助孕者及育前优生体检者可选择性检查。

4. 导致因素及处理方案

精子 DNA 损伤的原因很多，有内在因素（生精细胞凋亡异常、精子染色体包装异常、基础疾病和用药、精索静脉曲张、生殖道感染炎症、不良生活方式和排精不规律等）和外在因素（环境污染物、季节和温度、检测因素等）。

（1）年龄：越来越多的夫妻选择晚婚晚育，由于男性生殖系统的氧化应激随着年龄的增长而愈加严重，我们发现年龄较高的男性精子 DNA 完整性更易受到损伤，年龄＜ 35 岁组与 36 ～ 39 岁组及 40 岁以上组对比 DNA 完整性损伤率显著降低。建议男性最佳生育年龄在 35 岁以前。

（2）男性生殖系统疾病或全身疾病：研究证实精索静脉曲张患者 DFI 升高及抗氧化能力降低，多数患者经抗氧化治疗 3 个月后，DFI 明显降低，如改善不明显或者 DFI 居高不下，建议手术治疗。同时前列腺炎及乙肝病毒阳性患者，精子 DFI 显著升高，提示感染可诱导氧化应激，导致精浆抗氧化能力下降，经抗氧化治疗 3 个月，患者 DFI 可显著改善。

（3）生活方式：健康饮食如地中海饮食（多食用水果、蔬菜、鱼类、谷物），精子 DFI 较低。喜欢富含抗氧化剂或者维生素饮食的男性患者精子 DFI 较低。精浆中的硒、锌等微量元素能延缓精子细胞膜的脂质氧化，从而维持胞膜结构的完整性和稳定性，使得人类精子 DNA 免受氧化性损伤。而生活中微量元素的摄取多来自于新鲜的蔬菜水果，所以建议养成多吃新鲜蔬果的好习惯。工作中久坐和泡温泉、蒸桑拿都存在使阴囊局部温度升高的风险，因此建议有生育要求且工作长时间坐着的男性可以间隔一定时间自行站立或四处行走活动，因为站立位时阴囊能更好地散热，当睾丸温度升高时可削弱精子染色质的完整性。吸烟者较非吸烟者精子 DFI 显著升高，杨青青等通过 Meta 分析 9 篇研究吸烟与 DFI 关系的文章认为，吸烟是男性不育患者精子 DNA 完整性损伤的危险因素。目前肥胖人群比例逐年升高，精子 DFI 与 BMI 呈显著相关。建议备孕夫妇规律性生活，2 ～ 3 次 / 周；多地中海饮食；久坐工作尽量保持 1 ～ 2 小时起身运动 10 ～ 20 分钟；不吸烟，适量饮酒；加强运动，肥胖男性减肥。

（4）环境污染：长期接触杀虫剂会导致精子 DFI 升高，考虑原因为杀虫剂通过食物链进入人体，增加精子核蛋白 – 鱼精蛋白的磷酸化，同时导致机体氧化应激引起活性氧增加，造成精子完整性受到损伤。

除杀虫剂外，小鼠实验证明广泛使用的塑料增塑剂会引起 DFI 升高。同时环境中的重金属如铅、汞等也会引起精子染色质不稳定。因此建议备孕期间前 3 ～ 6 个月尽量减少外出用餐，增加家庭用餐，预防环境因素影响。

📋 白文俊教授点评

配子 DNA 都可能发生损伤，只不过因为成熟精子特殊的结构，其 DNA 损伤的概率更高，修复更困难。精子 DNA 损伤的原因很多，有内在因素（生精细胞凋亡异常、精子染色体包装异常、基础疾病

笔记

和用药、精索静脉曲张、生殖道感染炎症、不良生活方式和排精不规律等）和外在因素（环境污染物、季节和温度、检测因素等）。精子 DNA 损伤的类型和程度也有差异，有单处损伤和多处损伤，也有单链断裂、双链断裂和碱基错配等，其修复的机制和难度也不同，而目前常用的方法只能检测精子 DNA 损伤的概率，无法判断损伤的类型和程度。成熟精子 DNA 发生损伤后，自身无法修复（没有细胞质，缺乏核酸内切酶和 DNA 聚合酶），需要在受精后由卵母细胞修复，如果精子 DNA 损伤轻，卵母细胞修复能力强，则妊娠正常发育，否则可能发生胎停育或出生缺陷。对于高龄、复发性流产、不育症患者常规查精子 DFI，尽量减少或避免明确的不良因素对精子 DNA 的损害，通过行为调整、药物治疗、手术治疗有效降低精子 DFI，改善精子内在品质，优生优育。

参考文献

1. 程锦军，胡家纯.多功能精子质量分析仪与自动精子分析仪在精子 DNA 碎片检测上对比分析.现代诊断与治疗，2018，29（16）：2608-2610.

2. SIMONL, ZINIA, DYACHENKOA, et al. Asystematic review and meta-analysis to determine the effect of sperm DNA damage on invitro fertilization and intracytoplasmic sperm injection outcome. Asian J Androl, 2017, 19 (1): 80-90.

3. 蔡成云，吴哲，徐振山，等.精子 DNA 完整性与辅助生殖结局关系的 Meta 分析.中华疾病控制杂志，2015，19（3）：299-303.

4. 谭艳，范立青.Meta 分析精子 DNA 完整性对辅助生殖结局的预测价值.生殖医学杂志，2017，26（1）：39-47.

5. 林峰，陈永艳.SCSA 法检测精子 DNA 碎片指数与辅助生育结局关系的 meta 分析.中国计划生育学杂志，2017，25（9）：584-589.

6. 张健，许鹏，陈涤平，等.显微镜下精索静脉结扎对精子 DNA 完整性的影响.现代泌尿外科杂志，2016，21（4）：267-270.

（仕治达　陶国振）

037 克氏综合征患者睾丸显微取精联合 ICSI 助孕

病历摘要

患者，男性，21 岁，主诉：婚后未避孕未育 1 年，于 2016 年 12 月 3 日就诊。诉阴茎勃起正常，性生活每周 1 ~ 2 次，每次约 5 ~ 10 分钟，均有精液射出，手淫取精容易，多次于外院及我院检查精液无精子，未予治疗。既往体健，否认睾丸炎、隐睾病史，否认外伤及手术史。配偶 19 岁，月经不规律，无痛经史。生殖中心妇科医师诊断为原发不育、多囊卵巢综合征（首次就诊因年龄不足法定年龄，未领取结婚证）。

体格检查： 一般情况良好，身高 175 cm，乳房无明显发育，P4G1，阴茎牵拉长度 12 cm，双侧睾丸均约 2 mL，质地韧，输精管及附睾存在，未触及结节。

辅助检查： 激素检查结果如表 4-2 所示。精液常规：精液量 0.5 mL，pH 7.7，离心未见精子。染色体核型：47，XXY。

表 4-2 激素检查结果

检测项目	检测结果	参考值	单位
FSH	55.6	0.7 ~ 11.1	mIU/mL
LH	30.2	0.8 ~ 7.6	mIU/mL
T	193	76 ~ 853	ng/dL
PRL	13.0	2.5 ~ 17	ng/mL
E_2	26.0	< 56	pg/mL

笔记

诊断：①原发不育；②非梗阻性无精子症；③克氏综合征。

诊疗计划：①患者要求生育治疗，嘱患者待领取结婚证后返院；②建议行睾丸显微切开手术取精，如获得精子行单精子卵胞质内注射（ICSI）助孕治疗；未获得精子可考虑 AID；③生育后可酌情给予睾酮补充治疗。

治疗：2018 年 4 月 6 日患者因强烈生育需求就诊，要求手术取精，对患者行遗传和风险告知，以及 PGD 和产前诊断的告知；在充分的知情同意下决定对患者实施睾丸显微切开取精术，并重点告知患者术中可能存在取精失败及术后可能发生疼痛、出血、血肿、感染、睾丸萎缩等并发症，同时告知患者夫妇如有精子可行助孕治疗，患者接受并同意手术取精。

睾丸显微切开取精手术经过：患者取仰卧位，常规碘伏消毒，铺无菌巾，留置导尿管。在全麻下取右侧阴囊纵向切口，长 2～3 cm，依次切开皮肤、肉膜及鞘膜，暴露白膜并挤出睾丸、附睾，观察睾丸极小，容积约 1mL，将手术显微镜拉入视野，在放大到 20～25 倍下沿睾丸赤道面切开白膜约 2/3 周，观察睾丸组织，钝性分离，镜下电凝止血，生理盐水冲洗，保证视野清晰，镜下见睾丸组织广泛纤维化，有少许曲细精管且管腔极细，向深层分离寻找，寻找中发现 4 处管腔较粗大的曲细精管，实验室人员镜检，找到精子，0～1 条不活动精子 /10～15 HPF，行精子冷冻，留取少许睾丸组织送病理。使用 5/0 带针缝合线间断缝合白膜，彻底止血，逐层缝合鞘膜及肉膜；3/0 带针缝合线缝合切口，包扎固定。

取精成功后行体外受精 -ICSI 助孕，方案为长方案，2018 年 6 月 29 日上午 8：50 时爱人行常规取卵术，获卵 12 枚，卵子体外成熟 4 小时后去除颗粒细胞，获 M Ⅱ卵子 9 枚。将获取的精子放入

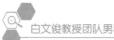

孵箱中备行 ICSI。当日下午观察有极少活动精子，行 ICSI 操作。第 2 天观察 2PN 7 枚，第 3 天冷冻优质胚胎 3 枚（因女方因素取消移植），剩余 4 枚胚胎继续培养，第 6 天观察未形成囊胚。2018 年 11 月 24 日行冷冻胚胎复苏移植，移植后 13 天女方查血 hCG 295 IU/L。

随访：2018 年 12 月 21 日 B 超示：宫内早孕单活胎。2019 年 1 月 27 日复查 B 超宫腔内早孕单活胎，NT：0.10 cm。2019 年 4 月 18 日河北省人民医院行羊水穿刺产前诊断结果回报示：①染色体核型分析未见数目和结构明显异常；② FISH 检测结果显示：13、21、18 性染色体数目未见明显异常。2019 年 11 月 26 日电话随访，2019 年 8 月 8 日生育 1 女孩，体健。

病例分析

克莱恩费尔特综合征（Klinefelter syndrome，KS），简称克氏综合征，是一种先天性疾病，又称原发性小睾丸症或生精小管发育不良，在 1942 年 Klinefelter 首先报道而命名。发病率占新出生男孩的 0.1%～0.2%，占无精症患者的 11%。

克氏综合征是男性最常见的性染色体异常性疾病，本病最常见的染色体核型是 47，XXY，克氏综合征患者的症状主要表现在第二性征、性生活及生育问题方面，以往在国内尤其在基层医院对于克氏综合征患者生育问题的治疗多建议供精人工授精，使患者没有自己遗传学意义上的后代，这使很多患者及整个家庭都非常痛苦。随着现代生殖医学的发展，辅助生殖技术的日益成熟，辅助生殖的成功率越来越高，而克氏综合征患者通过睾丸显微取精术（microdissectionteticular sperm extraction，micro-TESE）获得精子，并行单精子卵胞质内注射（intracytoplasmic sperm injection，ICSI）

助孕成功的报道也是越来越多。

克氏综合征由染色体数目异常引起，有研究表明，父亲年龄的增加可能是克氏综合征的危险因素之一。现在随着荧光原位杂交方法的发现及发展，专家学者对精子的研究分析更加方便、准确，有学者报道每 10 000 个精子中有 1～10 个异常性染色体精子。有学者对 17 例克氏综合征患者的父亲进行研究，发现 XY 二型精子的百分率与父亲的年龄呈直线相关。该病典型的特点是男性多了 1 条 X 染色体，可能是精子或卵子在减数分裂过程中，X 染色体发生不分离所致，也可能是受精卵在有丝分裂时发生不分离所致，结果导致精子和卵子结合成 XXY 受精卵。本病最常见的染色体核型是 47，XXY，占 80%～85%，其次为 46，XY/47，XXY 嵌合型，约占 15%，其余为 48，XXXY、49，XXXXY 等。

克氏综合征患者的症状随着 X 染色体数目的增多而越发严重，可表现为机体发育畸形和智力低下。克氏综合征患者大多因不育或性功能低下就诊，多数患者第二性征发育不良，如胡须、阴毛、体毛少等，约半数患者两侧乳房有女性化发育，外生殖器常呈正常男性样，但阴茎较正常男性短小，两侧睾丸显著缩小，多小于 3 mL，质地硬，性功能较差，精液中无精子或严重少精子。克氏综合征患者根据其睾酮水平，临床表型特征表现不一，但都出现典型内分泌异常（LH 和 FSH 升高，睾酮下降），睾丸间质细胞体积缩小，伴有生精细胞和支持细胞数量减少，生精小管玻璃样变会导致睾丸功能障碍，所以克氏综合征患者大多数表现为雄激素缺乏的临床表现和无精子症。

在治疗上无生育要求的患者，睾酮替代治疗为有效方法，以改善男性第二性征、性生活质量及全身症状。近年来，随着睾丸显微取精技术的出现，克氏综合征患者生育需求越来越强烈，国内外一些专家学者应用 micro-TESE 结合 ICSI 辅助生殖技术，使部分克氏综合征患者有了自己的亲生子代。任何情况下，若患者想生育后代，均不宜行睾酮替代治疗，替代疗法可暂停至少 3 ~ 6 个月。术前给予 hCG 或抗雌激素治疗可能有所帮助。年轻患者更容易在睾丸中取到精子。

已有的研究表明，Klinefelter 综合征患者精子的异常核型从 0 ~ 21.7% 不等，个体之间存在差异。因此，患者大多数的精子核型是正常的，多数患者性染色体异常的精子比例低于 5%，低于理论上的 50%。但考虑到 Klinefelter 综合征患者精子性染色体和常染色体异常的比例仍较正常生育人群高，其正常胚胎的比例也较正常生育组低（54.0% *vs.* 77.2%），必要时建议考虑 PGD 或产前诊断。Schiff 等在 42 例克氏综合征患者中进行 54 次睾丸显微切开取精术，其中 39 例发现精子，精子获取率达到 72%，做了 29 例 ICSI，18 例妊娠，生育了 21 个孩子（11 个男孩，10 个女孩），孩子的外周血染色体核型分析未发现异常。因此，在一般情况下无须行胚胎移植前遗传学诊断（PGD）技术助孕，但是妻子妊娠后必需行产前诊断，以防止患儿发生出生缺陷。还有学者分析，目前的数据显示，尽管 KS 患者通常是无精子症患者，但他们的实际生育机会与非梗阻精子症患者相似。即使 KS 中的受孕似乎相对安全，染色体异常的风险与非 KS 的受孕者相似，对于接受 TESE 和 ICSI 成功的 KS 夫妇是否应该进行植入前基因诊断，以避免移植异常胚胎，也是有疑问的。

克氏综合征患者在以往只能选择抱养或供精人工授精，睾丸显微切开取精术为克氏综合征患者开辟了新的治疗途径，通过手术取精可使较多患者获得精子，结合 ICSI，获得子代。但助孕前应对患者行遗传咨询和风险告知，以及 PGD 和产前诊断的告知；同时受孕后、出生后的随访及子代染色体核型的筛查也是非常重要和有价值的。若手术获取精子较多可分管行微量冷冻，以备失败后再次 ICSI 助孕。睾丸显微切开取精术（micro-TESE）易开展，手术不复杂，风险小，患者获益较高，值得有条件的生殖中心推广应用。

白文俊教授点评

　　克氏综合征较为常见，典型核型为 47，XXY，其他核型包括 48，XXXY、49，XXXXY 和 46，XY/47，XXY 嵌合型等，其表型和生精功能障碍的差异很大。克氏综合征患者生精功能障碍的原因不清，推测与多余 X 染色体生精相关基因剂量、生精细胞减数分裂检测点、性腺轴功能紊乱及生精细胞凋亡异常等因素相关。该无精子症患者染色体核型为 47，XXY，临床确诊为克氏综合征，要解决生育问题，建议睾丸显微取精，取精成功率为 50% ~ 60%（非嵌合型）。研究发现，克氏综合征患者睾丸精子多为正常的 23，X 或 23，Y 精子，后代克氏综合征概率不高于正常人群，建议选择 ICSI，孕期进行 NIPT 或羊穿遗传学检测。如患者未到育龄或已育，建议早期睾酮治疗，以保护睾丸结构和功能，并补充身体所需。

参考文献

1. 姜辉，邓春华，等 . 中国男科疾病诊断治疗指南与专家共识 . 北京：人民卫生出版社，2017：87-94.

2. MATTHEW WOSNITZER，赵福军，李石华 . 男性不育的遗传学评估 . 中华男科学杂志，2014，20（2）：99-105.

3. 李宏军，李汉忠 . 男科学：男性生殖健康与功能障碍 . 3 版 . 北京：北京大学医学出版社，2013：184-189.

4. K FERHI, R AVAKIAN, J-F GRIVEAU, et al. Age as only predictive factor for successful sperm recovery in patients with Klinefelter's syndrome. Andrologia, 2009, 41（2）：84-87.

（关立军）

038　47，XYY综合征伴无精子症

病历摘要

患者，男性，30岁，工人。主诉：婚后3年未育。患者结婚3年，规律性生活，未避孕，其妻一直未孕，今日来诊。男方性功能正常，性生活2～3次/周，女方检查未见异常。

既往史：患者既往体健，无腮腺炎、睾丸炎病史，无睾丸外伤史，无服用棉籽油及其他有毒有害物质接触史。

个人及家族史：饮酒史6～7年，近1年戒酒；无吸烟及长期服用药物史。父母体健，无遗传病史。

体格检查：身高187 cm，体重104 kg，男性第二性征正常，阴茎牵拉长度为14 cm，双侧睾丸约14 mL，质地可。

辅助检查：①精液检查（图4-1）：未见精子。②性激素检查（图4-2）：FSH 14.75 mIU/mL，LH 6.52 mIU/mL，T 2.45 ng/mL，E_2 57.00 pg/mL，PRL 7.74 ng/mL。③染色体核型分析（图4-3）：47，XYY（20）；Y染色体：SRY（+），AZF未见缺失。④超声：双侧精索静脉曲张，左侧附睾头囊肿，左侧鞘膜腔积液。

笔记

精液理化特征

精液外观：黄白	精液量（ml）：2.0	嗅味：正常	PH值：7.5	稀释比：1∶1
液化时间（分）：30	粘稠度：稍粘	凝聚度：++	液化状态：液化	室温（℃）：25

分析结果

被检精子总数：	0	a级（快速前向运动）	0.0%
精子密度（百万/毫升）：	0.0	b级（慢速前向运动）	0.0%
活动精子总数：	0	c级（非前向运动）	0.0%
精子活率：		d级（极慢或不动）	0.0%
路径速度VAP（微米/秒）	0.0　SD：0.0	直线速度VSL（微米/秒）	0.0　SD：0.0
曲线速度VCL（微米/秒）	0.0　SD：0.0	直线运动精子活率	
侧摆幅值ALH（微米）	0.0　SD：0.0	摆动性WOB	0.0%
鞭打频率BCF	0.0	线形度LIN	0.0%
移动角度MAD	0.0	前向性STR	0.0%

其它统计分析

正常：	畸形：	头部畸形：
尾部畸形：	混合畸形：	体部畸形：
上皮细胞：	红细胞：	白细胞：

附表：正常值（仅供参考）

精子活率：[≥70%为正常]	精子密度：[≥2千万/毫升]	精子活力：[a级≥25%或a级+b级≥50%]
PH值：[7.0-8.0]	排精量：[≥2ml且<7ml]	液化时间：[≤30分钟]　颜色：[呈乳白色，灰色或黄白色]

图 4-1　精液检查

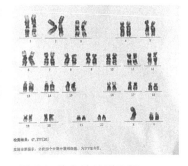

序号	项目名称	项目简称	结果	提示	单位	参考值
1	促卵泡成熟素	FSH	14.75		mIU/mL	1.27-19.26
2	促黄体激素	LH	6.52		mIU/ml	1.24-8.62
3	血清泌乳素	PRL	7.74		ng/ml	2.64-13.13
4	雌二醇	E2	57.00	↑	pg/ml	20-47
5	孕酮	Prog	0.87		ng/ml	0.14-2.06
6	睾酮	Testo	2.45		ng/ml	1.75-7.81

图 4-2　性激素检查　　　　图 4-3　染色体核型分析

诊断：47，XYY综合征。

治疗：睾丸穿刺或显微取精，获得可用精子后行ICSI+NIPT；未取到精子者可选择供精。患者2018年9月18日在北京大学第三医院行睾丸穿刺术，未发现精子（图4-4）。

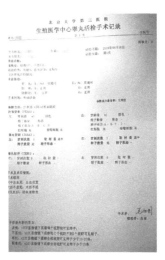

图 4-4 睾丸穿刺术结果

病例分析

47，XYY 综合征，即超雄综合征，该病是 Sandlberg 于 1961 年首先发现，本病的发生率并不少见，在男性新生儿中的发病率为 1.1‰。47，XYY 患者比正常男性多了一条 Y 染色体，它的产生一般源自新突变，是由于父亲生殖细胞第二次减数分裂时 YY 发生不分离，形成了 YY 精子；也可以是由 47，XYY 的父亲遗传而来，其形成的机制也是 Y 染色体不分离。大多数患者的性腺、第二性征和正常男性一样，部分患者也可以出现睾丸发育不良，甚至无精子。患者生育能力一般可分为 3 类：①能生育正常后代；②有异常的后代出生，此类患者能产生 X、Y、XY、YY 四种精子，理论上子代中染色体异常发生率有 50% 的风险；③不育。与正常卵子结合后可生育出 46，XX、46，XY、47，XXY、47，XYY 的后代，理论上后代染色体异常发生率为 50%，但临床上 47，XYY 后代染色体异常发生很少报道，通常为 1% 或更低。可能的解释是 23，X 或 23，Y 相比 24，XY 超单倍体少见。有学者提出 47，XYY 的个体精子中的额外 Y 染色体可能消失的假说。Milazoo 等研究证实 XYY 男性额外 Y 染色体在生殖细胞减数分裂时期，带有额外 Y 染色体的精子诱导凋亡而被清除，进而可发育成正常的 23，X、23，Y 精子，提出 47，XYY 男性不增加染色体异常后代的风险。

47，XYY 患者的主要特征是身材高大，患者儿童时期可能生长较快，成年后平均高度常超过 180 cm，在智力和体格发育上可能并无影响，或可能有言语发育迟缓等轻微的低下。本病儿童期无明显症状，故在婴儿期及儿童期，甚至成年期不能给予明确诊断。部分患者有性格和行为异常，如性格暴躁或孤僻，好攻击人，易发生攻击性行为。然而事实并非完全如此，47，XYY 综合征中有犯罪记录的还是少数。

患者染色体核型为 47，XYY，未检测到精子，患者性腺轴及睾丸发育可，采取显微取精取到合格精子后行 ICSI+NIPT。

白文俊教授点评

47，XYY 综合征的发生概率与克氏综合征相似，但患者常无明显的异常表型，多数患者生育能力正常，偶因少精或无精被发现。47，XYY 综合征患者为何很少发生像克氏综合征所致的无精子症，原因主要在于 X 染色体。克氏综合征患者多余的 X 染色体逃避失活，剂量相关性生精调控基因过度表达，导致睾丸分化发育异常，青春期启动后发生生精障碍。克氏综合征患者的其他异常表型，也多与 X 染色体相关，如智能和学习能力下降等。少数 47，XYY 综合征患者发生生精障碍的原因不清，有诸多推测。有研究发现，初级精母细胞减数分裂时，本应 Y-X 配对及片段交换，47，XYY 综合征生精障碍者发生 Y-Y 配对片段交换，以致表现为少精或无精。47，XYY 无精子症患者可以采取显微取精 +ICSI 解决生育问题，为避免不良妊娠，建议做 NIPT 或羊穿检测。

参考文献

1. GROU CHY JD，et a. l ClinicalA tlas of Hum an hromosomes. Ist ed. New York：John Wiley，1977：248.

2. BLANCO J，EGOZCUE J，VIDAL F.   Meiotic behaviour of the sex chromosomes in three patients with sex chromosome anomalies （47，XXY，mosaic 46，XY/47，XXY and 47，XYY） assessed by fluorescence in-situ hybridization. Hum R eprod，2001，16（5）：887-892.

3. 高庆华，韩春梅，孙献莹 . 哺乳动物 X、Y 精子分离研究进展 . 中国男科学杂志，2008，9（10）：252.

4. BENET J，MARTIN R H. Sperm chromosome complement in a 47，XYY man. Human Genetics，1988，78（4）：313-315.

5. MILAZZO J P. Chromosome constitution and apoptosis of immature germ cells present in sperm of two 47，XYY infertile males. Human Reproduction，2006，2（7）：1749-1758.

（陈朝晖）

039　染色体臂内倒位和插入伴不育症

病历摘要

患者，男性，32 岁，不育多年，外院检查为"无精子症"，多

笔记

次治疗无果，于 2019 年 5 月 25 日就诊。自述夫妻生活正常，无自觉不适，既往体健。

体格检查：男性表型，P5G5，外生殖器发育正常，双侧睾丸约 16 mL，质地正常，未触及精索静脉曲张，输精管触诊未见异常，附睾无结节或肿大。

辅助检查：①激素检查结果如表 4-3 所示。②精液常规：pH 7.3，精液量 2 mL，液化时间 30 分钟，离心后无精子。③染色体核型（400G 显带）：46，XY，inv（6）（q22，q25），ins（14；6）（q22；q13q25）（图 4-5）。④Y 染色体微缺失：SRY（＋），AZFa、AZFb、AZFc 区未见缺失（图 4-6）。

表 4-3　激素检查结果

检查项目	结果	参考值	单位
E_2	＜ 20	≤ 47	pg/mL
T	12.02	6.07 ～ 21.10	nmol/L
LH	1.81	1.24 ～ 8.62	IU/L
FSH	4.89	1.27 ～ 19.26	IU/L
PRL	4.86	2.64 ～ 13.13	ng/mL

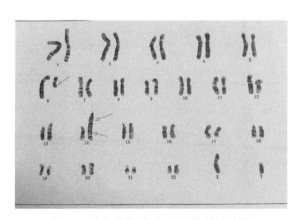

图 4-5　染色体核型（400G 显带）结果

检测项目：　Y 染色体微缺失基因检测

检测结果：　Y 染色体 AZFabc 区未缺失。

检测内容		片段大小	检测结果
区域	片段		
内控	ZFX/Y	495bp	检出
	SRY	399bp	检出
AZFa	sY84	311bp	未缺失
	sY86	318bp	未缺失
	sY82	264bp	未缺失
	sY88	110bp	未缺失
	sY1064	110bp	未缺失
	sY1065	239bp	未缺失
AZFb	sY127	274bp	未缺失
	sY134	301bp	未缺失
	sY105	301bp	未缺失
	sY121	190bp	未缺失
	sY153	139bp	未缺失
	sY1192	255bp	未缺失
AZFc	sY254	380bp	未缺失
	sY255	123bp	未缺失
	sY160 异染色体	268bp	未缺失

图 4-6 Y 染色体微缺失检测结果

病例分析

该患者时值正常育龄期，未见异常表型，性功能正常，家族史无特殊。因不育多年就诊，精液结果显示无精子症，染色体核型分析结果（400G 显带）为：46，XY，inv（6）（q22，q25），ins（14；6）（q22；q13q25），提示该患者 6 号染色体其中一条染色体 6q22 ～ 6q25 片段发生了臂内倒位，且该染色体 6q13 ～ 6q25 插入到染色体 14q22 处。Y 染色体微缺失检测（PCR- 毛细管电泳法）提示：SRY（+），AZFa、AZFb、AZFc 区未见缺失，性激素水平显示正常，推测该患者支持细胞功能应该属于正常状态。理论上应该有精子，但本例患者却为无精子症，可能的原因如下：调控精子生成的基因很多，个体差异也很大，染色体畸变考虑与无精子症密切相关。染色体畸变导致在初级精母细胞第一次减数分裂时染色体不能正确联会，使次级精母细胞无法正常分裂，即使部分细胞分裂成功，染色体分配也不均匀，第二次分裂就不能继续进行。其次该患者染

笔记

色体发生了两种改变，即 6（q22，q25）臂内倒位、6q13 ～ 6q25 片段插入到 14q22，这可能导致部分生精相关基因丢失，是否有正常精子发生，取决于纺锤体检测点严格与否。因为染色体在发生臂内倒位时，减数分裂容易发生倒位环，着丝粒在倒位环外，减数分裂后期出现双着丝粒或无着丝粒染色体片段，产生染色体不平衡精子，导致精子数量减少，甚至是无精子（图 4-7，图 4-8）。

异源染色体片段插入易位在减数分裂方面具有破坏性，减数分裂的随机分离意味着将有一半的不平衡配子，可能形成多体或缺体。

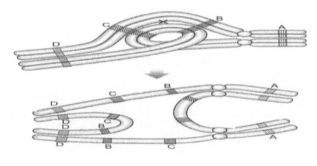

图 4-7　倒位

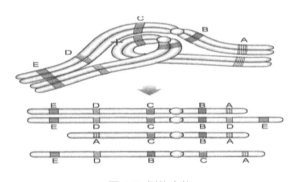

图 4-8　倒位交换

染色体是细胞核中载有遗传信息的物质，在显微镜下呈圆柱状或杆状，主要由 DNA 和蛋白质组成，在细胞发生有丝分裂时期容易被碱性染料（如龙胆紫和醋酸洋红）着色，因此而得名。性细胞（精子、卵子等）都是单倍体，染色体数目只是体细胞的一半。在自然界中常常因为某些不利因素（如电离辐射、诱变剂等理化因素和病毒等生物学因素）可能会导致染色体畸变（结构畸变和数目畸变）。结构畸变一般是由染色体断裂、丢失和不适当重新组合造成，常见情形为缺失（染色体发生断裂后，无着丝粒片段丢失）、插入（染色体增加了某一片段）、倒位（染色体同时发生 2 次断裂，断裂片段颠倒了 180° 重新连接起来，造成其上基因顺序颠倒，包括臂内倒位和臂间倒位）、易位（染色体的某一片段移接到另一条非同源染色体上）、重复（染色体某一区段增加一段或多段的现象，常发生于减数分裂中，由同源染色体不等交换或姊妹染色体不等交换或片段单方易位引起）及特殊畸变（如双着丝粒等臂、环状和额外小染色等）等改变。染色体畸变类型不一，也会导致不同的遗传意义和结果，需要谨慎分析。目前染色体的可检测条带区间为 300 ～ 850 带，检测分辨率因各个检测机构设备不同、技术差异而不同。最高显带（550 ～ 850 带）可以检测到 5 M 以下的片段异常。

白文俊教授点评

无精子症的病因很多，比较明确的是患者染色体数目或结构异常，如克氏综合征、Y 染色体微缺失、染色体倒位、易位或插入等。染色体异常导致的少精子症、无精子症和胎停育流产的机制比较复杂，包括生精细胞分裂受阻（检测点）、生精相关基因的丢失或结构功能损害，以及胚胎染色体多体或缺体等。

本例患者染色体片段倒位、插入、易位等复杂变化导致该染色体异常，形成机制考虑为 6 号染色体长臂几乎同时发生三处断裂 q13、q22 和 q25，然后发生臂内倒位连接，因此 q25 距离 q13 更近了。

然后 q13 ～ q25 片段（未包含 6q22 ～ 6q24）插入 14q22。在初级精母细胞减数分裂时，形成四价体和局部倒位环，将会形成若干 6q 片段缺失或重复的次级精母细胞和非平衡染色体精子（如果有精子），在 ICSI 后形成非平衡胚胎。如果是染色体大片段缺失、重复就可能会发生胎停育流产；如果是小片段缺失或重复就会导致胚胎发育异常或表型异常。建议患者进行遗传咨询，显微取精 +ICSI，受孕成功后做 NIPT Plus 或羊穿遗传学检测，尽量避免不良妊娠和出生缺陷的发生。

参考文献

1. 杨明 . 遗传学基因和基因组分析 . 8 版 . 北京：科学出版社，2015：219-244.

2. 郭应禄，胡礼泉 . 男科学 . 北京：人民卫生出版社，2004：81-83.

3. 周辉良，沙艳伟，洪锴 . 男性不育临床医师实用指南 . 西安：世界图书出版西安有限公司，2018：59.

4. MARTIN R H. Cytogenetic delerminants of male fertility. Hum Reprod Update，2008，14（4）：379-390.

5. MCLACHLAN R I，O'BRYAN M K. Clinical Review#：State of the art for genetic testing of infertile men. J Clin Endocrinol Metab，2010，95（3）：1013-1024.

（施长春）

040　染色体核型异常伴 Y 染色体片段缺失致无精子症

病历摘要

患者，男性，29 岁，因结婚后 1 年余未避孕未育就诊。患者夫妻性生活正常，每周 2～3 次，每次约 10 分钟，射精量多，射精有力。因长期未孕，夫妻在本地医院不孕不育科就诊，其妻行输卵管造影术，报告为双侧输卵管通畅，但述其平素月经不规律，3 天 /40 天。男性精液分析，报告为离心后未见精子。

既往史：体健，无特别不良嗜好；否认结核肝炎及其他传染病史；无到外地久居史；无棉籽油饮用史；无毒品接触史；否认近三代有近亲结婚史。

体格检查：身高 170 cm，体重 73 kg，P5G5，SPL 11 cm，双侧睾丸体积 12 mL，质地中等，左侧精索增粗，双侧输精管未触及结节。

辅助检查：激素检查结果如表 4-4 所示；阴囊彩超：左侧睾丸 10 mL，右侧 10.5 mL；Y 染色体微缺失：45，X［14］/46X，Yqh-［36］；精液脱落细胞学：sy84、sy86 有扩增，sy127、sy134，sy254、sy255、sy145、sy152 均未见扩增；左睾丸穿刺病理：支持细胞 17 个，未见生精细胞脱落，生精小管 47 个横断面，管径减小，未见各级生精上皮细胞，仅见支持细胞。精液常规（第 1 次）：精液量 3 mL，pH 7.4，浓度 0；精液常规（第 2 次）：精液量 2.1 mL，pH 7.4，浓度 0。

诊断：①无精子症；②染色体核型异常（45，X[14]/46X，Yqh-[36]）；③唯支持细胞综合征。

表 4-4　激素检查

检测项目	检验结果	参考值	单位
FSH	16.57	$1.5 \sim 12.4$	mIU/mL
LH	8.01	$0.8 \sim 8.6$	mIU/mL
PRL	22.50	$4.04 \sim 15.2$	ng/mL
E_2	36.83	$25.8 \sim 60.7$	pg/mL
P	0.13	$0.2 \sim 1.47$	ng/mL
T	4.23	$2.49 \sim 8.36$	ng/mL

　　治疗建议：①建议药物治疗 3 个月后显微取精；② AID/IUI 或 IVF、ICSI；③领养。患者妻子已进入周期，选择行供精 IVF 或 ICSI。

病例分析

　　嵌合体是指个体存在两种或两种以上核型的细胞，常见的 46，XY/47，XXY、45，X/46，XX、46，XX/46，XY 等。嵌合体分为同源性嵌合体和异源性嵌合体，同源嵌合体又称为镶嵌体，来源于同一合子，卵裂早期部分细胞染色体发生丢失，异源性嵌合体来源于不同合子细胞系所组成的个体。本例患者染色体核型为 45，X［14］/46X，Yqh-［36］，考虑为同源性嵌合体可能性大，Yqh- 为 Y 染色体长臂异染色质区减少，导致 Y 染色体稳定性减弱，进而在卵裂四细胞期，其中一个细胞系 Y 染色体发生丢失，造成 1∶3 嵌合体发生。

　　Y 染色体 60 Mbp，常染色质 30 Mbp，异染色质 30 Mbp，拟常染色体区（PAR），在减数分裂与 X 染色体配对交换。Y 染色体长臂 AZF 各区（a、b、c）内有许多候选基因，但其在精子生成中作用尚不明确，由于缺失为区段性，不能明确单个基因的确切作用（图 4-9、图 4-10）。

笔记

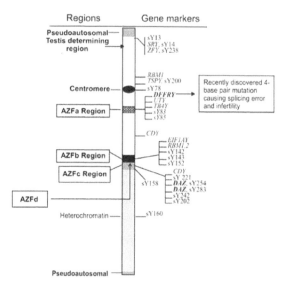

图 4-9 Y 染色体及其基因

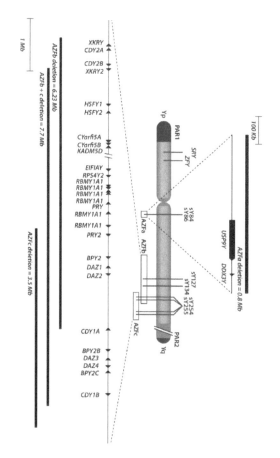

图 4-10 Y 染色体及其基因

AZF 区域长 792 kb，为非重复序列，缺失检测率低，在非梗阻性无精子症（non-obstructive azoospermia，NOA）患者中占 0.28%。AZFa 主要的两个基因是 *USP9Y* 和 *DBY*，*DBY* 及其产物在睾丸表达，与减数分裂前的生精细胞发育有关；*USP9Y* 基因也参与生精过程，该基因的缺失或短缩可导致无精子症或少精子症。据报道，AZFa 区域的这两个基因或其他基因缺失导致无精子症或 SCOS（唯支持细胞综合征）。

AZFb 主要基因是 *RBMY*，有 6 个拷贝，编码睾丸特异性剪切因子（testis-specific splicing factor），与生精细胞凋亡相关，该基因缺失导致初级精母细胞成熟阻滞。*PRY* 基因也在 AZFb 区域，参与生精细胞凋亡的调控，以清除异常精子（如染色体异常）。据报道，如果 *RBMY* 和 *PRY* 基因全部缺失，可导致生精过程完全阻滞。AZFb 完全缺失者，睾丸组织病理表现为一致性的生精成熟阻滞，无明确生精区域，不建议睾丸取精。

AZFc 区域缺失最常见，NOA 患者中占 13%，严重少精子症中占 6%。AZFc 区域含有多种生精过程调控基因，如 *DAZ* 基因（有 4 个拷贝），该基因在各级生精细胞中均有表达，故被认为在生精过程中发挥多重作用，*DAZ* 基因缺失者表现为少精或无精子症。与 AZFa 和 AZFb 特异性缺失不同，AZFc 缺失更为复杂，从染色体内重组、部分缺失到完全缺失，AZFc 缺失表现差异很大，多为少精子症，随着年龄增加，精子浓度有进行性下降的趋势，必要时冻存精（图 4-11）。

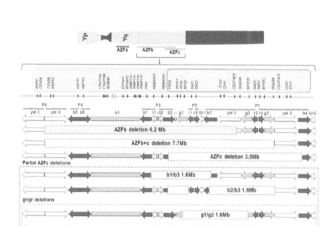

图 4-11　Y 染色体 AZFb/c 微缺失

在 AZFb、AZFc 区有 5 个回文结构区（p1-p5），每个回文结构里有若干扩增子序列，分别以黄（yel）、蓝（b）、天蓝（t）、绿（g）、红（r）和灰（g）色箭头表示其长度和方向。常见缺失 AZFb 描述为 p5/p1 近段，即从 p5 一直到 p1 近段全缺失，或 yel3/yel1，缺失长度 6.2 Mb；AZFc 全段缺失描述为 2/b4，即 b2 到 b4，缺失长度 3.5 Mb；其他类推。

Y 在 AZF 各区（a、b、c、d）内有很多的候选基因，对其精子发生中的作用还在研究过程中，但对 Y 染色体微缺失的检测，已为男性不育患者找出了病因，为临床诊断提供了依据和指导，但也有差异，这种差异与种族、被检患者的选择标准和数量、标准化检测方法操作及质控等因素相关。目前 AZFa、AZFb、AZFc 缺失检测广泛应用于临床，总结 Y 染色体 AZF 微缺失检测报告可见以下 12 种类型：①AZFa 区缺失，表现为无精子症，病理示唯支持细胞综合征（SCOS）。②AZFa 区部分缺失，表现为无精子症或睾丸局灶生精可能。③AZFb 区缺失，表现为无精子症，病理示生精阻滞，主要阻滞在精母细胞阶段。④ AZFb 部分缺失，表现为少精子症可能。⑤ AZFc 区缺失最为常见，表现为正常精子、少精子症或无精子症。⑥ AZFc 区部分缺失，表现为正常精子、少精子症。⑦ AZFb+AZFc 区缺失，表现为无精子症，病理示 SCOS 或生精阻滞。⑧ AZFb+AZFc 部分缺失，表现为无精子症或少精子症。⑨ AZFa+AZFb 区缺失，表现为无精子症，病理示 SCOS。⑩ AZFa+AZFb 区部分缺失，表现为无精子症、生精阻滞、少精子症。⑪AZFa+AZFb+AZFc 区全缺失，表现为无精子症，病理示 SCOS。⑫Y 染色体 AZF 微缺失嵌合型，根据正常细胞核型嵌合比例，表现为精子发生正常、少精子症或无精子症。

近期有报道 Y 染色体 AZFa 区域、AZFb 区域的位点基因缺失通过 TESE 取精成功的案例，但还有待于临床大数据的支持和个体性综合临床分析总结。Y 染色体微缺失可能性较大的，有遗传倾向的，在辅助生殖时提示患者行 PGD 和 PGS 或充分做好产前检查，并做好遗传方面的咨询。

本例患者染色体核型为 45，X［14］/46X，Yqh-［36］，共检测50 个分裂中期淋巴细胞，14 个细胞核型为 45，X，占 28%，36 个细胞为 Yqh-，占 72%，该报告从严格意义上讲并不严谨，应该为45，X［14］/46，X，del（Y）（q11.2）［36］，推测患者父亲可能为 AZFc 缺失者，从而导致患者发生 Y 染色体片段进行性丢失。该患者临床治疗意义不大，建议供精人工授精。

📋 白文俊教授点评

该患者表现为非梗阻性无精子症，睾丸较小（10 mL 左右），性激素呈高促状态，精液脱落细胞学及睾丸活检未见生精细胞，提示唯支持细胞综合征。患者染色体核型为 45，X/46，XY 嵌合型，合并 Yqh-（AZFb、AZFc 段缺失），考虑为睾丸生精功能障碍的主要原因。一般认为，胚胎原始性腺只要携带 *SRY* 基因并正常表达，即诱导睾丸形成及男性表型。但生精细胞的定植和分化与 *AZF* 基因相关，AZFb、AZFc 段缺失常导致生精阻滞（精母细胞阶段），与病理（唯支持细胞综合征）解剖学概念，分为两种类型：Ⅰ型（绝对性），由 AZF 完全缺失或 AZFa 缺失导致者；Ⅱ型（相对性），其他原因（如克氏综合征、隐睾和腮睾等）导致的唯支持细胞与其他生精状态并存的情况。该患者 *AZFa* 存在（sy84、sy86 有扩增），是否可以尝试促生精治疗＋显微取精，或直接 AID，建议患者知情选择。至于 45，X/46，X，Yqh- 嵌合型的形成，推测与 Yqh- 不稳定相关，在卵裂过程中部分细胞丢失 Y 染色体，形成嵌合体。

参考文献

1. 白文俊．白文俊教授团队男科疾病病例精解．北京：科学技术文献出版社，2018.

2. STACY COLACO，DEEPAK MODI. Genetics of the human Y chromosome and its association with male infertility. Reprod Biol Endocrinol，2018，16（1）：14.

3. THOMAS WILLEMS，MELISSA GYMREK，G DAVID POZNIK，et al. Population-Scale Sequencing Data Enable Precise Estimates of Y-STR Mutation Rates. Am J Hum Genet，2016，98（5）：919-933.

4. XIAO LIU，ZESONG LI，ZHENG SU，et al. Novel Y-chromosomal microdeletions associated with non-obstructive azoospermia uncovered by high throughput sequencing of sequence-tagged sites （STSs）. Sci Rep，2016，6：21831.

（吴绪印　刘贵中）

041　成人型多囊肾伴不育症

病历摘要

患者，男性，31 岁，因婚后未避孕未育 3 年入院。患者平素性生活每周 2 ～ 3 次，无勃起功能及射精障碍。多次查精液常规均提示重度少弱精子症，精液量小于 1.5 mL，精液 pH 低于 6.5，性激素无明显异常。B 超示双侧多囊肾，射精管囊肿可能，大小约 7 mm×5 mm×12 mm。MR 提示双侧精囊腺囊状扩张。患者有多囊肾家族病史，父亲为多囊肾患者。无烟酒等不良嗜好，未接触明确有毒有害物质。

体格检查： 腰部无压痛，双肾区无叩击痛，沿双侧输尿管径路无深压痛，耻骨上膀胱区不隆起，无压痛。双侧睾丸体积各约 15 mL，附睾未及肿大，双侧输精管可触及。肛检：肛门括约肌无松弛，前列腺正常大小，中央沟存在，无压痛，未触及明显结节。

辅助检查： ①激素、精液常规等检查结果如表 4-5 所示。②B 超：双侧多囊肾，射精管囊肿可能，大小约 7 mm×5 mm×12 mm。③盆腔 MR：双侧精囊腺囊状扩张，左侧精囊腺出血可能，右侧射精管略增粗（图 4-12 至图 4-14）。

诊断： ①重度少弱精子症；②射精管梗阻；③多囊肾。

表 4-5 激素、精液常规等检查结果

化验日期	检查项目	结果	参考值	单位
2017-10-31	FSH	6.17	1.27 ～ 19.26	mIU/mL
	LH	5.56	1.24 ～ 8.62	mIU/mL
	PRL	13.39	2.64 ～ 13.13	ng/mL
	T	3.77	1.75 ～ 7.81	ng/mL
	E_2	20	0 ～ 47	pg/mL
	精液常规	精液量 1.6 mL，pH 6.5，浓度 1.6×10^6/mL，取 10 μL 精液镜检未见运动精子	精液量 1.5 mL，pH 7.2，浓度 15×10^6/mL，活动率 40%	
2017-11-7	精液常规	精液量 0.4 mL，pH 6.4，取 10 μL 精液镜检见 1 条运动精子，26 条不运动精子		
	精浆锌	6.18	> 1.04	mmol/L
	精浆果糖	1.53	> 7.17	mmol/L
	精浆中性 α-葡萄糖苷酶	93.27	> 10.12	U/mL
2018-1-17	精液常规	精液量 0.7 mL，pH 6.5，离心 50 μL 沉淀混匀，取 10 μL 镜检见 2 条不运动精子，未见运动精子	精液量 1.5 mL，pH 7.2，浓度 15×10^6/mL，活动率 40%	
	精浆锌	8.97	> 1.04	mmol/L
	精浆果糖	1.06	> 7.17	mmol/L
	精浆中性 α-葡萄糖苷酶	16.59	> 10.12	U/mL
2018-1-17	尿素	6.70	2.86 ～ 8.20	mmol/L
	肌酐	99.7	35.0 ～ 104.0	μmol/L
	尿酸	470.2	155.0 ～ 428.0	μmol/L

笔记

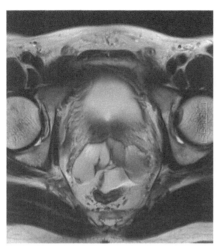

图 4-12　常规 T_2WI 横断位，提示双侧
精囊腺管状扩张，呈等高信号，右侧
精囊腺信号较对侧高，精囊角欠清晰

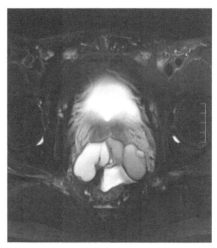

图 4-13　抑脂 T_2WI 横断位，提示
双侧精囊腺管状扩张，呈等高信号，
右侧精囊腺呈高亮信号

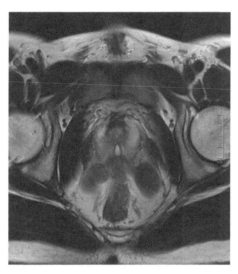

图 4-14　T_2WI，提示前列腺中线囊肿

　　治疗： 向患者解释病情，多囊肾是常染色体显性遗传病，且表
现为重度少弱精子症，可以先进行多囊肾的基因诊断，然后采取卵
胞质内单精子注射＋胚胎植入前诊断可生育不患多囊肾的后代；也
可以尝试手术解除精道梗阻，自然生育，但是后代有患多囊肾的风险。

患者与家人商议后决定尝试手术治疗。患者入院后在腰麻下行精囊镜检查＋经尿道射精管开口钬激光切开术。手术所见：Wolf F4.5/6.5 号输尿管镜顺利进镜，双侧射精管开口不明显，在导丝引导下将输尿管镜经精阜开口置入前列腺小囊，前列腺小囊明显增大，内壁光滑，内侧壁 4 点位寻及左侧射精管开口，导管引导下入镜至左侧精囊，见乳白色内容物，生理盐水冲洗后检查精囊腔明显扩大，内壁光滑，内侧壁 8 点位见半透明膜状区，用导丝试插，有突破感，顺利入镜至右侧精囊，见乳白色内容物，生理盐水冲洗干净，检查精囊腔明显扩大，内壁光滑，钬激光光纤烧灼膜状物，扩大右侧射精管开口。

随访：术后 3 个月复查精液常规，浓度及活动率明显改善，半年复查精液常规浓度升至正常范围，活动率较正常偏低，女方自然受孕。2018 年 3 月 11 日精液常规：精液量 1.5 mL，pH 6.8，精子浓度 2.3×10^6/mL，精子活动率 21.6%，前向运动精子率 19.6%。2018 年 6 月 11 日精液常规：精液量 0.9 mL，pH 7.0，精子浓度 30.4×10^6/mL，精子活动率 26.8%，前向运动精子率 13.7%。

病例分析

常染色体显性多囊肾病（autosomal dominant polycystic kidney disease，ADPKD）是一种常见的单基因遗传性肾病，人群发病率为 1/1000 ~ 1/400，引起 ADPKD 的致病基因主要有 *PKD1* 和 *PKD2*，其中 *PKD1* 基因突变者占 80% ~ 95%。ADPKD 是导致肾功能衰竭的重要原因，并且可以累及其他脏器，引起肝囊肿、胰腺囊肿和颅内动脉瘤等病变对健康造成危害。ADPKD 导致男性不育的病例报道并不少见，但多数 ADPKD 男性可以自然生育，其导致精液参数异常的具体机制尚未完全明确。Belet 等观察到在 104 例 ADPKD 患者中 5 例表现为不育，精囊囊肿的发病率为 39%，前列腺囊肿为 7%，附睾囊肿为 18%。多囊肾合并生殖系统的囊性阻塞可能是造成精子运输障碍引起男性不育的主要原因。但也有研究发现部分 ADPKD 患者精囊扩张，而无射精管梗阻的影像学表现，精囊抽吸物检查提示有精液潴留，推测精囊扩张是由精囊平滑肌收缩乏力导致精道排空障碍引起。ADPKD 导致男性不育也可能是精子尾部超微结构缺陷导致的，正常精子尾部轴丝由 2 根中央微管和 9 对外周双联微管组成，部分 ADPKD 男性精子尾部轴丝缺乏 2 根中央微管，从而导致重度弱精子症和不育。

对于男性 ADPKD 不育患者，可以根据精液表现和患者要求，采取药物、手术或辅助生殖技术治疗。对于伴有射精管出口梗阻的重度少弱精子症或无精子症患者，可以选择经尿道电切或精囊镜手术。对于生育愿望迫切的 ADPKD 男性，可以采取卵胞质内单精子注射治疗，在充分遗传咨询的情况下，根据患者夫妇意愿选择是否进行胚胎植入前诊断。患者通过手术自然生育，虽然治疗成本低，但子代有 50% 的患病风险，成年后也可能面临生育和肾脏病损的问题。

该患者精液量少，精液 pH 降低，精子浓度和数量明显减少，精浆中性 α - 葡萄糖苷酶降低，符合射精管区域精道梗阻的表现。彩超和 MRI 检查可见双侧精囊扩张，前列腺中线囊肿。根据前列腺中线囊肿部位和体积来看，应判断为前列腺小囊。从睾丸体积和性激素水平间接判断，睾丸具备正常的生精功能。结合病史判断患者重度少弱精子症为射精管开口不全梗阻导致，梗阻可能是由于射精管肌层发育不良。术后复查精液常规精子浓度及活动力明显改善，女方自然受孕，推测患者精子活动率降低并非来自先天性鞭毛结构缺陷。患者妻子孕期检查胎儿未见异常，足月出生，电话随访目前婴儿发育正常，出生后尚未进行肾脏超声检查。

笔记

白文俊教授点评

　　该例患者表现为严重少弱精子症，核磁显示双侧精囊腺囊状扩张，射精管区域囊肿较小，认为不是局部梗阻的机械性因素，结合多囊肾病史，考虑为射精管区域动力性梗阻。常染色体显性多囊肾是一种较为常见的遗传学疾病，少数患者会合并精液异常，其发生机制有待进一步研究。多囊肾合并少弱精子症患者常表现为附睾和精囊腺的扩张，机制是附睾和精囊腺的结构异常或损害，经尿道射精管口切开或精囊镜手术难以奏效，不作为推荐治疗方案。作为一种常染色体显性遗传病，ADPKD 遗传风险大，按照伦理学和优生原则，建议行第三代试管婴儿单基因病 PGT（PGT-M）。

参考文献

1. 蔡鸿财，商学军，黄宇烽. 男性常染色体显性多囊肾病的生殖相关问题. 中华男科学杂志，2015，21（11）：1020-1025.

2. UMIT BELET，MURAT DANACI，SABAN SARIKAYA，et al. Prevalence of epididymal，seminal vesicle，prostate，and testicular cysts in autosomal dominant polycystic kidney disease. Urology，2002，60（1）：138-141.

3. 邱毅, 张伟, 樊云井, 等. 成年多囊肾病与男性不育(附5例分析). 中国男科学杂志，2008，22（10）：44-47.

4. W F HENDRY，D RICKARDS，J P PRYOR，et al. Seminal megavesicles with adult polycystic kidney disease. Hum Reprod，1998，13（6）：1567-1569.

5. H OKADA，H FUJIOKA，N TATSUMI，et al. Assisted reproduction for infertile patients with 9 + 0 immotile spermatozoa associated with autosomal dominant polycystic kidney disease. Hum Reprod，1999，14（1）：110-113.

（杨慎敏）

042　家族性多囊肾伴重度少弱精症

病历摘要

患者，男性，26 岁，婚后同居，性生活正常，原发不育 2 年，半年前于当地查精液分析，自诉少弱精症（结果遗失），口服黄精赞育胶囊、复方玄驹胶囊等中成药 3 个月，无效。

既往史： 无睾丸炎、附睾炎病史，无 STD 史，无糖尿病史，无手术外伤史，无慢性病史，无长期用药史，无高温环境接触史，近 3 个月来无发热史。

体格检查： 双侧睾丸均为 10 mL，双侧附睾头稍大，余无异常。

辅助检查： ①精液分析：量 4.0 mL，pH 7.5，精子浓度 0.3×10^6/mL，PR 0，NP 0，IM 100%。复查精液分析：量 1.4 mL，pH 7.0，离心后涂片镜检可见 1～3 条 IM 精子/10HP。性激素六项、精浆生化、肾功能和电解质检查如表 4-6 至表 4-8 所示。②染色体核型分析：46，XY；Y 染色体微缺失检查：AZF 未见缺失。③阴囊彩超：双侧睾丸大小左 10.2 mL、右 10.6 mL，双侧附睾头囊肿，左侧单发，大小约 4.4 mm×3.4 mm，内可及多个强回声；右侧多发，较大者大小约 4.4 mm×4.2 mm；双侧精索静脉未见曲张，双侧输精管、阴囊段及腹股沟段内径在正常范围。④经直肠精囊腺彩超：双侧精囊腺左侧 33 mm×13.6 mm，右侧 35 mm×11 mm，双侧腺管扩张，内透声差。⑤双肾彩超：双肾体积明显增大，右肾 210 mm×90 mm×111 mm，左肾 227 mm×89 mm×107 mm，表面凹凸不平，内可见多个大小不等无回声。囊腔互不相通，部分囊内透声差，可见点状强回声，囊腔外肾实质回声增强，肾窦回声受压变形，双侧输尿管未见明显扩张。患者母亲彩超提示双侧多囊肾。

表 4-6 性激素六项检查结果

检验项目	检验结果		参考值	单位
FSH	3.73		1.5 ～ 12.4	mIU/mL
LH	10.52	↑	1.7 ～ 8.6	mIU/mL
E_2	24.98		< 60	pg/mL
T	2.35		1.98 ～ 8.36	ng/mL
PRL	20.13		1.04 ～ 15.2	ng/mL

表 4-7 精浆生化检查结果

检验项目	检验结果	参考值	单位
量	4.0		mL
pH	7.3		
果糖	83.76	13	μmol/ 一次射精
中性 α - 糖苷酶	80.4	20	mU/ 一次射精
弹性蛋白酶	222	< 600	ng/mL

表 4-8 肾功能、电解质检查结果

检验项目	检验结果		参考值	单位
肌酐	888	↑	20 ～ 115	μmol/L
尿素	47.3	↑	2.2 ～ 8.2	mmol/L
肾小球滤过率	6.356	↓		mL（min·1.73m^2）
钾	3.6		3.5 ～ 5.5	mmol/L
钙	1.57	↓	2.0 ～ 2.7	mmol/L
磷	2.02	↑	0.81 ～ 1.9	mmol/L

诊断：①原发性不育；②重度少弱精症；③家族性多囊肾；④慢性肾功能不全（终末期）；⑤低钙血症。

治疗：①血液透析治疗；②建议病情稳定后行肾移植；③完善头颅 MRI 血管成像，排除颅内动脉瘤；④睾丸穿刺取精 + 试管婴儿助孕，建议行基因诊断及胚胎植入前遗传学诊断（PGD）或孕中期行羊水穿刺胎儿基因检测。

病例分析

常染色体显性多囊肾（autosomal dominant polycystic kidney，ADPKD）是最常见的单基因肾病，发病率为 1/1000 ～ 1/400，由 16 号染色体上的 PKD1 和（或）为 4 号染色体上的 PKD2 基因突变所致。PKD1 编码多囊蛋白 1（PC-1），其突变占病例的 85% 以上；PKD2 编码多囊蛋白 -2（PC-2），占病例的 15%。PKD1 基因突变患者的终末期肾衰竭发作比 PKD2 基因突变更快（平均年龄 58.1 岁 vs. 79.7 岁）。常见的临床表现有双肾多发囊肿、腹胀、腹痛、肾结石、血尿、高血压、肾功能异常，最终发展为终末期肾病。此外还有多种肾外表现：超过 75% 合并肝囊肿，10% 合并颅内动脉瘤，6% ～ 9% 合并胰腺囊肿。

在过去几年，对 ADPKD 发病机制的理解已大大提高；但对多囊蛋白的功能和疾病发展的分子机制仍然知之甚少。多囊蛋白属于蛋白质通道亚家族，可以调节细胞内钙离子信号转导，在许多组织中均有表达，包括肾小管上皮、肝胆管和胰管。PC-1 定位于初级纤毛和涉及细胞连接的结构（如紧密连接），可能作为受体或黏附分子起作用，而 PC-2 是一种钙离子通透的非选择性阳离子通道，存在于初级纤毛和内质网上，也可能存在于细胞膜上。这些多囊蛋白相互结合形成复合物，定位于初级纤毛，并以此形式发挥钙调节作用。对于囊肿的形成，PC-1 或 PC-2 不需要完全丧失功能，只需降低到某个阈值水平。PC-1 的多少与疾病严重程度相关，与囊肿起始和进展的速率相关。

ADPKD 对于女性生育能力没有明显影响，但对于男性患者，生殖系统异常和不育非常常见，多表现为死精子症、精囊腺囊肿／扩张、精子尾部超微结构异常。

利用经直肠超声发现，ADPKD 容易合并精囊囊肿（39%），其发生与年龄无关。但康奈尔大学的 Beatriu Reig 利用 MRI 检查了 99 名 ADPKD 男性，发现精囊扩张比囊肿更常见，精囊扩张的发生率为 23%，囊肿为 4%。ADPKD 患者中少弱精症或无精症较为常见，国内中信湘雅的回顾性数据表明，其发生率为 80%，国外前瞻性研究结果为 90%。

Sandra Fang 发现 ADPKD 伴随死精子症，其表现与截瘫导致的排精障碍相似，因此推测可能是由输精管道的部分梗阻或缺乏张力导致。对合并精囊扩张的 ADPKD 患者进行输精管造影，发现输精管是通畅的，囊肿样改变是由正常曲折的囊泡的病理性扩张引起的，从囊泡中抽吸的囊液经显微镜检查证实存在精子，这暗示精囊腺动力缺乏、排空功能失调才是可能的原因。射精时精囊收缩异常，即"动力性"而非"机械性"阻塞。还有学者发现精子尾部鞭毛结构缺陷，中央微管缺失，由"9+2"变为"9+0"。此外，研究发现 ADPKD 的精液异常可能与其基因突变相关。敲除鼠模型发现，*PKD1* 是维持微管蛋白细胞骨架所必需的，敲除后可以导致传出导管的囊性扩张和附睾发育异常；敲除 *PKD2* 还可导致睾丸发育异常。因此推测在人类睾丸附睾及精囊腺的发育过程中，*PKD1* 和 *PKD2* 也可能发挥作

笔记

用，其突变可能影响睾丸生精及附睾和精囊腺的发育。

综上所述，有4种不同的原因可以解释ADPKD所致的男性不育。

（1）精囊腺扩张导致的动力性梗阻。

（2）异常多囊蛋白的作用导致精子生成或附睾精囊腺发育异常。

（3）尿毒症和氮质血症。

（4）精子尾部纤毛结构缺陷。

1. 针对该患者的思考

患者病史中无尿量减少或多尿病史，无眼睑或肢体水肿。男科检查、精液分析、精浆生化、阴囊彩超结果可初步排除输精管不全梗阻；染色体、AZF均正常，初步排除遗传因素；双侧睾丸体积稍小，LH水平升高，考虑睾丸生精功能低下。患者夫妇年轻，未正规治疗，有药物治疗要求。综上所述，最初拟定氯米芬+VitE治疗。

那么该治疗方案是否合理呢？辅助检查中唯一的疑点在于双侧附睾囊肿，且一侧为多发。但患者否认多囊肾的病史及家族史，继续完善辅助检查发现：双侧精囊腺左侧33 mm×13.6 mm，右侧35 mm×11 mm，双侧腺管扩张，内透声差；双肾体积明显增大，右肾210 mm×90 mm×111 mm，左肾227 mm×89 mm×107 mm，表面凹凸不平，内可见多个大小不等无回声。囊腔互不相通，部分囊内透声差，可见点状强回声，囊腔外肾实质回声增强，肾窦回声受压变形，双侧输尿管未见明显扩张。患者母亲彩超提示双侧多囊肾。患者肌酐明显升高。

2. 病理生理分析

（1）患者重度少弱精子症的病因：①主要由多囊肾合并双侧精囊腺扩张、精囊腺缺乏收缩能力、动力性梗阻导致精子运输不畅引起，精浆生化正常考虑为充盈性溢出；②终末期肾病可能导致精子发生

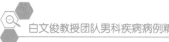

受损和睾丸损伤。尿毒症者常合并精液量减少、少弱精子症甚至无精子症。睾丸组织学显示生精功能下降，可以表现为生精细胞减少甚至消失。此外，尿毒症还会损害性腺类固醇生成，血清总睾酮和游离睾酮浓度通常会降低，血清黄体生成素（LH）浓度升高，机制目前尚不清楚。

（2）慢性肾功能不全（CKD）的患者，只要尿量不少，血钾就可以长期维持在正常水平，其尿中排钾量相对稳定，和摄入量无关。一旦并发少尿，可出现致命的高血钾，当患者进食减少或并发腹泻时，可出现严重的低血钾。该患者没有水肿、高钾血症等临床表现。

（3）患者合并明显低血钙，原因：①高血磷。磷 60% ~ 80% 由肾脏排出，CKD 时肾脏排泄功能下降，血磷升高，血浆 [Ca][P] 乘积为一常数，因此导致血钙水平下降。②肾脏合成 1，25（OH）$_2$D$_3$ 不足，影响肠道钙吸收。③肠道钙吸收减少。磷从肠道排出增加，与肠道内的钙结合形成不吸收的磷酸钙；升高的代谢废物如肌酐、尿素氮等影响肠黏膜功能。

3. 治疗方案

患者有尿毒症、低钙血症，及时给予血液透析治疗；囊肿去顶减压术为手术禁忌，可能加重病情。患者年轻，建议病情稳定后行肾移植；完善头颅 MRI 血管成像，排除颅内动脉瘤。

解决生育问题：①重度少弱精症与多囊肾导致的双侧精囊腺扩张及尿毒症有关，不建议继续药物治疗，待一般情况改善后给予肾脏替代治疗＋试管婴儿助孕；取精方式可以采用直肠前列腺精囊按摩或睾丸穿刺取精。对于合并射精管囊肿、存在机械性梗阻的患者，可以行经尿道射精管囊肿电切术，但其疗效目前仍存在争议。②家族性多囊肾多为常染色显性遗传，若自然妊娠，其后代中有 50% 的发病概率，建议行基因诊断及胚胎植入前遗传学诊断或孕中期行羊水穿刺胎儿基因检测。

治疗结果：该患者暂时采用了血液透析治疗，已预约肾源，等待肾移植，尚无远期随访资料。患者 CKD5 期，肾脏替代治疗有助于改善睾丸生精微环境，提高睾丸生精功能；但患者合并输精管道"动力性"梗阻，预计其精液参数难以明显提高，自然妊娠的可能性小，仍需要通过 ICSI 技术辅助。

白文俊教授点评

重度少弱精症在男性不育中较为常见，原因多样，机制复杂。精浆生化能够协助明确输精管道的"机械性梗阻"或功能障碍，但不能确认"动力性梗阻"，也无法替代精囊腺彩超、MRI 等影像学检查。

常染色体显性多囊肾（ADPKD）是一种较为常见的遗传学疾病，少数患者会合并精液异常，其发生机制有待进一步研究。多囊肾合并少弱精症患者常表现为附睾和精囊腺的囊性扩张，机制是附睾和精囊腺的结构异常或损害，属于动力性梗阻，经尿道射精管口切开或精囊镜手术难以奏效，不作为推荐治疗方案。作为一种常染色体显性遗传病，ADPKD 遗传风险很大，按照伦理学和优生原则，建议行第三代试管婴儿单基因病 PGT（PGT-M）。

参考文献

1. Mahboob Lessan-Pezeshki，Shirin Ghazizadeh. Sexual and reproductive function in end-stage renal disease and effect of kidney transplantation. Asian J Androl，2008，10（3）：441-446.

2. I Orhan，R Onur，E Ergin，I T Köksal，et al. Infertility treatment in autosomal dominant polycystic kidney disease（ADPKD）-a case report. Andrologia，2000，32（2）：91-93.

3. W F Hendry，D Rickards，J P Pryor，et al. Seminal megavesicles with adult polycystic kidney disease. Hum Reprod，1998，13（6）：1567-1569.

4. Fouad T Chebib，Vicente E Torres. Autosomal Dominant Polycystic Kidney Disease：Core Curriculum 2016. Am J Kidney Dis，2016，67（5）：792-810.

5. Neeta Vora，Ronald Perrone，Diana W Bianchi. Reproductive issues for adults with autosomal dominant polycystic kidney disease. Am J Kidney Dis，2008，51（2）：307-318.

6. Umit Belet，Murat Danaci，Saban Sarikaya，et al. Prevalence of epididymal，seminal vesicle，prostate，and testicular cysts in autosomal dominant polycystic kidney disease. Urology，2002，60（1）：138-141.

7. Beatriu Reig，Jon Blumenfeld，Stephanie Donahue，et al. Seminal megavesicle in autosomal dominant polycystic kidney disease. Clin Imaging，2015，39（2）：289-292.

8. Wen-Bin He，Wen-Juan Xiao，Yue-Qiu Tan，et al. Novel mutations of PKD genes in Chinese patients suffering from autosomal dominant polycystic kidney disease and seeking assisted reproduction. BMC Med Genet，2018，19（1）：186.

9. Roser Torra，Joaquim Sarquella，Jordi Calabia，et al. Prevalence of cysts in seminal tract and abnormal semen parameters in patients with autosomal dominant polycystic kidney disease. Clin J Am Soc Nephrol，2008，3（3）：790-793.

10. Sandra Fang，H W Gordon Baker. Male infertility and adult polycystic kidney disease are associated with necrospermia. Fertil Steril，2003，79（3）：643-644.

11. H Okada，H Fujioka，N Tatsumi，et al. Assisted reproduction for infertile patients with 9 + 0 immotile spermatozoa associated with autosomal dominant polycystic kidney disease. Hum Reprod，1999，14（1）：110-113.

12. Xuguang Nie，Lois J Arend. Pkd1 is required for male reproductive tract development. Mech Dev，2013，130（11-12）：567-576.

13. Xuguang Nie，Lois J Arend. Novel roles of Pkd2 in male reproductive system development. Differentiation，2014，87（3-4）：161-171.

（辛　航）

笔记

043　合并梗阻性无精子症的 Kartagener 综合征

病历摘要

　　患者，男性，33 岁，主因"婚后未育 4.5 年"就诊。婚后夫妇一直同居未避孕，性生活正常。2015 年外院就诊发现无精子症，双侧睾丸穿刺活检病理报告示生精细胞减少，可见少量精子，Johnson 评分 8 ～ 9 分。外院考虑为梗阻性无精子症，建议行辅助生殖助孕，患者遂就诊于我科。追述病史：患者自幼罹患鼻窦炎、支气管扩张，高考体检时发现多脏器反位（右位心、肝脾反位），否认有毒有害物质及高温、辐射接触史。

　　体格检查：第二性征发育正常，双侧睾丸等大约 12 mL，质韧，双侧附睾头均较饱满，双侧输精管可触及。

　　辅助检查：实验室和染色体检查如表 4-9 所示。

表 4-9　实验室和染色体检查

检验项目	标本来源	检验结果	参考范围	单位
精液总数	手淫排精	未见精子	39	百万
促卵泡生成素	血清	3.23	1.7 ～ 12	mIU/mL
促黄体生成素	血清	2.05	1.1 ～ 7	mIU/mL
雌二醇	血清	49.33	< 60	pg/mL
睾酮	血清	5.49	3 ～ 10.6	ng/mL
果糖	精浆	7.3	13	μmol/一次射精

续表

检验项目	标本来源	检验结果	参考范围	单位
中性 α-葡萄糖苷酶	精浆	40.9	20	mU/一次射精
弹性硬蛋白酶	精浆	487	正常＜290，隐性感染 290～1000，确证感染＞1000	ng/mL
染色体核型	全血	46，XY		
Y 染色体微缺失	全血	未发现缺失		

诊断：①梗阻性无精子症；②Kartagener 综合征。女方生育力未见明显异常。

治疗：

（1）遗传咨询：患者罹患鼻窦炎、支气管扩张且合并内脏反位，考虑 Kartagener 综合征，因夫妇双方有生育需求，为进一步明确致病基因并减少子代的遗传风险，遂行遗传咨询。

备孕前筛查策略：嘱患者先行原发性纤毛运动障碍（PCD）基因检测，在 *DNAH5* 基因发现三个杂合突变，分别为 *c.13194_13197 delCAGA*（已知致病突变）、*EX71_72 DEL*（疑似致病突变）、*EX52 DEL*（疑似致病突变），对其父母进行验证（父母表型正常），发现父亲携带 *c.13194_13197 delCAGA* 突变，母亲携带 *EX71_72 DEL*、*EX52 DEL* 两个突变，考虑患者出现异常表型的原因为复合杂合突变所致（图 4-15）。对其妻子进行 PCD 基因检测（图 4-16），在相同基因中发现一个杂合突变：*c.12367 c* ＞ T（临床意义未明突变）。

患者有生育需求，我中心为其制订了孕期筛查策略：若女方受孕，孕 12～16 周时行超声判断胎儿脏器有无反位（若存在反位高度提示胎儿患 Kartagener 综合征），孕 16 ～ 20 周时行羊水穿刺，若为单纯杂合型，理论预测为无临床表现的携带者，若出现复合杂合型，告知夫妇胎儿罹患 PCD 为高风险，是否继续妊娠由夫妇自行决定。

单基因遗传病基因检测验证报告

样本临床信息

到样日期	样本编号	姓名	性别	亲缘关系	送检医院	临床表型
		患者	男	先证者	天津市第 一中心医院	疑似患者，临床怀疑 Kartagener syndrome，患者鼻窦炎、右位心、支气管扩张合并无精症。无家族遗传病史。
		母亲	女	母子	天津市第 一中心医院	患者亲属，儿子 为疑似 Kartagener syndrome
		父亲	男	父子	天津市第 一中心医院	患者亲属，儿子 为疑似 Kartagener syndrome

验证位点信息

基因	参考序列	核苷酸变化/突变名称	氨基酸变化	基因亚区	杂合性	染色体位置
DNAH5	NM_001369	c.13194_13197delCAGA	p.Asp4398GlufsX16	EX76/CDS76	杂合	chr5:1370837 3_13708376
DNAH5	NM_001369	EX71_72 DEL	-	EX71_72/CDS71_72	杂合	-
DNAH5	NM_001369	EX52 DEL	-	EX52/CDS52	杂合	-

验证结果

验证位点	样本编号	姓名	验证结果*	检测方法
DNAH5 ;NM_001369;c.13194_13197delCAGA;p.Asp4398GlufsX16	17B0015178	患者	杂合	Sanger 验证
	18B4144801	母亲	杂合	Sanger 验证
	18B4144802	父亲	N	Sanger 验证
DNAH5 ;NM_001369;EX71_72 DEL	17B0015178	患者	杂合	QPCR 验证
	18B4144801	母亲	N	QPCR 验证
	18B4144802	父亲	杂合	QPCR 验证
DNAH5 ;NM_001369;EX52 DEL	17B0015178	患者	杂合	QPCR 验证
	18B4144801	母亲	N	QPCR 验证
	18B4144802	父亲	杂合	QPCR 验证

验证结果*:分为纯合、杂合、半合子或 N，其中 N 表示无此突变。其他异常结果以"-"表示并备注说明具体情况。

图 4-15　患者基因检测报告

患者妻子　检测结果

基因	参考序列	核苷酸变化/突变名称	氨基酸变化	基因亚区	杂合性	染色体位置	参考文献	变异类型
DNAH5	NM_001369	c.12367C>T	p.His4123Tyr	EX72/CDS72	杂合	chr5:13719123	-	VUS

备注：**变异类型：Pathogenic 表示已知致病突变，Likely pathogenic 表示疑似致病突变，VUS 表示临床意义未明突变。

结果说明

本次检测，未发现受检者在检测范围内存在已知致病突变和疑似致病突变。结合疾病的发病率、位点在各数据库中的频率及受检者临床主诉，检出以下临床意义未明突变。

位点详情：DNAH5; NM_001369; c.12367C>T; p.His4123Tyr;p.H4123Y; CDS72; Het；　错义突变，暂无该位点致病性的相关文献报道，临床意义未明。用SIFT和Polyphen软件对该蛋白功能进行预测，结果均为有害，该位点在正常人中发生的概率极低。DNAH5基因相关的原发性纤毛运动障碍3型为常染色体隐性遗传。

备注：以上解读基于目前对检测疾病致病基因的研究。检测疾病基因、检测方法及局限性、目标区域高通量测序参数、检出变异点见附录。

图 4-16　女方基因检测报告

（2）辅助生殖：夫妇双方要求行辅助生殖助孕。因 Kartagener 综合征属于原发性纤毛运动障碍（PCD），PCD男性患者存在精子鞭毛结构缺陷导致的运动能力降低或丧失的可能。因患者外院的睾丸活检仅做了病理，未观察精子的运动能力，故在行辅助生殖治疗前我们建议患者再次行睾丸穿刺活检。穿刺右侧睾丸获得少量曲细精管样组织，实验室分离镜检提示精子量中等，仅见1枚活动精子，加入含有己酮可可碱的培养液后再观察发现少量活动精子，初步判断可以行 ICSI。女方采用长方案获得 M Ⅱ 卵 7 枚，取卵当日男方同步睾丸穿刺取精，辅以己酮可可碱处理后可用活动精子数足够匹配获卵数。ICSI 受精形成 6 枚胚胎，无优胚，新鲜周期移植 2 枚胚胎（7 Ⅲ、5 Ⅳ），剩余 4 枚胚胎囊胚培养未形成遂废弃。胚胎移植后 14 天血 hCG 338 mIU/mL，移植后 35 天超声证实宫内单活胎，目前平稳妊娠中。

病例分析

Kartagener 综合征属于原发性纤毛运动障碍（primary ciliary dyskinesia，PCD）的一种，发病率在 PCD 中约占 50%。其中完全型的 Kartagener 综合征具有内脏反位、支气管扩张和副鼻窦炎三联征的表现，而不完全型 Kartagener 综合征有内脏反位和支气管扩张，但不伴副鼻窦炎。

Kartagener 综合征的患者多因呼吸系统疾病就诊，男性患者因不育而就诊于生殖科时容易被误诊为重度弱精子症，如果同时合并梗阻性无精子症，男科医生在问诊时更要全面细心，否则容易误诊为常规梗阻性无精子症，从而失去遗传咨询的机会。

1. Kartagener 综合征男性患者不育的机制

Kartagener 综合征属于 PCD 的一种，是由纤毛结构缺陷引起的多发性异常的遗传病，根本病因是编码纤毛结构蛋白或纤毛功能调控蛋白的基因突变。通常为常染色体隐性遗传，其基因改变定位在染色体 16p12.1-12.2 和 15q13.1-15.1 上，亦有个别报道 X 染色体隐性遗传。PCD 包括不动纤毛综合征（immotile cilia syndrome，ICS）、Kartagener 综合征、纤毛运动不良和原发性纤毛定向障碍等几种类型。

人体纤毛广泛分布于鼻腔、气管、支气管、中耳、脑室管膜和角膜内面、输卵管、输精管及精子鞭毛。正常的运动纤毛为"9+2"型结构，即轴丝中心为一对中央微管，周围均匀排列 9 组双联体微管，双联体微管上有内、外动力蛋白臂相连。PCD 患者的纤毛结构可有内、外动力蛋白臂缺失或减少，中央管增多、减少或轮辐结构异常，其中最常见的为动力蛋白臂缺失或缩短。研究表明，编码轴丝外侧动力蛋白臂元件 *DNAZ1* 和 *DNAH5* 的突变会引起外侧动力蛋白臂的缺失。本例患者 PCD 相关基因检测提示在 *DNAH5* 基因发现三个杂合突变，考虑为复合杂合突变。

精子鞭毛核心结构是轴丝，故轴丝结构异常也可导致精子鞭毛摆动及纤毛运动障碍，使得精子完全丧失活动能力，精子不能上行到女性生殖道与卵子结合，最终导致患者不育。

2. Kartagener 综合征男性患者遗传咨询及辅助生殖策略

Kartagener 综合征属于 PCD 的一种，大部分为常染色体隐性遗传。由于 PCD 无特效治疗，且会累及多个系统，造成呼吸衰竭、不孕等严重并发症，国外推荐对 PCD 患者及亲属进行遗传咨询。遗传咨询包括对明确基因诊断先证者的遗传咨询，以及对可能携带者包括先证者父、母、兄弟、姐妹等进行相关基因检测，如果有生育需求，还需要对 PCD 患者配偶相关的基因进行检查。如果发现高遗传疾病风险夫妇，提供孕前筛查对降低遗传性疾病的发生起着关键的作用。

白文俊教授点评

　　Kartagener 综合征属于 PCD 的一种类型，伴有不育的患者常表现为严重弱精子症，由于精子结构异常（鞭毛病变），药物治疗效果不佳。Kartagener 综合征患者在生殖中心就诊时容易误诊或漏诊，若合并梗阻性无精子症（如附睾及精囊腺结构和功能损害，精子输出道梗阻），其误诊或漏诊率将进一步升高，故男科医生详细的病史采集至关重要。对 Kartagener 综合征合并严重弱精子症，且药物治疗不佳者，建议做精子结构电镜检查及相应的基因检测。目前 Kartagener 综合征无特效治疗，且会累及多个系统，造成呼吸衰竭等严重并发症，故对于有生育需求的患者应进行家系遗传咨询，采用 PGT-M（移植前基因检测）或对孕妇进行产前诊断，以避免或减少出生缺陷的发生。

参考文献

1. M S JONSSON, J R MCCORMICK, C G GILLIES, et al. Kartagener's syndrome with motile spermatozoa. N Engl J Med, 1982, 307（18）: 1131-1133.

2. ESTELLE ESCUDIER, PHILIPPE DUQUESNOY, JEAN FRANÇOIS PAPON, et al. Ciliary defects and genetics of primary ciliary dyskinesia. Paediatr Respir Rev, 2009, 10（2）: 51-54.

3. 祁媛媛，洪达，王慧君，等 . *CCDC39* 基因突变致原发性纤毛运动障碍 1 例及其遗传咨询和产前诊断 . 中国循证儿科杂志，2016，11（6）: 445-449.

（方　祺）

044　颅脑外伤后男性不育症

病历摘要

患者，男性，28岁。主诉：婚后1年不育。患者7年前车祸致头面部损伤，具体损伤情况不详，经颧骨修复手术治疗，平素体力不足，嗅觉正常。婚后1年未育，勃起硬度不足，性生活可完成，射精时无精液排出。

体格检查： 身高174 cm，体重74 kg，BP 109/65 mmHg。男性第二性征发育可，P3G5。双侧睾丸约13 mL，质地正常，双侧输精管可触及，附睾未触及结节。阴茎长约10 cm，包茎。

辅助检查： ①性激素：T < 0.10 nmol/L（参考值：6.07 ~ 27.10 nmol/L），LH < 0.20 IU/L（参考值：1.24 ~ 8.62 IU/L），FSH 0.56 IU/L（参考值：1.27 ~ 19.26 IU/L），E_2 < 20.00 pg/mL。②甲状腺激素：FT_4 6.11 pmol/L（参考值：11.45 ~ 23.17 pmol/L），FT_3 3.27 pmol/L（参考值：3.5 ~ 6.5 pmol/L），T_3 76.00 ng/dL（参考值：60 ~ 180 ng/dL），T_4 2.70 μg/dL（参考值：3.2 ~ 12.6 μg/dL），TSH 3.386 μIU/mL（参考值：0.55 ~ 4.78 μIU/mL），T_3/T_4 28.15 ng/μg。③促肾上腺皮质醇激素 16.5 pg/mL（参考值：10 ~ 60 pg/mL）。④皮质醇 1.14 μg/dL（参考值：0 ~ 10.00 μg/dL）。⑤血钠 133.5 mmol/L（参考值：137.0 ~ 147.0 mmol/L）。⑥垂体磁共振（图4-17）：部分空泡蝶鞍，右侧颞叶、额叶软化灶不除外。

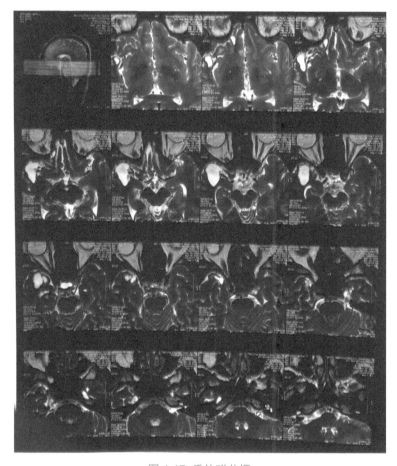

图 4-17 垂体磁共振

初步诊断：男性不育症、垂体功能减退、低促性腺激素性性腺功能减退（HH）、甲状腺功能减退。

治疗方案：尿促性素 75 U, 2 次 / 周；绒促性素 2000 U, 2 次 / 周；十一酸睾酮 80 mg, 2 次 / 日；左甲状腺素钠 50 μg, 1 次 / 日，醋酸泼尼松 5 mg, 2 次 / 日。

转归：患者经 6 个月治疗，勃起功能正常，有精液射出，精液中检测到精子。

病例分析

颅脑损伤（traumatic brain injury，TBI）是急诊科和神经外科常见的损伤，急性颅脑损伤患者并发垂体功能减退症的发病率为 28% 到 68.5% 不等。颅脑损伤后激素分泌不足同样具有很高的发生率，发生垂体功能减退者甚至能够达到长期生存者的 25%，有学者报道发病率为 30% ～ 50%，大多数患者垂体激素缺乏没能被及时发现和治疗。垂体位于脑底部的中央位置，在蝶骨中的蝶鞍内，分为垂体前叶、垂体后叶，其中前叶约 80%，后叶约 20%。垂体是人体最重要的内分泌腺，垂体前叶即腺垂体，主要分泌 6 种激素，分别为生长激素、尿促卵泡素、黄体生成素、促肾上腺皮质激素、泌乳素、促甲状腺激素，这些激素对人体代谢、生长、发育和生殖等有重要作用。颅脑外伤可引起下丘脑 - 垂体损伤，引起垂体和靶腺内分泌改变，导致许多患者出现垂体功能减退的症状，如低血压、体重下降、性欲低下、虚弱、易疲劳等。垂体前叶组织损坏在 50% 以上时开始出现相应临床表现，破坏达 75% 时症状明显。

鉴别诊断：

（1）与卡尔曼综合征鉴别：两者都有 FSH、LH、T 水平低下，卡尔曼综合征患者多以性发育延迟就诊，睾丸、阴茎及第二性征发育延迟，嗅觉障碍，此患者睾丸、阴茎发育正常，嗅觉正常，故除外原发性与继发性卡尔曼综合征。

（2）与逆向射精鉴别：逆向射精属射精功能障碍，性腺激素水平正常，性激素水平正常，射精后尿液中找精子可予以鉴别。

患者因"婚后 1 年不育"就诊，伴有勃起硬度不足，无精液射出，体力低下，性激素检查提示睾酮为去势水平，黄体生成素与尿促卵泡素低，体格检查示阴毛 Tanner 分期为 P3，睾丸、阴茎发育正常，嗅觉正常，可诊断为低促性腺激素性性腺功能减退。由于垂体损伤，促性腺激素分泌不足，睾酮水平极低，可导致性欲减退，睾丸变软甚至变小、阳痿，腋毛、阴毛脱落，胡须稀少，肌肉无力，甚至生殖器萎缩。睾丸、前列腺、精囊腺长期处于睾酮去势低水平状态，无精液分泌产生。垂体受损 TSH 缺乏一般出现较晚，因为在垂体功能减退时仍有微量 TSH 分泌，因此甲状腺功能减退症状多较原发性垂体疾病者轻。此患者 T_4、FT_4、T_3 均低，正常促甲状腺素水平应该升高，此患者 TSH 水平正常，提示垂体损伤，对负反馈反射不敏感，TSH 分泌不足导致甲状腺功能减退。低钠血症，提示有促肾上腺皮质激素分泌不足。给予尿促性素、绒促性素替代 FSH、LH 治疗，促进睾丸曲细精管产生精子和间质细胞分泌睾酮；口服十一酸睾酮，提高血清睾酮水平；口服左甲状腺素钠维持甲状腺素水平，口服肾上腺皮质激素，治疗肾上腺皮质功能减退。

白文俊教授点评

　　垂体功能减退的临床表现与发病年龄、垂体受损程度及受累激素种类有关。患者 21 岁时颅脑外伤，发生于成人阶段，身高及性发育已经成熟，故身高、智力、睾丸及阴茎发育正常。由于垂体损伤，导致低促性性腺功能减退、甲状腺功能减退和肾上腺皮质功能减退，睾酮水平极低呈去势水平，故出现勃起硬度不足、无精液射出、体力下降，同时伴低钠血症、血压偏低。垂体前叶功能减退治疗方法根据目标而定，该患者就诊主要诉求是能有精液和精子，尽快生育。因此，启动性腺轴和睾丸生精功能是首要任务。用 GnRH 泵或双促注射模拟性腺轴正反馈机制治疗，待生育成功后（因为有正常的青春期发育基础，促生精治疗需时较短，一般在半年左右）改为睾酮替代治疗，维持终身。甲状腺功能减退和肾上腺皮质功能减退，根据相关指标（主观症状、甲状腺功能、ACTH、皮质醇和电解质等）适当补充治疗。

参考文献

1.　白文俊 . 白文俊教授团队男科疾病病例精解 . 北京：科学技术文献出版社，2018.

（陈朝晖　王晓利）

045　双侧输精管缺如伴右肾缺如

病历摘要

患者，男性，26 岁，因未避孕未育 1 年余于邢台不孕不育专科医院生殖中心男科就诊。诉婚后性生活正常，每次同房 5 ～ 10 分钟，每周 1 ～ 3 次，射精量极少且稀薄，射精有快感。精液检查多次均示精液量小于 1 mL，未见精子。女方为多囊卵巢综合征患者。既往体健，无外伤、糖尿病及高血压等病史。

体格检查：第二性征发育正常，双侧睾丸均约 15 mL，质地正常，双侧附睾触摸小，双侧输精管未触及。

辅助检查：精液常规：精液量 0.7 mL，pH 6.5，离心未见精子。激素检查结果如表 4-10 所示。染色体核型：46，XY。

表 4-10　激素检查结果

检测项目	检测结果	参考值	单位
FSH	3.45	0.7 ～ 11.1	mIU/mL
LH	2.50	0.8 ～ 7.6	mIU/mL
PRL	11.4	2.5 ～ 17.0	ng/mL
T	261	76 ～ 853	ng/dL
E_2	29.7	< 56	pg/mL

生殖系统彩超：双侧附睾体、尾部探查不满意（缺如？），双侧附睾头内附睾管呈细网状扩张，双侧输精管阴囊段未探及，右侧睾丸鞘膜腔积液，右侧精囊腺未探及（缺如？），左侧精囊腺小，呈实性条索（发育不良？）。

泌尿系统彩超：右侧肾区内未见明显肾脏回声（缺如？），左肾、左侧输尿管及膀胱未见明显异常。

诊断：①原发不育；②梗阻性无精子症；③CBAVD；④右肾缺如。

治疗计划：夫妇双方知情同意和遗传咨询后行附睾穿刺（percutaneous epididymal sperm aspiration，PESA）取精，获取精子后行单精子卵胞质内注射（intracytoplasmic sperm injection，ICSI）助孕治疗。

治疗：2017 年 3 月 27 日完善术前检查，行右侧附睾穿刺取精术。

（1）手术经过：术前备皮，常规消毒，铺无菌孔巾，行右侧精索阻滞麻醉及阴囊穿刺部位皮肤局部麻醉，麻醉满意后，左手固定右侧睾丸，拇指、示指固定附睾，右手持 5 mL 注射器（盛有 1 mL 培养液）刺入附睾头部，抽吸出少许附睾液，无菌纱布按压穿刺点，将获取的附睾液送 IVF 实验室，镜检可见 5 ～ 10 条活动精子 /HPF，给予精子冷冻保存。

（2）女方情况：生殖中心专家方案：女方为 PCOS 患者，男方为梗阻性无精子症患者，行体外受精 -ICSI 助孕，短效达必佳长方案。2017 年 8 月 31 日行取卵术，获卵 28 枚，M Ⅱ 20 枚，2PN 17 枚，异常授精（0PN 1 枚、1PN 2 枚），可用胚胎 4 枚，其中优质胚胎 3 枚。2017 年 9 月 5 日新鲜周期移植 2 枚囊胚，冻存 2 枚囊胚。2017 年 9 月 17 日女方测血 hCG 234 IU/L，2017 年 9 月 30 日超声示宫内早孕单活胎。2018 年 3 月 18 日电话随访因女方"妊高征"，孕 7+ 个月剖宫产 1 男婴。

病例分析

　　不孕不育是影响男女双方和家庭和睦的一个全球性的社会问题，多研究显示约有 15% 的已婚夫妇患有不育症，而男方因素约占 50%，并且在世界范围内不育症呈不断上升趋势。无精子症分为梗阻性无精子症和非梗阻性无精子症。其中梗阻性无精子症又由先天性与后天性因素引起，先天性因素主要包括先天性双侧与单侧输精管缺如，或附睾发育异常，和（或）其他射精管道发育异常。其中先天性输精管缺如占男性不育的 1% ～ 2%，占梗阻性无精子症的 10% ～ 20%。

　　先天性双侧输精管缺如（congenital bilateral absence of vas deferens，CBAVD）作为一种单独的畸形或全身性 CF（囊性纤维化）疾病的一部分而发生，从传统临床观点来说，这两种变体作为单独的病种进行治疗，现在仍然适合。然而，分子研究已清楚地表明多数"单体" CBAVD 只是囊性纤维化不严重的变体，由 *CFTR* 基因突变引起。

　　CBAVD 与囊性纤维化病（cystic fibrosis，CF）的关系较密切，与囊性纤维化跨膜转运调节物（cystic fibrosis transmembrane conductanceregulator，CFTR）基因的突变有关。CF典型的临床表现之一就是男性患者伴有先天性双侧或单侧输精管缺如，造成梗阻性无精子症。内生殖道来源于中胚层发育的一对中肾管和一对副中肾管，男性胚胎发育至第8～第9周时，在胎儿睾丸组织分泌的睾酮作用下，中肾管分化出附睾管、输精管、精囊腺与射精管，至第14周完成。在胚胎早期，如果中肾管停止发育或缺陷，均可导致输精管发育畸形与缺如，常伴有精囊腺缺如或纤维化。以前认为它的病因可能与遗传、放射线、化学、病毒以及环境等因素有关。但近年来许多学者在研究囊性纤维化男性患者过程中，发现这些患者的95%均合并先天性输精管缺如而致男性不育。然而囊性纤维化病是一种基因病，它是由位于第7对常染色体长臂上的 CFTR 基因突变所引起的。对无囊性纤维化病症状的单侧输精管缺如患者进行 CFTR 基因突变筛查，发现50%～82%的患者可检测出一个 CFTR 突变基因，10%的患者可检测出2个 CFTR 突变基因，故认为先天性双侧输精管缺如与先天性单侧输精管缺如是一种由 CFTR 基因突变所致的单基因病，且为囊性纤维化病的一种轻微临床类型。

先天性输精管缺如可分为双侧缺如与单侧缺如，完全缺如与部分缺如，部分缺如又可分为外缺如（输精管阴囊段缺如）和内缺如（输精管盆腔段缺如）。先天性单侧输精管缺如（CUAVD）常合并同侧肾缺如或发育不良，但先天性单侧输精管缺如也可以合并单侧肾缺如或发育不良，且这类患者常无 CFTR 基因突变。CUAVD 患者肾缺如的发生率可达72%～85%，高于 CBAVD 患者肾缺如的发生率（11%～21%）。

双侧输精管缺如伴肾缺如的病例较少，明显低于单侧输精管缺如伴肾缺如，此例患者为 CBAVD 伴右肾缺如。输精管缺如患者的生育问题随着辅助生殖技术的日益成熟，助孕的成功率越来越高，生育已不再是难题，但患者如伴有肾脏缺如是我们要重视的，我们生殖医生不能只关注患者的生育或优生优育问题，也要关注患者的身体健康。所以输精管缺如患者均要行超声检查双肾、输尿管、膀胱等，一旦发现有肾脏缺如，要告知患者保护另一侧肾脏及其功能，容易伤到肾脏的主要有外伤、药物、一些基础的原发病等。

患者往往以不育就诊，第二性征、性功能及外生殖器均无异常。阴囊查体对诊断有帮助，如果阴囊触诊未触及输精管或触及发育不良的输精管，而睾丸体积（偶有小睾丸）、质地均正常时，可以初步诊断为先天性输精管缺如。

精液常规检查无精子，精液量少（小于 1 mL），精液透明稀薄，无黏滞性，果糖为阴性，精液 pH 呈酸性，而血清 FSH、LH 与 T 均正常，同时行双侧阴囊超声、经直肠精囊腺超声、盆腔段输精管超声检查，这时可以明确诊断为先天性输精管缺如（单侧或双侧）。

CBAVD 属于梗阻性无精子症，需与其他原因引起的无精子症相鉴别：

（1）其他类型梗阻性无精子症：梗阻部位可以在生精管道任何部位，比如附睾、射精管等部位的阻塞，其不具备双侧输精管缺如的特征。查体、超声及精浆生化有助于鉴别。

（2）非梗阻性无精子症：可分为高促性性腺功能减退症和低促性性腺功能减退症。高促性性腺功能减退症病因在睾丸，属于生精功能障碍，如克氏综合征、唯支持细胞综合征等；低促性性腺功能减退症病因在下丘脑、垂体，如卡尔曼综合征，两者双侧输精管均存在且完整。

通过附睾穿刺（PESA）或睾丸穿刺（TESA）获取精子行卵胞

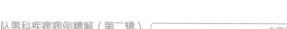

质内单精子注射（ICSI）是目前解决 CBAVD 患者生育问题的最佳方法。

对女性配偶的 *CFTR* 突变分析非常重要，如果在女方发现一个突变，则在这种夫妇的任何孩子中囊性纤维化的患病风险为 25% ～ 50%。果真如此的话，则必须认真考虑囊性纤维化和 CBAVD 的风险，但这个风险数据并不适用于所有夫妇，家族史和种族背景可能会改变这些数据。CBAVD 患者做辅助生殖治疗前均应给予遗传学咨询，在详细知情告知的情况下可常规进行 ICSI 助孕生育下一代，也可结合胚胎植入前遗传学诊断，生育健康的下一代。

白文俊教授点评

先天性双侧输精管缺如是导致梗阻性无精子症常见的先天性因素，表现为双侧附睾体尾部、输精管及精囊腺的缺失或发育不良，精液量少，pH 低和精液无精子。通常认为，先天性双侧输精管缺如患者可检测到多种基因突变，包括杂合突变和复合杂合突变，国人的 CFTR 基因突变类型可能与其他种族有差异。对先天性双侧输精管缺如的患者，建议夫妻双方均检查 CFTR 基因，如双方均为 CFTR 基因突变携带者，尤其是严重类型（如Δ508 等），则胚胎发生输精管缺如或囊性纤维化的概率较高。先天性双侧输精管缺如患者很少伴发单侧肾脏缺如，而单侧输精管缺如则常伴同侧肾脏缺如，突变的基因与 CFTR 不同。先天性双侧输精管缺如患者的生育问题，可以通过睾丸、附睾穿刺取精联合 ICSI 解决。

参考文献

1. 乔迪，吴宏飞. 先天性输精管缺如. 中华男科学杂志，2004，10（10）：775-778.
2. 李宏军，李汉忠. 男科学：男性生殖健康与功能障碍. 3 版. 北京：北京大学医学出版社，2013：236-237.

（关立军）

046　抑制素 B 正常的唯支持细胞综合征

病历摘要

　　患者，男性，27 岁。主诉：检查发现精液无精子 1 年。患者结婚 2 年，性欲正常，性生活可顺利完成，1 ～ 2 次 / 周，未避孕未育。14 岁起有手淫经历，可顺利手淫射精，否认射出精液外观改变。自去年起于外院反复查精液未见精子，未做治疗。

　　既往史：否认阴囊肿痛或冶游经历、下腹会阴外伤及手术史、放化疗或射线及毒物接触史，否认其他性伴侣接触史；否认家族性遗传病或不育史；否认高血压、糖尿病及其他特殊病史或治疗史。

　　体格检查：身高 172 cm，体重 62 kg，会阴发育及阴毛分布正常，PH5G5，阴茎疲软长约 7 cm，双侧睾丸位于阴囊内、体积均约 12 mL、质地正常、无触痛，附睾不饱满、未触及结节，输精管存在，无精索静脉曲张；其余查体未见特殊。

　　辅助检查：①精液常规（2017 年 5 月 4 日）：禁欲 14 天，精液量 3.7 mL，pH 7.3，液化时间 40 分钟，无拉丝，离心前后高倍镜检均未发现精子。②精浆生化（2017 年 5 月 11 日）：中性 α - 葡萄糖苷酶 31 mU/ 一次射精、果糖 76 μmol/ 一次射精。③性激素（2017 年 5 月 4 日）：FSH 4.6 IU/L、LH 4.6 IU/L、T 5.6 ng/mL、E_2 38 pg/mL、PRL 8.5 ng/mL。④血清抑制素 B（2017 年 5 月 12 日）：122 pg/mL。⑤染色体核型（2017 年，外院）：46，XY。⑥Y 染色体（2017 年，外院）：未见缺失。

治疗经过：于 2017 年 5 月 23 日行右侧睾丸经皮穿刺活检（TESA），睾丸组织外观正常、易抽提、拉丝长，组织破碎后湿片镜检未见精子，另送病理检查一份（Bouin's 液固定）。病理检查提示生精小管内仅见支持细胞，未见生精细胞及精子。

考虑睾丸病理结果与性激素检查不符，于 2017 年 5 月 31 日复查性激素，血清 FSH 4.9 IU/L、T 4.1 ng/mL，予行左侧睾丸经皮穿刺多点活检，取睾丸内中外侧、上中下共 9 个点，组织外观同上次右侧 TESA，湿片镜检仍未见精子，病理检查再次提示唯支持细胞综合征样改变。

诊断：①原发不育；②非梗阻性无精子症（特发性）；③唯支持细胞综合征。

鉴别诊断：

（1）梗阻性无精子症：①支持点：反复精液检查未发现精子，无睾丸生精功能损害的相关病史，睾丸位置、大小、质地正常，性激素、抑制素 B（inhibin B，INH-B）、染色体检查结果正常。②不支持点：无冶游经历及脓尿等泌尿生殖道感染病史体征，既往无阴囊肿痛病史及会阴部手术外伤史，查体附睾不饱满、输精管存在，精浆生化结果未下降，双侧睾丸活检均未见精子。③结论：基本排除。

（2）生精停滞：①支持点：反复精液检查未发现精子，性激素、

抑制素 B 结果正常，双侧睾丸活检均未见精子。②不支持点：未见
AZFb 区缺失或染色体核型异常，双侧睾丸病理提示唯支持细胞综合
征样改变。③结论：基本排除。

病例分析

　　睾丸活检是鉴别梗阻性无精子症（obstructive azoospermia，
OA）与非梗阻性无精子症（non-obstructive azoospermia，NOA）以
及了解睾丸病理变化的最直接方法，病史、查体、精浆生化、性激素、
抑制素 B、染色体等检查可作为活检前预估睾丸生精情况的方法。

　　此例无精子症患者病史、查体无特殊，性激素、INH-B、染色体
均正常，初诊考虑梗阻性无精子症可能性大，因精浆生化检查结果
未见下降，考虑梗阻的部位在附睾头部和睾丸输出小管之间。该部
位的梗阻罕见，除精液无精子外缺乏其他特征性临床表现，需要与
生精停滞（mature arrest，MA）相鉴别。MA 同样可表现为性激素、
INH-B 及精浆生化结果正常，常见于 AZFb 区缺失的无精子症患者，
但亦存在特发性停滞的病例；需要睾丸活检以鉴别 MA 与睾丸输出
小管梗阻。

　　该病例的特殊之处在于最终睾丸活检的病理结果提示唯支持细
胞综合征，与初诊预估的 OA 或 MA 均不符，与性激素、INH-B 检
查的结果亦存在矛盾。

　　特发性唯支持细胞综合征的患者，在睾丸体积、血清睾酮正常
的情况下，除精液无精子外，可不出现其他临床症状，但性激素检
查常表现为 FSH 升高、INH-B 下降。FSH 由垂体前叶分泌，作用于
曲细精管生精上皮中的支持细胞，使后者分泌雄激素结合蛋白及各
种生长因子，以支持生精细胞的生长；男性 INH-B 主要由支持细胞

分泌，至青春期后随着睾丸生精功能及下丘脑 – 垂体 – 性腺轴的调控趋于稳定，INH-B 开始与 FSH 的浓度呈现负相关，并对垂体分泌 FSH 起负反馈作用。目前主流的观点认为生精细胞与支持细胞存在某种相互作用以调节 INH-B 的分泌，国内外大量研究结果均提示血 INH-B 水平与精液精子浓度呈正相关，而在生精停滞的 NOA 患者中，INH-B 至少可反映生精细胞的数量，INH-B 因此被认为是反映睾丸存在生精细胞的直接指标，而 FSH 则是常用的间接指标。

但在本例患者中，FSH、INH-B 均在正常范围内，反映垂体分泌功能、垂体 – 性腺轴反馈机制正常，且睾丸内存在数量"正常"的生精细胞，与最终唯支持细胞综合征的病理结果严重矛盾，提示 INH-B 可能存在其他重要的分泌来源或更复杂的分泌机制。

对该疾病的治疗建议如下。

（1）供精生育或抱养。因目前缺乏针对唯支持细胞综合征的有效药物治疗方案，供精人工授精或供精体外受精为女方生育亲缘子代的最常用方法。

（2）睾丸显微取精术。国内外文献统计唯支持细胞综合征的显微取精率在 10% ～ 40%，但阅读此例患者的睾丸病理切片后发现多数生精小管管径未明显变细（直径 > 150 μm），即使存在少量的局灶生精现象，亦难以用手术显微镜通过生精小管的管径差异进行辨别，显微取精的获精率与多点切开活检相似。

（3）口服来曲唑治疗。来曲唑（芳香化酶抑制剂）可减少睾丸内睾酮向雌激素的转化，在提高内源性睾酮的同时减少雌激素对垂体的负反馈，使垂体 FSH、LH 分泌增加，进一步升高睾丸内睾酮并增加 FSH 对生精的驱动作用，国内外不同学者报道来曲唑纠正精液无精子症的有效率在 10% ～ 17%。

笔记

白文俊教授点评

  此例患者表现为无精子症，睾丸体积稍小（12 mL），性激素正常范围（包括抑制素 B），未发现精道梗阻，染色体核型和 Y 微缺失未见异常，也无隐睾和睾丸炎等病史，考虑为不明原因的非梗阻性无精子症，生精阻滞可能性大。但患者两次睾丸穿刺病理均为唯支持细胞综合征（sertoli cell-only syndrome，SCOS，简称唯支），与临床判断不符。唯支是病理解剖学概念，分为两种类型：Ⅰ型（绝对性），如由 AZF 完全缺失或 AZFa 缺失导致者；Ⅱ型（相对性），其他原因（如克氏征、隐睾和腮睾等）导致的唯支与其他生精状态并存的情况。综上所述，我们认为该例患者可以尝试显微取精，如果失败再考虑 AID 或领养。

参考文献

1. TOURNAYE H，VERHEYEN G，NAGY P，et al. Are there any predictive factors successful testicular sperm recovery in azoospermic patients? Hum Reprod，1997，12（1）：80-86.

2. EZEH U I，TAUB N A，MOORE H D，et al. Establishment of predictive variables associated with testicular sperm retrieval in men with non-obstructive azoospermia. Hum Reprod，1999，14（4）：1005-1012.

3. ESTEVES S C，MIYAOKA R，AGARWAL A. An update on the clinical assessment of the infertile male. Clinics（Sao Paulo），2011，66（4）：691-700.

4. CETINKAYA M，ONEM K，ZORBA O U，et al. Evaluation of microdissection testicular sperm extraction results in patients with non-obstructive azoospermia：Independent predictive factors and best cutoff values for sperm retrieval. Urol J，2015，12（6）：2436-2443.

5. SACCÀ A，PASTORE A L，ROSCIGNO M，et al. Conventional testicular sperm extraction（TESE）and non-obstructive azoospermia：is there still a chance in the

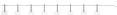 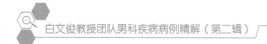

era of microdissection TESE? Results from a single non-academic community hospital. Andrology, 2016, 4（3）: 425-429.

6. CISSEN M, MEIJERINK A M, D'HAUWERS K W, et al. Prediction model for obtaining spermatozoa with testicular sperm extraction in men with non-obstructive azoospermia. Hum Reprod, 2016, 31（9）: 1934-1941.

7. CHU Q J, HUA R, LUO C, et al. Relationship of genetic causes and inhibin B in non obstructive azoospermia spermatogenic failure. BMC Med Genet, 2017, 18（1）: 98.

8. ARSLAN M, WEINBAUER G F, SCHLATT S, et al. FSH and testosterone, alone or in combination, initiate testicular growth and increase the number of spermatogonia and Sertoli cells in a juvenile non-human primate（Macaca mulatta）. J Endocrinol, 1993, 136（2）: 235-243.

9. RUWANPURA S M, MCLACHLAN R I, MEACHEM S J. Hormonal regulation of male germ cell development. J Endocrinol, 2010, 205（2）: 117-131.

10. ANDERSON R A, WALLACE E M, GROOME N P, et al. Physiological relationship between inhibin B, follicle stimulating hormone secretion and spermatogenesis in normal men and response to gonadotrophin suppression by exogenous testosterone. Hum Reprod, 1997, 12（4）: 746-751.

11. HAYES F J, PITTELOUD N, DECRUZ S, et al. Importance of inhibin B in the regulation of FSH secretion in the human male. J Clin Endocrinol Metab, 2001, 86（11）: 5541-5546.

12. ANAWALT B D, BEBB R A, MATSUMOTO A M, et al. Serum inhibin-B levels reflect Sertoli cell function in normal men and men with testicular dysfunction. J Clin Endocrinol Metab, 1996, 81（9）: 3341-3345.

13. MEACHEM S J, NIESCHLAG E, SIMONI M. Inhibin B in male reproduction: pathophysiology and clinical relevance. Eur J Endocrinol, 2001, 145（5）: 561-571.

14. YALTI S, GURBUZ B, FICICIOGLU C. Serum levels of inhibin B in men and their relationship with gonadal hormones, testicular biopsy results and sperm parameters. J Obstet Gynaecol, 2002, 22（6）: 649-654.

15. PIERIK F H, BURDORF A, DE JONG F H, et al. Inhibin B: a novel marker of spermatogenesis. Ann Med, 2003, 35（1）: 12-20.

16. MARCHETTI C, HAMDANE M, MITCHELL V, et al. Immunolocalization of

inhibin and activin alpha and betaB subunit and expression of corresponding messenger RNAs in the human adult testis. Biol Reprod，2003，68（1）：230-235.

17. KUMANOV P，NANDIPATI KC，TOMOVA A，et al. Significance of inhibin in reproductive pathophysiology and current clinical applications. Reprod Biomed Online，2005，10（6）：786-812.

18. LUISI S，FLORIO P，REIS F M，et al. Inhibins in female and male reproductive physiology：role in gametogenesis，conception，implantation and early pregnancy. Hum Reprod Update，2005，11（2）：123-135.

19. KUMANOV P，NANDIPATI KC，TOMOVA A，et al. Inhibin B is a better marker of spermatogenesis than other hormones in the evaluation of male factor infertility. Fertil Steril，2006，86（2）：332-338.

20. LLIADOU PK，TSAMETIS C，KAPRARA A，et al. The Sertoli cell：Novel clinical potentiality.　　　Hormones（Athens），2015，14（4）：504-514.

21. DERUYVER Y，VANDERSCHUEREN D，VAN DER AA F. Outcome of microdissection TESE compared with conventional TESE in non-obstructive azoospermia：a systematic review. Andrology，2014，2（1）：20-24.

22 MAGLIA E，BOERI L，FONTANA M，et al. Clinical comparison between conventional and microdissection testicular sperm extraction for non-obstructive azoospermia_Understanding which treatment works for which patient. Arch Ital Urol Androl，2018，90（2）：130-135.

23. YÜCEL C，BUDAK S，KESKIN M Z，et al. Predictive factors of successful salvage microdissection testicular sperm extraction（mTESE）after failed mTESE in patients with non-obstructive azoospermia：Long-term experience at a single institute. Arch Ital Urol Androl，2018，90（2）：136-140.

24. 张靖，刘贵华，赵鲁刚，等 . 显微取精术治疗非梗阻性无精子症的疗效分析（附 196 例报告）. 中华男科学杂志，2017（9）：804-807.

25. 张靖，梁晓燕，刘贵华 . 睾丸显微取精术的应用与提高 . 临床外科杂志，2018，26（2）：88-90.

26. REIFSNYDER J E，RAMASAMY R，HUSSEINI J，et al. Role of optimizing testosterone before microdissection testicular sperm extraction in men with nonobstructive azoospermia. J Urol，2012，188（2）：532-536.

27. KUMAR R. Medical management of non-obstructive azoospermia. Clinics（Sao Paulo），2013，68（Suppl 1）：75-79.

（张　靖）

047 隐匿性精子症伴重度畸形精子症

 病历摘要

患者，男性，32岁，北京本地人。主诉：同居未避孕5年妻子未孕。妻子月经规律，输卵管通畅。患者曾在北京多家三甲医院生殖中心就诊，多次精液检查均诊断为"隐匿性精子症"，均给予hCG、HMG肌内注射治疗（具体剂量不详），精液质量分析未见明显改善。患者曾于2015年10月行ICSI治疗，妻子取卵10个，体外胚胎均失败。患者于2017年6月来我院进行精液脱落细胞学检查，并咨询治疗方案以改善精子质量。

既往史和生活史： 否认曾到过疫区，否认饮酒、吸烟嗜好。否认肝炎、结核病史，无棉籽油食用史，无糖尿病史及流行性腮腺炎病史。否认三代嫡亲的近亲婚史。

体格检查： 男性表型为P5G5，SPL 10 cm，双侧睾丸体积约12 mL，附睾触之无疼痛，无结节，双侧输精管可触及，无精索静脉曲张。

辅助检查： ①精液常规：禁欲5天，精液量4.2 mL，pH 7.2，30分钟液化，黏稠度正常。常规分析未发现精子，离心多视野观察，共检出4个精子，未见活动精子。②精液脱落细胞学检查：计数20个精子，畸形率100%（头部缺陷100%、凋亡率80%）。计数100个细胞，精原细胞4%、初级精母细胞36%、次级精母细胞1%、精子细胞27%、支持细胞14%、中性粒细胞12%、吞噬细胞6%。生精细胞凋亡率为64%。③生殖系统彩超：前列腺内钙化灶，

 笔记

左侧睾丸大小为 35 mm×20 mm×25 mm，右侧睾丸大小为 36 mm×20 mm×24 mm。余未见异常。④2017 年 5 月 21 日性激素五项检查结果如表 4-11 所示。⑤睾丸活检（2013 年 4 月 25 日）：曲细精管各级生精细胞重度减少，未见明确精子生成，基膜增厚，间质细胞增生。⑥染色体检查：核型 46，XY；Y 染色体未发现缺失。⑦精浆生化：果糖、中性 α- 葡萄糖苷酶指标正常。

表 4-11　性激素五项检查结果

检查项目	检查结果	参考值	单位
LH	2.84	1.24 ～ 8.62	IU/mL
FSH	8.15	1.27 ～ 19.26	IU/mL
PRL	5.88	2.64 ～ 13.13	ng/mL
T	3.32	1.75 ～ 7.81	ng/mL
E_2	9.45	< 47	pg/mL
T_3	1.58	1.2 ～ 3.1	nmol/L
T_4	87.61	66 ～ 181	nmol/L

初步诊断：①原发性不育；②隐匿性精子症。

治疗过程及转归：

（1）药物治疗：枸橼酸氯米芬 25 mg，1 次 / 日，口服 25 天，停 5 天，共 3 个月；辅以左卡尼汀口服液、维生素 C、维生素 E 治疗 3 个月，每月复查一次精液常规。

（2）复诊结果（用药 3 个月后）：①2017 年 8 月 24 日性激素五项检查结果如表 4-12 所示。②精液常规：禁欲 4 天，精液量 4.8 mL，pH 7.4，30 分钟液化，精子浓度 0.99×10^6/mL，未见活动精子。③精液细胞学：计数 100 个精子，畸形率 100%（头部缺陷 100%、凋亡率 75%）；计数 100 个细胞，精原细胞 4%、初级精母细胞 33%、次

级精母细胞 4%、精子细胞 38%、支持细胞 1%、中性粒细胞 11%、
吞噬细胞 9%。生精细胞凋亡率为 65%（图 4-18）。④患者在用药
3 个月后失联，后联系得知，患者曾于 2018 年 4 月和 2018 年 10 月
行 2 次 ICSI 治疗（手淫取精），妻子获卵数量分别为 7 个和 9 个，
最终均无可移植胚胎。为了获得高质量胚胎，患者于 2018 年 12 月
行显微镜下睾丸取精术，对所获精子进行处理后，依然无活动能力，
形态较差，经评估不具备注射条件，患者放弃注射并接受精子库精
子行 IVF 治疗，妻子获卵 8 个，其中可移植胚胎 4 个，单胚植入后
并于 2019 年 9 月剖宫产一健康女孩。

表 4-12 性激素五项检查结果

检查项目	检查结果	参考值	单位
LH	12.09	1.7 ～ 8.6	mIU/mL
FSH	9.48	1.5 ～ 12.5	mIU/mL
PRL	9.15	4.04 ～ 15.2	ng/mL
T	11.8	8.64 ～ 29	nmol/L
E_2	36.8	28 ～ 15	pmol/L

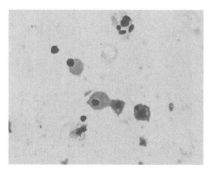 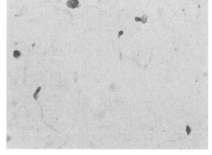

精子头部畸变、凋亡显著　　　　　精子细胞分化不良、多核、凋亡

图 4-18 精液细胞学检查

病例分析

根据 WHO 第五版的标准，男性精子浓度 15×10^6/mL 视为正常，（ $10 \sim 15$ ）$\times 10^6$/mL 视为轻度少精子症，（ $5 \sim 10$ ）$\times 10^6$/mL 视为中度少精子症，（ $1 \sim 5$ ）$\times 10^6$/mL 视为严重少精子症，< 1×10^6/mL 视为极重度少精子症。精液常规分析未发现精子，应将精液标本离心（3000 g，15 分钟），沉淀物镜检发现精子应视为隐匿性精子症。如连续 3 次均未发现精子，视为无精子症。患者在来我院之前共检测精液常规 13 次，其中 9 次为隐匿性精子症（数量在 $1 \sim 5$ 个 /HP，2 次见活动较弱精子）；3 次为极重度少精子症（平均浓度为 0.78×10^6/mL，1 次见活动较弱精子）；1 次为严重少精子症（浓度为 1.59×10^6/mL，未见活动精子）。

对于隐匿性精子症的患者，自然受孕希望是极其困难的，大部分患者最终仍需借助 ICSI 治疗来完成生育。第一次 ICSI 治疗失败后，通过精子形态评估，其失败的原因可能与精子畸形率及凋亡率过高有关。过高的精子凋亡率增加了治疗难度，在治疗前已充分告知，并建议患者再次选择 ICSI 治疗时要保持谨慎。通过积极治疗、动态观察生精细胞的变化，对疗效观察和判断预后有着重要意义。精子数量是否会增加？是否有正常形态精子产生？凋亡率是否会降下来？这些参数的改善都有可能提高最终的胚胎质量。此患者多次精液检查并未对精子形态及功能进行评估，考虑与精子数量过少及方法学有关。对于这一类患者，在行 ICSI 治疗之前，如何对可利用的精子进行预测评估仍是关键因素。

1. 生精细胞凋亡与精液质量

凋亡是由基因控制的细胞自主有序的死亡，细胞凋亡在生殖领域的应用并未得到足够的重视。在精子发生过程中，凋亡调控着精子的增殖水平，保持精子在数量、形态及功能上的平衡。凋亡机制的调节失衡是许多疾病的根源，而诱发过多的生精细胞凋亡将是一种病理现象，是造成睾丸生精功能障碍的重要原因。

精液中的生精细胞可表现为数量、比例及形态的异常。此患者精液中初级精母细胞和精子细胞脱落明显，形态多表现为核固缩、核边聚、核突出等凋亡特征，生精细胞凋亡率高达64%。生精细胞凋亡率增高、脱落异常，必然会造成精子生成受阻，临床多表现为少、弱、畸形精子症，甚至无精子症。影响生精细胞凋亡的因素较多，如何改善睾丸的内环境，阻止细胞凋亡的发生仍是临床较为棘手的问题。由于凋亡的发生机制较为复杂，药物治疗改善有限，这也是为什么患者治疗多年，但精液质量并未见明显好转的重要原因。

2. 精子形态与精子功能

精子形态是受孕过程中的重要参数，是受精率最为相关的指标。正常精子形态率与妊娠等待时间、体内和体外妊娠率密切相关。精子畸形率增高常伴有功能的下降，精子DNA的完整性对预测男性不育、复发性流产及辅助生殖技术治疗失败有着重要意义。有研究显示，DNA损伤精子比例增加与ICSI结局中的可用胚胎率和优质胚胎率呈负相关。氧化应激、染色质组装异常及凋亡异常是精子DNA损伤的主要机制。凋亡异常不仅可发生在睾丸生精的各阶段，在精子生成以后也仍然发生精子凋亡。精子的"凋亡逃逸"可能会使具有DNA损伤的生精细胞逃避某些凋亡途径，并进一步分化为携带损伤DNA的成熟精子。

此患者治疗前后均未检出正常形态精子，虽然ICSI治疗可在不受精子活力、形态及获能状况的约束下完成受精。精子畸形率

100%，通过ICSI治疗也可获得生育机会，这在一定程度上削弱了精子形态分析的临床应用价值。精子形态异常并非千篇一律、整齐划一。由于精子畸形的部位不同、受损程度不同、凋亡比例不同，其生育结局可能会有所不同，尚不可一概而论。精子形态是外在表现，精子受到的内在损伤我们是看不到的，如精子DNA的完整性难以预测。精子数量过少为精子DNA碎片率检测带来了困难，也为后续ICSI治疗的结局增添了不确定性。在离心观察精子数量的同时，我们不能忽视精子形态的异常改变，特别是精子凋亡率的分析，对评估精子功能的优劣有着重要价值。

3. 精子凋亡在ICSI治疗中的应用价值

精子凋亡率分析是评估精子功能简单、快捷的有效方法。精子凋亡属于特殊形态缺陷，在精子凋亡机制中，DNA的损伤占据了重要位置，精子核浓缩、浓染是精子DNA损伤的结果和表现，正常精液标本中精子凋亡率通常小于15%。Siddighi等认为精子核蛋白组型转换异常、染色质结构异常、精核蛋白缺陷、DNA断裂与精子凋亡有关。精子凋亡率增加与精子数量、精子活力及正常精子形态率呈负相关。有研究报道，精子凋亡率增加与胚胎停止发育有着密切联系。患者2次精子形态检查，其头部凋亡率分别为80%和75%，说明药物治疗后，精子数量虽有所增加，但精子凋亡率的改善并不明显。3次ICSI治疗失败，1次睾丸显微取精无可利用精子，最终接受供精行IVF顺利产女，也给予我们两点启示，启示一：在一些极重度少精子症和隐匿性精子症中，一定要重视精子形态及凋亡率的检测，这可能是导致ICSI失败的主要因素；启示二：理论上，睾丸内精子DNA的完整性要好于附睾内及射出的精子，但对于一些高度畸变及凋亡的精子，其在睾丸内就可能已经形成了，是否有必要进行睾丸显微取精值得商榷。

我们并没有足够的数据去证实精子凋亡率增高与 3 次 ICSI 治疗失败之间所存在的必然联系，但高畸形率、高凋亡率的精子必然会增加精子挑选困难。凋亡精子的注入将会诱导胚胎发生凋亡、囊胚形成率降低，引起胚胎发育异常、早期流产，甚至异常缺陷等概率增加。

借此病例主要提出，要重视精子凋亡率分析，其对探索不育症的病因、发病机制、疗效观察及判断预后有着重要意义，对 ICSI 治疗结局的预测价值仍值得继续关注、探讨和总结。

白文俊教授点评

此例患者表现为重度少精子症或隐匿性精子症，染色体核型及 Y 染色体生精区域未发现异常，也无其他导致生精功能障碍的病史，睾丸活检内生精细胞明显减少，经促生精治疗后精液质量改善不明显，后行 ICSI 均失败。ICSI 失败的原因很多，包括精子（内在品质，如染色体及 DNA 完整性等）、卵子质量、子宫及母体环境和技术因素等。该患者检查精子形态分析发现，精子畸形率高，以头部畸形为主，可能是导致 ICSI 失败的原因之一。所以对于重度少弱精子症患者，有必要进一步检查精子形态及凋亡率，如果用精液中精子 ICSI 反复失败，建议睾丸取精。

参考文献

1. 柳祖波，余柯达，邹立波，等 . 精子 DNA 碎片对 IVF/ICSI 结局的影响 . 中国优生与遗传杂志，2018，26（9）：105-107.

2. DENNY SAKKAS，EMRE SELI，DAVIDE BIZZARO. et al. Abnormal

spermatozoa in the ejaculate: abortive apoptosis and faulty nuclear remodeling during spermatogenesis. Reprod Biomed Online, 2003, 7（4）: 428-432.

3. 曹兴午，徐晨，李宏军，等. 精液脱落细胞学与睾丸组织病理学. 2 版. 北京: 北京大学医学出版社，2017: 38-39.

4. SDDIGHI S, PATTON W C, JACOBSON J D, et al, Correlation of sperm parameters with apoptosis assessed by dual fluorescence DNA integrity assay. Arch Androl, 2004, 50（4）: 311-314.

5. 朱登祥，孟昭影，魏会平，等. 男性不育与精子凋亡关系的研究. 中国优生与遗传杂志，2009，17（1）: 89-90.

6. 赵永平，林典梁，张晓威，等. 精子细胞凋亡率与胚胎停育相关分析. 中国计划生育学杂志，2012，20（9）: 619-622.

7. 于鲁华，许琳，张晓梅. 精子 DNA 损伤的研究进展. 中华妇幼临床医学杂志（电子版），2018，14（4）: 488-492.

（袁长巍　吴绪印）

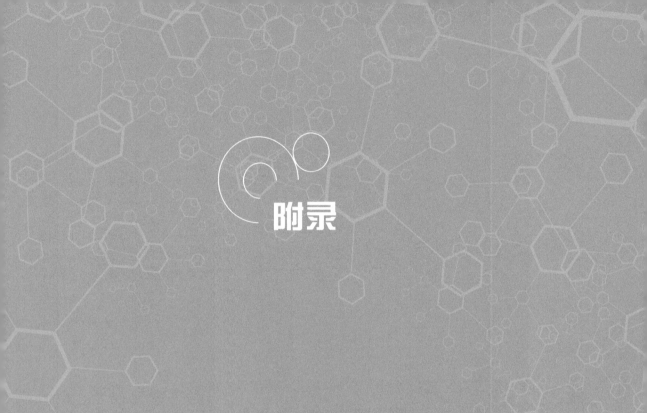

附录

睾丸活检组织学

1 分：曲细精管内无细胞。

2 分：仅有支持细胞。

3 分：仅有精原细胞。

4 分：5 个精原细胞 / 每个曲细精管。

5 分：许多精母细胞。

6 分：5 个精细胞 / 每个曲细精管。

7 分：许多精细胞，但无分化。

8 分：有晚期精细胞。

9 分：5 个精子 / 每个曲细精管。

10 分：许多精子。

笔记

不同年龄与男性阴茎牵拉长度正常值及 -2.5SD 值

附表 1 不同年龄与阴茎牵拉长度正常值及 -2.5SD 值

年龄	均值 ±SD	均值 -2.5SD
早产儿（30 周）	2.5±0.4	1.5
早产儿（34 周）	3.0±0.4	2.0
新生儿	3.5±0.4	2.5
0～5 个月	3.9±0.8	1.9
6～12 个月	4.3±0.8	2.3
1～2 岁	4.7±0.8	2.6
2～3 岁	5.1±0.9	2.9
3～4 岁	5.5±0.9	3.3
4～5 岁	5.7±0.9	3.5
5～6 岁	6.0±0.9	3.8
6～7 岁	6.1±0.9	3.9
7～8 岁	6.2±1.0	3.7
8～9 岁	6.3±1.0	3.8
9～10 岁	6.3±1.0	3.8
11～12 岁	6.4±1.1	3.7
成人	13.3±1.6	9.3

注：SD：标准差。

Tanner 分级

（1）阴毛分级

PH1：无阴毛。

PH2：阴茎根部有少数着色不深的长毛。

PH3：毛色变黑、变粗，扩展至耻骨联合。

PH4：毛的特征同成人，但是覆盖面积较小，尚未扩展至股内侧面。

PH5：毛的分布为三角形，向下扩展至股内侧面。

（2）生殖器分级

G1：阴囊、阴茎青春期前发育状态。

G2：阴囊体积增大，色泽变红粗糙，睾丸长径 > 2.5 cm。

G3：阴茎延长，阴囊增大，睾丸进一步生长。

G4：阴茎继续延长增粗，阴茎头轮廓可见，阴囊皮肤色泽加深。

G5：外生殖器发育至成人状态。

睾丸体积、前列腺体积、身体质量指数计算公式

睾丸体积 = 长径 × 宽径 × 横径 ×0.71

前列腺体积 = 长径 × 宽径 × 横径 ×0.52

身体质量指数（BMI）= 体重（kg）÷ 身高的平方（m²）

笔记

骨龄速记

附图 1 至附图 18 以男童左手骨龄片为例展示不同年龄阶段骨龄片表现,图片中"m"为月龄,"y"为年龄。

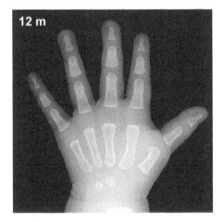

附图 1 头状、钩骨增大并靠拢

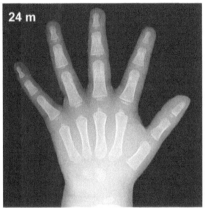

附图 2 头状骨及钩骨面平直,第 3、第 4 中间和远端指骨骨骺骨化中心出现

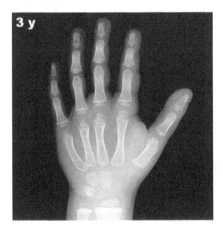

附图 3 3 块腕骨清晰可见,第 1 掌骨骨化中心出现

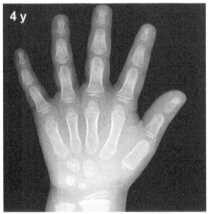

附图 4 所有指骨骨骺均可见骨化中心,4 块腕骨可见

笔记

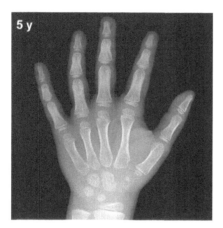

附图 5　3 块腕骨清晰可见，第
1 掌骨骨化中心出现

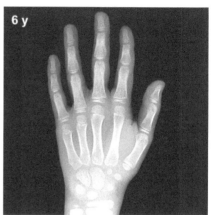

附图 6　尺骨骨骺中心出现

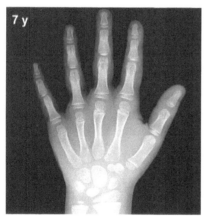

附图 7　第 5 中间指骨骨骺大
于干骺端宽度 1/2

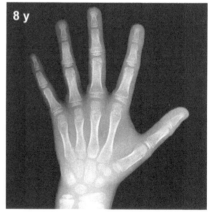

附图 8　第 2 掌骨小多角骨骨面凹陷

笔记

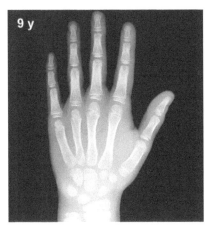

附图 9 桡、尺骨茎突出现

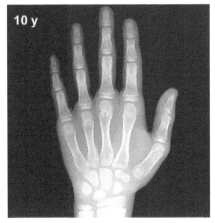

附图 10 第 2～第 5 近端指骨骨骺宽度
小于其干骺端宽度

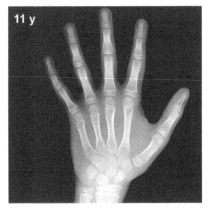

附图 11 拇指近端指骨骨骺向
中线延伸超出干骺端

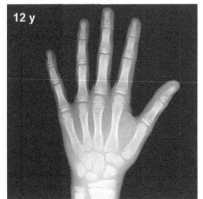

附图 12 桡、尺骨掌面缘进一
步接近骺软骨板

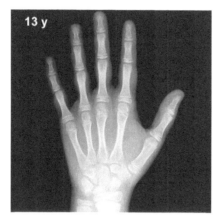

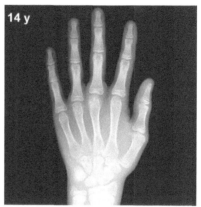

附图13 籽骨骨化中心隐约可见，
第2～第5近端指骨骨骺增厚

附图14 第2～第5掌骨骨骺
- 干间隙模糊

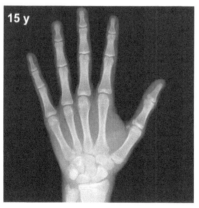

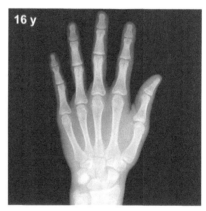

附图15 远端指骨骨骺 - 干正在融合

附图16 第2～第5掌骨骨骺 - 干融合

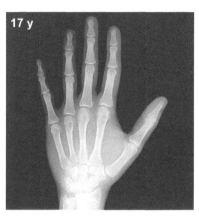
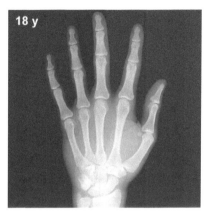

附图 17 所有指骨、掌骨骨骺 - 干融合 附图 18 桡、尺骨骨骺 - 干融合

激素单位换算

睾酮（T）：0.288 nmol/ L =1 ng/mL；3.47 ng/mL =1 nmol/L；

100 ng/mL =1 ng/dL

雌二醇（E_2）：0.273 pmol/L =1 pg/mL（ng/L）；

3.67 pg/mL =1 pmol/L

卵泡刺激素（FSH）：1 IU/L=1 mIU/mL

促黄体生成素（LH）：1 IU/L=1 mIU/mL

皮质醇：1 nmol/L=27.64 ng/dL

泌乳素（PRL）：1 mIU/L=21.2 ng/mL

四碘甲状腺原氨酸（T_4）：1 nmol/L=12.87 μg/dL

三碘甲状腺原氨酸（T_3）：1 nmol/L=1.54 ng/mL

笔记

医院焦虑和抑郁量表（HAD）

附表 2 广泛性焦虑量表 –7 项（GAD–7）

在过去两周，有多少时候您受到以下任何问题困扰，在您的选择处打"√"。

问题	选项			
	0 分	1 分	2 分	3 分
1. 感觉紧张、焦虑或者急切	完全不会（ ）	好几天（ ）	一半以上天数（ ）	几乎每天（ ）
2. 不能够停止或控制担忧	完全不会（ ）	好几天（ ）	一半以上天数（ ）	几乎每天（ ）
3. 对各种各样的事情担忧过多	完全不会（ ）	好几天（ ）	一半以上天数（ ）	几乎每天（ ）
4. 很难放松下来	完全不会（ ）	好几天（ ）	一半以上天数（ ）	几乎每天（ ）
5. 由于不安而无法静坐	完全不会（ ）	好几天（ ）	一半以上天数（ ）	几乎每天（ ）
6. 变得容易烦恼或急躁	完全不会（ ）	好几天（ ）	一半以上天数（ ）	几乎每天（ ）
7. 感到似乎将有可怕的事情发生而害怕	完全不会（ ）	好几天（ ）	一半以上天数（ ）	几乎每天（ ）

总分＝（   ）分

注：GAD：广泛性焦虑；0 ~ 4 分正常；5 ~ 9 分轻度焦虑；10 ~ 13 分中度焦虑；14 ~ 18 分中重度焦虑；19 ~ 21 分重度焦虑。

笔记

附表 3 抑郁自评量表 –9 项（PHQ-9）

根据过去两周的状况，请您回答是否存在下列描述的情况及频率，请看清楚问题后至符合您的选项处打"√"。

问题	选项			
	0 分	1 分	2 分	3 分
1. 做事时提不起劲或没有兴趣	完全不会（ ）	好几天（ ）	一半以上天数（ ）	几乎每天（ ）
2. 感到心情低落、沮丧或绝望	完全不会（ ）	好几天（ ）	一半以上天数（ ）	几乎每天（ ）
3. 入睡困难、睡不安稳或睡眠过多	完全不会（ ）	好几天（ ）	一半以上天数（ ）	几乎每天（ ）
4. 感觉疲倦或没有活力	完全不会（ ）	好几天（ ）	一半以上天数（ ）	几乎每天（ ）
5. 食欲不振或吃太多	完全不会（ ）	好几天（ ）	一半以上天数（ ）	几乎每天（ ）
6. 觉得自己很糟，或觉得自己很失败，或让自己或家人失望	完全不会（ ）	好几天（ ）	一半以上天数（ ）	几乎每天（ ）
7. 对事物专注有困难，如阅读报纸或看电视时不能集中注意力	完全不会（ ）	好几天（ ）	一半以上天数（ ）	几乎每天（ ）
8. 动作或说话速度缓慢到别人已经察觉，或正好相反，如烦躁或坐立不安，动来动去的情况更胜于平常	完全不会（ ）	好几天（ ）	一半以上天数（ ）	几乎每天（ ）
9. 有不如死掉或用某种方式伤害自己的念头	完全不会（ ）	好几天（ ）	一半以上天数（ ）	几乎每天（ ）

总分 =（   ）分

注：0 ~ 4 分正常；5 ~ 9 分轻度抑郁；10 ~ 14 分中度抑郁；15 ~ 19 分中重度抑郁；20 ~ 27 分重度抑郁。

笔记

染色体异常标记方法

附表 4 染色体异常标记方法

标记符号	表达意思	标记符号	表达意思
1～22	常染色体序号	X，Y	性染色体
/	用于分开嵌合体不同细胞系	＋－	放常染色体号或组的符号之前表示整条染色体的增加或丢失，放在染色体或结构之后，表示染色体长度的增加或减少
→	从……到……	?	表示染色体结构不明或有疑问
:	表示断裂	::	断裂和连接
;	从几个染色体结构重排中，分开染色体和染色体区	ace	无着丝粒断片
cen	着丝粒	chi	异源嵌合体
ct	染色单体	del	缺失
der	衍生染色体	dic	双着丝粒
dup	重复	end	内复制
g	裂隙	h	次缢痕
i	等臂染色体	ins	插入
inv	倒位	inv ins	倒位插入
inv（p-q+）/inv（p+q-）	臂间倒位	mar	标记染色体
mat	来自母亲	mos	嵌合体（同源）
p	染色体短臂	pat	来自父亲
Ph	费城染色体	q	染色体长臂
r	环状染色体	rcp	相互易位

笔记

续表

标记符号	表达意思	标记符号	表达意思
rea	重排	rec	重组染色体
rob	罗伯逊易位	t	易位
s	姐妹染色体互换	tan	连续（串联）易位
ter	末端	pter	短臂末端
qter	长臂末端	tri	三着丝粒

举例说明：3p12.21 意思是：3 号染色体短臂 1 区 2 带 2 亚带 1 次亚带。

男童身高体重参照表

附表 5 男童身高体重参照表

年龄 （岁）	体重（kg）			身高（cm）		
	P3	P50	P97	P3	P50	P97
0	2.62	3.32	4.12	47.1	50.4	53.8
0.5	6.80	8.41	10.37	64.0	68.4	73.0
1.0	8.16	10.05	12.37	71.5	76.5	81.8
1.5	9.19	11.29	13.90	76.9	82.7	88.7
2.0	10.22	12.54	15.46	82.1	88.5	95.3
2.5	11.11	13.64	16.83	86.4	93.3	100.5
3.0	11.94	14.65	18.12	89.7	96.8	104.1
3.5	12.73	15.63	19.38	93.4	100.6	108.1
4.0	13.52	16.64	20.71	96.7	104.1	111.8
4.5	14.37	17.75	22.24	100.0	107.7	115.7
5.0	15.62	18.98	24.00	103.3	113.3	119.6
5.5	16.09	20.18	25.81	106.4	114.7	123.3

笔记

续表

年龄 （岁）	体重（kg）			身高（cm）		
	P3	P50	P97	P3	P50	P97
6.0	16.80	21.26	27.55	109.1	117.7	126.6
6.5	17.53	22.45	29.57	111.7	120.7	129.9
7.0	18.48	24.06	32.41	114.6	124.0	133.7
7.5	19.43	25.72	35.45	117.4	127.1	137.2
8.0	20.32	27.33	38.49	119.9	130.0	140.4
8.5	21.18	28.91	41.49	122.3	132.7	143.6
9.0	22.04	30.46	44.35	124.6	135.4	146.5
9.5	22.95	32.09	47.24	126.7	137.9	149.4
10.0	23.89	33.74	50.01	128.7	140.2	152.0
10.5	24.96	35.58	52.93	130.7	142.6	154.9
11.0	26.21	37.69	56.07	132.9	145.3	158.1
11.5	27.59	39.98	59.40	135.3	148.4	161.7
12.0	29.09	42.49	63.04	138.1	151.9	166.0
12.5	30.74	45.13	66.81	141.1	155.6	170.2
13.0	32.82	48.08	70.83	145.0	159.5	174.2
13.5	35.03	50.85	74.33	148.8	163.0	177.2
14.0	37.36	53.37	77.20	152.3	165.9	179.4
14.5	39.53	55.43	79.24	155.3	168.2	181.0
15.0	41.43	57.08	80.60	157.5	169.8	182.0
15.5	43.05	58.39	81.49	159.1	171.0	182.8
16.0	44.28	59.35	82.05	159.9	171.6	183.2
16.5	45.30	60.12	82.44	160.5	172.1	183.5
17.0	46.04	60.68	82.70	160.9	172.3	183.7
17.5	46.61	61.10	82.88	161.1	172.5	183.9
18.0	47.01	61.40	83.00	161.3	172.7	183.9

注："P"为曲线的评价值。